AJAHN BRAHM

IM STILLEN MEER DES GLÜCKS

AJAHN BRAHM

IM STILLEN MEER DES GLÜCKS

Handbuch der buddhistischen Meditation

Aus dem Englischen übersetzt
von Jochen Lehner

ANACONDA

Die amerikanische Originalausgabe erschien 2006 unter dem Titel »Mindfulness, Bliss and Beyond« im Verlag Wisdom Publications, Somerville, USA.

Die deutsche Übersetzung von Jochen Lehner erschien zunächst 2007 im Lotos Verlag, Penguin Random House Verlagsgruppe, München.

MIX
Papier aus verantwortungsvollen Quellen
FSC® C014496

Penguin Random House Verlagsgruppe FSC® N001967

Die Deutsche Nationalbibliothek verzeichnet diese Publikation in der Deutschen Nationalbibliografie; detaillierte bibliografische Daten sind im Internet unter http://dnb.d-nb.de abrufbar.

einem Unternehmen der Penguin Random House Verlagsgruppe GmbH,
Neumarkter Straße 28, 81673 München

Umschlagmotiv: shutterstock/TSstock, marukopum
Umschlaggestaltung: www.katjaholst.de
Satz und Layout: Schaber Datentechnik, Austria
Druck und Bindung: GGP Media GmbH, Pößneck
ISBN 978-3-7306-1010-7
www.anacondaverlag.de

INHALT

Vorwort von Jack Kornfield 7
Im Text verwendete Abkürzungen 9
Einleitung: Ein Überblick 11

Erster Teil: Das Glück der Meditation 17

1 Grundkurs Meditation 19
2 Aufbaukurs Meditation 35
3 Hindernisse: sinnliches Verlangen und Übelwollen 49
4 Weitere Hindernisse: Trägheit und Stumpfheit, Unrast und Reue, skeptischer Zweifel 62
5 Achtsamkeit 80
6 Abwechslung hält die Meditation frisch 95
7 Der schöne Atem 116
8 Die vier Blickfelder der Achtsamkeit 144

Zweiter Teil: Jhāna und über Jhāna hinaus 175

9 Glückseligkeit 177
10 Von Nimitta zu Jhāna 190
11 Die Kennzeichen der Jhānas 211

12 Tiefe Einsicht 237
13 Tiefe Einsicht, die befreit 253
14 Erleuchtung: In den Strom eintreten 286
15 Weiter zur vollen Erleuchtung 311

Zusammenfassung: Loslassen bis zum Ende 343

Dank 368
Anmerkungen 369
Literatur 372
Register 376

VORWORT

Was Sie in Händen halten, ist ein wirklich nützliches und vielschichtiges Handbuch der Meditation, verfasst von einem Mönch, der über Erfahrung von der nötigen Tiefe und der ebenso nötigen Weite des Horizonts verfügt. Ajahn Brahm gehört zur neuen Generation von Menschen des Westens, die ein breites Spektrum buddhistischer Lehren studiert und bis zur Beherrschung praktiziert haben und sie daher ernsthaft suchenden Menschen überall auf der Welt nahebringen können.

In *Im stillen Meer des Glücks* werden Sie gründlich in die Meditation eingeführt und zu ihrer immer weiter gehenden Vertiefung angeleitet, wobei es vor allem um die tiefe Versunkenheit des Samādhi geht, die Sie in den Zustand des Jhāna führt und Ihnen die daraus folgenden Einsichten erschließt. Ajahn Brahm ermöglicht Ihnen ein sorgfältig aufgebautes und subtiles Verständnis für die Anfangsschwierigkeiten und ihre Überwindung, und er zeigt auf, wie man den Geist auf Verzückung, Glück, Licht und das tiefe Gleichmaß des Jhāna einstimmt. Dann kehrt er die Blickrichtung dieser konzentrierten Aufmerksamkeit um und lässt sie die Leerheit des Ich ausleuchten, was ein befreiendes Verstehen ermöglicht. Das sind wunderbare Anleitungen.

Diesen Früchten seiner reichen Erfahrung als Meditationslehrer stimme ich mit Freuden zu, doch seine Auffassung, das Streben nach Jhāna und Einsicht sei der wahre vom Buddha gelehrte Weg und daher der beste Weg, möchte ich ein wenig relativieren. Es ist ein großartiger Weg, keine

Frage. Aber der Buddha lehrte durchaus andere und gleichwertige Arten zu meditieren, er wandte viele geschickte Mittel an, um seinen Schülern zum Erwachen zu verhelfen. Es gibt eine breite Vielfalt von Meistern – ich nenne nur Thich Nhat Hanh, den Dalai Lama, Ajahn Buddhadasa und Sunlun Sayadaw –, die unterschiedliche und doch allesamt befreiende Lehren vertreten. Zusammen bilden sie ein vielgestaltiges Mandala des lebendigen Dharma, und Ajahn Brahm zeigt uns eine wichtige Facette davon.

Wenn Sie sich also für die Jhāna-Praxis und die Tiefen des buddhistischen Weges interessieren, dann lesen Sie dieses Buch sehr sorgfältig. Und versuchen Sie sich an den Übungen. Viel ist diesen tiefen und klugen Worten zu entnehmen und noch mehr den Erfahrungen, auf die sie hindeuten. Und wie Ajahn Brahm, dem Buddha folgend, sagt: Stellen Sie die Worte auf die Probe, benutzen Sie sie, lernen Sie aus ihnen, aber klammern Sie sich nicht an sie. Lassen Sie sich von ihnen zur Freiheit jenseits von allem Haften führen, dorthin, wo das Herz wirklich Erleichterung findet. Mögen diese Lehren Verständnis und Nutzen stiften und allen ein Segen sein.

Mit Metta
Jack Kornfield

Im Text verwendete Abkürzungen

Buddhistische Pāli-Texte		Zitiert nach
AN	Aṅguttara-Nikāya	*Abschnitt u. Sutta-Nr.*
Dhp	Dhammapada	*Versnummer*
Dhp-a	Dhammapada-Aṭṭhakathā	*Band- u. Seitennr. in der Ausgabe der Pali Text Society (PTS)*
DN	Dīgha-Nikāya	*Sutta-, Abschnitts- und Versnr.*
Ja	Jātaka	*Band u. Seite in der PTS-Ausgabe*
Miln	Milindapañha	*Kapitel- u. Abschnittsnr. der PTS-Ausgabe*
MN	Majjhima-Nikāya	*Sutta- u. Abschnittsnr.*
SN	Saṃyutta-Nikāya	*Kapitel- u. Suttanr.*
Sn	Sutta Nipāta	*Versnummer*
Th-a	Paramatthadīpāni (Theragātha-aṭṭhakathā)	*Band u. Seite der PTS-Ausgabe*
Thag	Theragāthā	*Versnummer*
Thig	Therīgāthā	*Versnummer*
Ud	Udāna	*Kapitel- u. Suttanr.*
Vin	Vinaya	*Band-, Kapitel-, Abschnitts- u. Unterabschnittsnr. der PTS-Ausgabe*
Vsm	Visuddhimagga	*Kapitel- u. Abschnittsnr.*

EINLEITUNG: EIN ÜBERBLICK

Meditation ist *der* Weg des Loslassens. Beim Meditieren lässt man von der vielfältigen Außenwelt ab, um einen machtvollen Frieden im Innern zu erreichen. In allen Formen der Mystik und in vielen spirituellen Traditionen wird Meditation als der Weg zu einem geläuterten Geist gesehen, der zu seiner wahren Kraft gefunden hat. Die Erfahrung dieses reinen, von der Verstrickung in die Welt entbundenen Geistes, ist ungemein beglückend – weit mehr als Sex.

Die Praxis der Meditation wird einiges an Einsatz verlangen, insbesondere am Anfang. Aber wenn Sie sich nicht abschrecken lassen, warten wunderbare und tief sinnhaltige Zustände auf Sie. Ohne Fleiß kein Preis, das ist ein Naturgesetz. Ob Laie, Mönch oder Nonne, ohne Einsatz erreichen Sie gar nichts.

Anstrengung allein genügt freilich nicht; Sie müssen geschickt zu Werke gehen. Das heißt: Sie setzen Ihre Energien an der richtigen Stelle ein, und zwar so lange, bis das, was Sie sich vorgenommen haben, erreicht ist. Solch geschicktes Bemühen kann nie stören oder im Weg sein. Es erzeugt den wunderbaren Frieden tiefer Meditation.

Ziel der Meditation

Um zu wissen, wohin sich Ihre Anstrengungen bei der Meditation richten müssen, brauchen Sie eine klare Zielvorstellung. Bei dieser Meditation geht es um die Schönheit der inneren Stille und äußeren Ruhe, der Klarheit des Geistes. Wenn Ihnen das etwas sagt, wird Ihnen schnell klar werden, worauf Ihr Bemühen zu richten ist und mit welchen Mitteln das Ziel erreicht werden kann. Sie bemühen sich loszulassen und Ihren Geist für die Abkehr und Preisgabe bereit zu machen. Eine der simplen und profunden Aussagen des Buddha zu diesem Thema lautet: »Einer, dem es beim Meditieren vor allem um das Loslassen geht, erlangt leicht den *Samādhi*«, jene aufmerksame Stille, die das Ziel der Meditation darstellt (SN 48,9).[1] Wer so meditiert, kommt fast von selbst in diese glückseligen Zustände. Der Buddha sagt hier, dass vor allem die Fähigkeit zu verzichten, loszulassen und zu entsagen uns befähigt, tiefe Meditation zu erreichen und in diese außergewöhnlichen Zustände zu kommen.

Alles Belastende loslassen

Bei der Meditation nützt uns der Geist, der Dinge ansammelt und festzuhalten versucht, gar nichts. Bemühen wir uns lieber um die Bereitwilligkeit, alle Lasten loszulassen, wegzugeben. Im Alltag schleppen wir die Last all unserer Pflichten wie lauter schwere Koffer, aber bei unserer Meditation ist solches Gepäck überflüssig. Laden Sie so viel davon ab, wie Sie können. Stellen Sie sich Ihre Pflichten und Errungenschaften einfach als drückende Last vor. Lassen Sie all das stehen, und blicken Sie nicht zurück.

In dieser geistigen Haltung, zum Abgeben bereit, finden Sie Zugang zu tiefer Meditation. Versuchen Sie von Anfang an, diese Energie des Verzichtens in sich zu erzeugen – die Bereitschaft, die Dinge abzugeben. Wenn Sie die Dinge innerlich abgeben können, werden Sie sich bedeutend leichter und freier fühlen. Dieses Preisgeben geschieht bei der Meditation in Stufen, Schritt für Schritt.

Meditierende schwingen sich wie Vögel zum Himmel auf, zu den Gipfeln. Kein Vogel schleppt Koffer mit sich! Wer geschickt meditiert, erhebt sich über alle seine Lasten und steigt zu den herrlichen Gipfeln des Geistes auf. Und auf diesen Gipfeln der Wahrnehmung wird er aus eigener unmittelbarer Erfahrung wissen, was mit »Geist« gemeint ist. Zugleich erschließt sich ihm die Natur dessen, was wir »Ich«, »Gott«, »die Welt«, »das Universum« nennen, die Natur des Ganzen. Hier finden wir Erleuchtung: nicht im Reich des Denkens, sondern auf den höchsten Höhen der Stille unseres Geistes.

Die Anlage dieses Buches

Der erste Teil, »Das Glück der Meditation«, wendet sich an alle, die meditieren möchten, um sich die Schwere des Lebens ein wenig zu erleichtern, die den Weg der Meditation jedoch mangels Gelegenheit oder Neigung nicht bis zu den höchsten Zuständen der Verzückung und bis zur Erleuchtung gehen wollen. Hier werde ich darlegen, dass richtig praktizierte Meditation schon für den Anfänger ein großes Glücksversprechen enthält. In den Kapiteln 1 und 2 werden die ersten Schritte der Meditation systematisch und leicht verständlich dargestellt. Sie stellen die überarbeitete Fassung eines Büchleins dar, dass ich unter dem Titel *The Basic Method of Meditation* veröffentlicht habe.[2] Kapitel 3 und 4 benennen die

Schwierigkeiten, die beim Meditieren auftreten können, und erklären, wie solche Hindernisse leicht zu überwinden sind, wenn wir sie einmal erkannt haben. In den Kapiteln 5 und 6 gebe ich meine ganz eigene Darstellung der Achtsamkeit, um anschließend das »Repertoire« des Meditierenden um drei zusätzliche Methoden der Meditation zu erweitern, die alle dem Weg zum inneren Frieden dienen. In den Kapiteln 7 und 8 schließlich stelle ich einige der klassischen Lehren des Buddha vor, nämlich seine Lehrreden über *Ānāpānasati* (Achtsamkeit auf den Atem) und *Satipaṭṭhāna* (Blickfelder der Achtsamkeit); damit möchte ich die bis hierher gegebenen Anleitungen unterfüttern und mit der aufschlussreichen Darstellung abrunden, die der Buddha selbst gegeben hat.

Der zweite Teil, »Jhāna und über Jhāna hinaus«, versteht sich als eine Art Führung durch die Welt zeitloser Versunkenheit in der buddhistischen Meditation. Hier werden wir sehen, wie Meditation buchstäblich »implodiert« und die höchste Glückseligkeit der *Jhānas* wird, und wie das Loslassen den Schleier der Sinne lüftet, sodass die staunenswerte Welt des Geistes erkennbar wird, jener verwunschene innere Garten, in dem wir Erleuchtung finden. Die Kapitel 9, 10 und 11 erschließen mit einer eingehenden Darstellung der Jhāna-Erfahrung die Welt des reinen Geistes und führen uns Schritt für Schritt in diese erstaunlichen Zustände ein. Danach wird in den Kapiteln 12 und 13 geschildert, wie aus Jhāna erwachsende Einsicht die Pforten zu den Gärten der Weisheit aufschließt und der weitere Weg zu den Gipfeln spiritueller Erfahrung verläuft. Die abschließenden Kapitel dieses Teils, 14 und 15, beschreiben präzise und in authentischen Einblicken, was Erleuchtung ist und wie man sie erlangt – ein großes Panorama des erfüllten Lebens.

Zum Ausklang sprechen wir über das »Loslassen bis zum Ende«. Das ist sozusagen das »Wiedereintrittsmodul« in diesem Buch, das den Leser aus dem Reich von Jhāna und

Nibbāna, welches nicht von dieser Welt ist, in das normale Leben zurückträgt – natürlich nicht ohne einen letzten Hopser in Richtung des Nichtbedingten, eine Art Reiseandenken.

Wie dieses Buch zu verwenden ist

Dieses Buch soll dreierlei leisten. Erstens ist es ein Kurs in buddhistischer Meditation. Wer das Buch aufmerksam liest und die Anweisungen gewissenhaft befolgt, bekommt einen Schritt für Schritt aufbauenden und kompletten Meditationskurs, der auf den Traditionen basiert oder sogar unmittelbar die Worte des Buddha umsetzt. Diese tiefen, ehrwürdigen alten Lehren werden hier auf eine mit dem westlichen Denken kompatible Weise dargestellt.

Zweitens wird es hier um »Fehlerbehebung« gehen. Das Buch ist so aufgebaut, dass man typischen Problemen, die bei der Praxis gern auftreten, mit seiner Hilfe begegnen kann. Wenn Sie zum Beispiel jemandem böse sind und das Ihre Praxis behindert, schlagen Sie das dritte Kapitel auf, »Hindernisse: sinnliches Verlangen und Übelwollen«, und lesen nach, wie man dieses Übelnehmen durch die Praxis der *Mettā*- oder Güte-Meditation überwindet. Sie werden aber auch weniger geläufige Ratschläge finden, sogar solche, die Sie anderswo vergeblich suchen würden. Dafür ist das fünfte Kapitel, »Achtsamkeit«, ein gutes Beispiel. Sie werden die Einsetzung eines »Türhüters«, der Ihre Meditation überwacht und beschützt, als sehr wertvoll empfinden.

Drittens gibt das Buch dem Leser die Möglichkeit, sich über Aspekte der buddhistischen Meditation zu informieren, die ihm noch unbekannt und die anderswo schwer zu finden sind. Dafür sind die Kapitel 9 bis 12 über tiefe meditative Zustände der Glückseligkeit (Jhāna) ein gutes Beispiel. Die

Jhānas gehören zwar zum Grundbestand der buddhistischen Meditationslehre, aber heutzutage weiß kaum jemand, was genau mit diesem Begriff gemeint ist.

Ich habe das Manuskript mit einem gewissen Unbehagen an den Verlag eingesandt. Als ich in London gegen Ende der Sechzigerjahre mit dem Meditieren begann, sagte einmal ein japanischer Zen-Mönch zu mir: »Nach dem Karma-Gesetz wird jeder, der ein Buch über Buddhismus schreibt, seine nächsten sieben Leben als Esel zubringen.« Das gab mir zu denken. Doch ob das so ist oder nicht, jedenfalls bin ich überzeugt, dass jemand, der sich an die hier gegebenen Anleitungen hält, jeglicher Wiedergeburt entgehen wird, nicht nur der langohrigen.

Im *Mahāsaccaka-Sutta* (MN 36) erzählt der Buddha: »Ich erwog: ... ›Sollte dies [Jhāna] der Weg zur Erleuchtung sein?‹ Dann, an diese Erinnerung anschließend, kam die Erkenntnis: ›Das ist der Weg zur Erleuchtung.‹«[3]

ERSTER TEIL

Das Glück der Meditation

1 GRUNDKURS MEDITATION

In diesem Kapitel besprechen wir die vier ersten Stufen der Meditation. Sie werden vielleicht den Wunsch haben, sie so schnell wie möglich zu bewältigen, aber Vorsicht! Wenn Sie diese Schritte zu hastig tun, werden Sie später merken, dass die vorbereitende Arbeit nicht abgeschlossen wurde. Das ist, als wollte man ein Haus auf schlampig gelegten Fundamenten errichten: Es sieht vielleicht zunächst ganz gut aus, aber wie lange wird es halten? Gerade bei den Fundamenten empfiehlt es sich, dass man sich Zeit nimmt und Sorgfalt walten lässt. Dann haben Sie einen stabilen Unterbau, wenn es an die höheren »Stockwerke« geht, die Glückseligkeitsstufen der Meditation.

Erste Stufe: Gewahrsein im Augenblick

Bei Einführungen in die Meditation beginne ich gern mit der simplen Übung, den Ballast der Vergangenheit und Zukunft abzuwerfen. Vielleicht denken Sie jetzt, das sei einfach, aber das stimmt nicht. Die Vergangenheit loslassen heißt, dass wir nicht an unsere Arbeit, unsere Familie, unsere Verpflichtungen, unsere Aufgaben, unsere guten und schlechten Kindheitserfahrungen und dergleichen denken. Sie überlassen alles Vergangene sich selbst, indem Sie ihm keinerlei Interesse zuwenden. Beim Meditieren werden Sie jemand, der oder die keine Geschichte hat. Wo Sie jetzt leben, wo Sie geboren wurden, wer Ihre Eltern sind, wie Ihre Erziehung aussah – an all das denken Sie jetzt nicht. Sie sehen von der ganzen Geschichte ab. Falls Sie zusammen mit anderen meditieren, macht dieser Verzicht alle gleich: einfach Meditierende und sonst nichts. Es wird auch unwichtig, ob Sie in der Meditation ein alter Hase sind oder eben erst anfangen.

Wenn wir auf unsere Geschichte verzichten, sind wir gleich und frei. Wir machen uns frei von einem Großteil der Sorgen, Ansichten und Gedanken, die uns einschränken und den Frieden des Loslassens nicht zulassen. Schließlich fällt unsere Geschichte so ganz und gar von uns ab, dass nicht einmal die Erinnerung an eben erst Geschehenes bleibt. Es interessiert uns nicht mehr, und wir überlassen es sich selbst. Es hallt nicht mehr in uns nach.

Ich vergleiche diesen Zustand gern mit dem, was man als schalltoten Raum bezeichnet. Was an Erfahrungen, Wahrnehmungen und Gedanken auf die Wände dieses Raums trifft, wird nicht zurückgeworfen, sondern gleichsam vom Isolationsmaterial verschluckt: Es bleibt dort. Vergangenes hat keinen Nachhall in unserem Bewusstsein. Meist denken wir ja, wir könnten aus der Betrachtung unserer Vergangenheit etwas lernen, was uns besser mit unseren Problemen umzugehen erlaubt. Aber der Blick in die Vergangenheit geht immer durch eine Zerrlinse. Wir denken, das Vergangene sei so und so gewesen, aber in Wahrheit stimmt das gar nicht. Deshalb gibt es so häufig Streit über Dinge, die gerade einmal fünf Minuten zurückliegen.

Der Verkehrspolizei ist bestens bekannt, dass zwei Augenzeugen eines Unfalls, die beide völlig integer sein können, manchmal völlig unterschiedliche Darstellungen des Hergangs geben. Wenn wir uns klargemacht haben, wie unzuverlässig unser Gedächtnis ist, werden wir die Vergangenheit nicht mehr gar so wichtig nehmen. Wir können sie begraben wie einen verstorbenen Menschen. Wir setzen den

Sarg oder die Urne bei, und mehr ist mit dem Leichnam nicht zu tun.

Verweilen Sie nicht bei Vergangenem. Tragen Sie keine Särge voller toter Augenblicke durchs Leben, das alles ist schwerer Ballast, der nicht wirklich etwas mit Ihnen zu tun hat. Überlassen Sie die Vergangenheit sich selbst, und Sie sind frei für den gegenwärtigen Augenblick. Und die Zukunft – Vorfreude, Befürchtungen, Pläne, Erwartungen – können Sie gleich mit über Bord werfen. Der Buddha hat einmal gesagt: »Wie auch immer du glaubst, dass es kommen wird, es kommt immer anders« (MN 113,21). Die Zukunft ist unbekannt, ungewiss, unvorhersehbar – die Weisen wissen das. Der Zukunft vorgreifen zu wollen bringt schon im Alltagsleben oft nichts ein; beim Meditieren ist es einfach Zeitverschwendung.

Der Geist ist wunderbar und sonderbar

Beim Umgang mit dem eigenen Geist stellt sich heraus, dass er seine Mucken hat. Er vermag Wunderbares und Erstaunliches. Wem es beim Meditieren schwerfällt, inneren Frieden zu finden, wird vielleicht am Beginn der Meditation denken, dass ihm wieder mal eine frustrierende Stunde bevorsteht. Aber völlig unverhofft geschieht dann etwas ganz anderes: Man erwartet einen weiteren Fehlversuch, und trotzdem ist plötzlich der Frieden der Meditation da.

Das kann so aussehen, wie ich es unlängst von einem Mann gehört habe, der an seiner ersten zehntägigen Meditationsklausur teilnahm. Am Ende des ersten Tages hatte er solche Schmerzen, dass er nach Hause gehen wollte. Der Lehrer sagte: »Bleiben Sie noch einen Tag, und die Schmerzen werden vergehen, das verspreche ich Ihnen.« Also blieb der Mann noch einen Tag, aber die Schmerzen wurden eher noch schlimmer. Wieder wollte er nach Hause gehen, aber der Lehrer wiederholte: »Bleiben Sie nur noch einen Tag, und der Schmerz wird vergehen.« So blieb er auch den dritten Tag, aber der Schmerz nahm zu. So ging es bis zum neunten Tag, und jeden Abend bat er den Lehrer, nach Hause gehen zu dürfen. Der aber blieb dabei: »Bleiben Sie nur noch einen Tag, und der Schmerz wird vergehen.« Dann kam für diesen Mann die große Überraschung: Bei der ersten Sitzrunde am zehnten Tag blieb der Schmerz aus und kam auch nicht wieder. Er konnte lange ununterbrochen sitzen – kein Schmerz. Staunend vermerkte er, wie voller Wunder dieser Geist ist und etwas bewirken kann, womit er nie gerechnet hätte. Also, Sie können die Zukunft nicht vorher kennen. Sie kann so seltsam, so fremdartig, so völlig anders als Ihre Erwartung sein. Erlebnisse, wie dieser Mann sie hatte, können Ihnen das Wissen und den Mut geben, alle Gedanken und Zukunftserwartungen einfach fallen zu lassen.

Sollten Ihnen bei der Meditation Gedanken wie diese kommen: »Wie viele Minuten sind wohl noch übrig? Wie lange muss ich das hier noch ertragen?«, dann ist das einfach Ihr Abschweifen in die Zukunft. Der Schmerz kann jeden Augenblick verschwinden. Wir wissen nur nicht, wann es sein wird.

Während einer längeren Meditationsklausur denken Sie vielleicht, dass Ihre Meditation nicht viel wert ist. Aber schon in der nächsten Meditationsperiode kann es sein, dass Sie sich hinsetzen, und plötzlich ist alles ganz friedlich, ganz leicht. »Donnerwetter«, denken Sie, »jetzt habe ich den Bogen heraus!« Aber schon in der nächsten Runde ist alles wieder so schrecklich wie zuvor. Was geht da vor sich?

Mein erster Meditationslehrer sagte etwas zu mir, was ich damals ziemlich merkwürdig fand: »Es gibt keine schlechte Meditation.« Aber er hatte Recht. Bei den Meditationen, die wir schlecht oder enttäuschend finden, leisten wir einfach die Schwerarbeit für unseren »Lohn«. Das ist wie bei einem

Arbeiter, der den ganzen Montag geschuftet hat, aber am Abend kein Geld bekommt. »Wozu mache ich das überhaupt?«, denkt er. Dann arbeitet er den ganzen Dienstag und bekommt immer noch nichts. Wieder ein schlechter Tag. Mittwoch und Donnerstag das gleiche Spiel, und immer noch kein Ergebnis. Vier miserable Tage hintereinander. Dann kommt der Freitag. Er tut die gleiche Arbeit wie an den Tagen davor, aber nach Feierabend kommt der Chef und gibt ihm seine Lohntüte. »Ah, toll! Aber warum kann nicht jeder Tag Zahltag sein?«

Warum zahlt sich nicht jede Meditation sofort aus? Verstehen Sie den Vergleich? In den schwierigen Phasen bauen Sie Ihr »Guthaben« auf, aus dem sich schließlich Ihr Erfolg speist. Während der schwierigen Meditationen sammeln Sie die Kraft, die Ihnen Schwung für den inneren Frieden gibt. Wenn das Guthaben ausreicht, lässt Ihr Geist eine gute Meditation zu: Zahltag. Machen Sie sich aber klar, dass Sie die meiste Arbeit während der sogenannten schlechten Meditationen geleistet haben.

Vergangenheit und Zukunft sind Ballast

Während eines von mir geleiteten Meditationsretreats war eine der Teilnehmerinnen zum persönlichen Gespräch bei mir und sagte, sie sei den ganzen Tag böse auf mich gewesen, aber aus zwei ganz verschiedenen Gründen. Bei den ersten Sitzrunden hatte sie sich sehr schwer getan und nahm es mir übel, dass ich nicht früh genug abläutete. Später kam sie dann in so köstliche, friedvolle Zustände, dass sie meinte, ich läutete immer viel zu früh ab. Natürlich waren alle Sitzperioden gleich lang gewesen, immer genau eine Stunde.

Wer vorgreift und denkt: »Wann wird endlich die Glocke angeschlagen?«, der quält sich nur selbst. »Wie viele Minuten noch?« oder »Was soll ich bloß machen?« – nehmen Sie solchen Gedankenballast gar nicht erst an Bord, denn er zeigt nur, dass Sie mit Ihrer Aufmerksamkeit nicht bei dem sind, was eben jetzt geschieht. So machen Sie es sich nur unnötig schwer. Und Sie meditieren nicht.

Achten Sie gerade in diesem Anfangsstadium darauf, dass Sie mit Ihrer Aufmerksamkeit so intensiv beim gegenwärtigen Augenblick bleiben, dass Sie nicht einmal mehr wissen, wie spät es ist oder welcher Tag ist. Vormittag? Nachmittag? Ich weiß nicht. Sie wissen nur noch, was *eben jetzt* für ein Augenblick ist. So gelangen Sie in diese wunderbare »Klosterzeit«, in der Sie einfach nur im Augenblick meditieren. Sie wissen nicht, wie viele Minuten schon verstrichen sind oder noch bevorstehen. Sie wissen nicht einmal mehr den Wochentag.

Als junger Mönch in Thailand habe ich einmal sogar die aktuelle Jahreszahl vergessen. Es ist herrlich, in dieser Zeitlosigkeit zu leben, diesem Raum, in dem so viel mehr Freiheit ist als in unserer normalen Welt, in der die Zeit alles bestimmt. Im Reich der Zeitlosigkeit erleben Sie nur *diesen* Augenblick, wie es alle Weisen seit Jahrtausenden getan haben. Sie sind in der Wirklichkeit des Jetzt angekommen.

Die Realität des Jetzt ist unvergleichlich und staunenswert. Es ist, als würden Sie jetzt erst lebendig, wo Sie alle Vergangenheit und Zukunft preisgegeben haben. Sie sind hier. Sie sind achtsam. Das ist die erste Stufe der Meditation, nur diese Achtsamkeit, die allein dem Augenblick gilt. Wenn Sie dahin gelangt sind, haben Sie eine Menge erreicht. Sie haben die erste Last abgeschüttelt, die tiefe Meditation verhindert. Deshalb ist es wichtig, sich alle Mühe zu geben, damit diese erste Stufe stark, fest und sicher wird.

Zweiter Schritt: Stilles Gewahrsein im Augenblick

In der Einleitung habe ich das Ziel dieser Meditation umrissen: wunderbare äußere und innere Stille und ein klarer Geist, aus dem die tiefsten Einsichten zu schöpfen sind. Sie haben die erste Last, die tiefe Meditation verhindert, abgeworfen. Jetzt geht es um noch schönere und echtere Stille des Geistes.

Stille heißt: keine Kommentare

Für das Verständnis dieser zweiten Stufe ist es hilfreich, wenn wir den Unterschied zwischen der Erfahrung des stillen Gewahrseins im Augenblick und unseren Gedanken darüber klären. Dazu kann der Vergleich mit einem Tennismatch im Fernsehen dienen. Vielleicht fällt Ihnen auf, dass da eigentlich zwei Spiele gleichzeitig laufen: Das eine sehen Sie auf dem Bildschirm, das andere hören Sie als laufenden Kommentar. Der Kommentar ist oft nicht ganz unparteiisch. Wenn beispielsweise ein Australier gegen einen Amerikaner spielt, hören sie im australischen Fernsehen einen anderen Kommentar als im amerikanischen. Wir können nun das Verfolgen des Spiels ohne Ton für das stille Gewahrsein beim Meditieren nehmen; das Verfolgen des Kommentars würde dann dem Nachdenken über die Meditation entsprechen. Vielleicht verstehen Sie jetzt, dass Sie der Wahrheit näher sind, wenn Sie ohne den Kommentar zuschauen, wenn nichts als das schweigende Gewahrsein des gegenwärtigen Augenblicks da ist.

Wir bilden uns gern ein, wir verstünden die Welt erst aufgrund unseres inneren Kommentars richtig. Tatsächlich kann das innere Sprechen die Welt überhaupt nicht verstehen. Erst das innere Sprechen schafft all die Einbildungen, denen wir leidvolle Erfahrungen verdanken. Inneres Sprechen lässt uns unseren Feinden böse sein oder auf bedenkliche Weise an geliebten Menschen hängen. Alle Probleme des Lebens kommen vom inneren Sprechen. Es erzeugt Befürchtungen und Schuldgefühle, Angst und Depression. Es baut diese Illusionen so flink und geschickt auf, wie ein guter Schauspieler sein Publikum in Angst und Schrecken versetzen oder zu Tränen rühren kann. Wenn Sie also die Wahrheit suchen, dann halten Sie sich an das stille Gewahrsein, und nehmen Sie es beim Meditieren wichtiger als jeglichen Gedanken.

Das stille Gewahrsein verhindern wir vor allem dadurch, dass wir unseren Gedanken so viel Bedeutung beimessen. Da ist es klug, den Gedanken einfach diese Bedeutung zu nehmen und sich klarzumachen, dass stilles Gewahrsein treffender ist. Das öffnet die Tür zur inneren Stille.

Dem inneren Kommentar können wir durch Verfeinerung unseres Jetzt-Gewahrseins begegnen. Jeder Augenblick wird so voll und ganz wahrgenommen, dass wir gar keine Zeit mehr finden, das eben Gewesene zu kommentieren. Ein Gedanke besteht ja oft aus einer Meinungsäußerung: »Das war gut« oder »Das war schwer daneben« oder »Was war das?«. Da geht es immer um das eben Erlebte. Wenn Sie das gerade Vergangene kommentieren oder auch nur vermerken, achten Sie nicht auf das, was sich jetzt gerade abspielt.

Man könnte auch sagen: Sie sind so mit den bereits eingetroffenen Gästen beschäftigt, dass Sie die neu ankommenden Besucher nicht mehr recht wahrnehmen. Betrachten Sie Ihren Geist einmal als jemanden, der eine Party gibt und die Gäste an der Tür empfängt. Wenn Sie jemandem öffnen und sich gleich auf ein Gespräch mit ihm oder ihr einlassen, werden Sie Ihrer Rolle als Gastgeber nicht gerecht, und die besteht darin, jedem weiteren Gast mit der gleichen Aufmerksamkeit zu begegnen. Es kommt alle Augenblicke jemand herein, also empfangen Sie den, der eben jetzt eintritt, und dann mit der gleichen Aufmerksamkeit sofort den nächsten und den nächsten. Nicht den kleinsten Plausch können Sie sich erlauben, denn wie wollen Sie dann für den nächsten eintretenden Gast voll da sein? Beim Meditieren kommen die Erfahrungen eine nach der anderen durch unsere Sinne herein. Wenn Sie eine dieser Erfahrungen achtsam empfangen, dann aber ein Gespräch mit ihr beginnen, entgeht Ihnen die nächste Erfahrung, die sich sofort anschließt.

Bleiben Sie aber vollkommen im Augenblick und bei jeder Erfahrung, bei jedem neu in Ihr Bewusstsein eintretenden Gast, dann bleibt einfach kein Raum für inneres Sprechen. Sie können nicht mit sich selbst plaudern, weil Sie vollkommen damit beschäftigt sind, alles neu Ankommende aufmerksam zu empfangen. So verfeinern Sie das Jetzt-Gewahrsein bis zu dem Punkt, wo es jederzeit stilles Gewahrsein des Augenblicks ist.

Mit der inneren Stille werden Sie eine weitere Bürde los. Es ist, als hätten Sie dreißig, wenn nicht fünfzig Jahre lang ständig einen schweren Rucksack geschleppt und mühsam Kilometer für Kilometer für Kilometer zurückgelegt. Jetzt haben Sie etwas Neues gehört und allen Mut zusammengenommen und den Rucksack einfach mal abgesetzt. Sie fühlen sich frei und leicht, so unendlich erleichtert.

Für den Zugang zur inneren Stille ist es auch nützlich, die Lücken zwischen den Gedanken oder zwischen Abschnitten des inneren Plapperns zu beachten. Achten Sie mit geschärfter Wachsamkeit auf den Punkt, wo ein Gedanke zu Ende ist und der nächste noch nicht begonnen hat – *da*! Das ist stilles Gewahrsein. Sie werden es vielleicht anfangs nur kurzzeitig erhaschen, aber wenn Sie diese flüchtige Stille einmal erkannt haben, wird sie Ihnen geläufig und hält dann auch länger an. Sie genießen die Stille zunehmend, nachdem Sie sie endlich gefunden haben, und deshalb wächst sie. Aber denken Sie daran, die Stille ist ein scheues Wild. Kaum merkt sie, dass Sie über sie reden, schon ist sie weg.

Stille ist köstlich

Es wäre uns allen wirklich zu wünschen, dass wir das innere Reden sein lassen können, um so lange im stillen Gewahrsein des gegenwärtigen Augenblicks zu verweilen, dass wir seine Köstlichkeit wirklich schmecken. Stille bringt so viel mehr Einsicht, Wissen und Klarheit hervor als das Denken. Wer das spürt, dem wird die Stille immer verlockender und wichtiger. Der Geist neigt immer mehr zu dieser Stille, er sucht sie, bis er sich auf das Denken überhaupt nur noch einlässt, wenn es wirklich notwendig ist und einem sinnvollen Zweck dient. Wenn wir nämlich einmal erkannt haben, dass unser Denken größtenteils gegenstandslos ist, dass es uns außer Kopfweh nicht viel einbringt, sind wir heilfroh, wenn wir möglichst oft und möglichst lange in der inneren Stille verweilen können.

Die zweite Stufe der Meditation ist also das stille Jetzt-Gewahrsein. Vielleicht möchten Sie sich viel Zeit lassen, um diese ersten beiden Schritte wirklich zu erlernen, denn damit ist schon sehr viel erreicht. In diesem stillen »nur jetzt« finden wir Frieden und Freude und immer mehr Weisheit.

Dritter Schritt: Stilles Jetzt-Gewahrsein des Atems

Wenn wir weitergehen möchten, bleiben wir nicht beim stillen Gewahrsein all dessen, was sich gerade im Bewusstsein einstellt, sondern beschränken uns auf das stille Jetzt-Gewahrsein eines einzigen Inhalts. Diese eine Sache kann zum Beispiel der Atem sein oder die Idee der Güte *(Mettā)*, ein innerlich visualisierter farbiger Kreis *(Kasiṇa)* und etliche andere weniger gebräuchliche Brennpunkte der Aufmerksamkeit. Ich werde Ihnen das stille Jetzt-Gewahrsein des Atems vorstellen.

Einheit und Vielheit

Die Entscheidung, sich auf einen einzigen Inhalt zu beschränken, bedeutet eine Abkehr von der Vielheit und die gleichzeitige Hinwendung zu ihrem Gegenteil, der Einheit. Wenn wir unsere Aufmerksamkeit zunehmend und immer anhaltender auf eine einzige Sache ausrichten, nehmen Frieden, Glück und Kraft spürbar zu. Uns fällt auf, dass das normale Vielerlei des Bewusstseins ebenfalls eine schwere Last ist. Ungefähr so, als hätte man sechs Telefone auf dem Schreibtisch, die alle zugleich klingeln. Wenn Sie das auf eine einzige (und zudem private) Leitung reduzieren, sind Sie so erleichtert – es ist die reine Seligkeit. Sie müssen das Vielerlei wirklich als Last sehen können, wenn Sie fähig werden wollen, sich allein auf den Atem zu konzentrieren.

Sorgfalt und Geduld sind der schnellste Weg

Wenn Sie das stille Jetzt-Gewahrsein über längere Zeit gewissenhaft geübt haben, wird es Ihnen nicht schwerfallen, die Aufmerksamkeit auf den Atem auszurichten und ihm Augenblick für Augenblick lückenlos zu folgen. Die beiden Haupthindernisse haben Sie nämlich bereits überwunden: den Hang, sich in Gedanken über Vergangenheit und Zukunft zu verlieren, und das innere Gerede. Deshalb spielen die beiden vorbereitenden Stufen des Jetzt-Gewahrseins und des stillen Jetzt-Gewahrseins in meinen Meditationskursen eine wichtige Rolle als solide Grundlage für die tiefere Meditation über den Atem.

Viele beginnen schon mit der Atemmeditation, wenn ihr Bewusstsein noch zwischen Vergangenheit und Zukunft hin und her springt und ihre Aufmerksamkeit völlig vom inneren Kommentar in Anspruch genommen ist. Ohne ordentliche Vorbereitung fällt ihnen die Atemmeditation schwer oder ist gänzlich unmöglich, sodass sie frustriert aufgeben.

Sie haben nicht an der richtigen Stelle angesetzt. Sie haben gleich den Atem zum Brennpunkt ihrer Aufmerksamkeit gemacht und sich die vorbereitenden Übungen gespart. Aber wenn Sie Ihren Geist durch die ersten beiden Schritte gut vorbereitet haben und dann erst zur Atemmeditation übergehen, werden Sie die Aufmerksamkeit mühelos beim Atem halten können. Wenn es Ihnen schwerfällt, beim Atem zu bleiben, ist das ein Zeichen dafür, dass Sie die ersten beiden Schritte zu hastig gemacht haben. Gehen Sie zurück zu den vorbereitenden Übungen. Sorgfalt und Geduld sind der schnellste Weg.

Es spielt keine Rolle, wo Sie den Atem beobachten

Bei der Sammlung auf den Atem geht es um das Atmen, das eben jetzt geschieht. Sie erleben ja, ob er gerade einströmt oder ausströmt oder sich in der Umschlagphase dazwischen befindet. Es gibt Lehrer, die dazu raten, sich auf das Strömen der Luft an der Nasenspitze zu konzentrieren. Andere empfehlen, ihn anhand der Bauchbewegungen zu verfolgen oder hierhin und dahin zu bewegen. Ich habe aus meiner Erfahrung gelernt, dass es keine Rolle spielt, wo Sie den Atem beobachten. Es ist sogar besser, ihn mit keiner bestimmten Stelle zu verbinden. Wenn Sie die Nasenspitze wählen, wird es »Nasengewahrsein«, aber nicht Atemgewahrsein; wenn Sie die Bewegungen der Bauchdecke verfolgen, wird es »Bauchgewahrsein«. Fragen Sie sich doch einfach jetzt gleich: »Atme ich gerade ein oder aus? Woher weiß ich das?« Na bitte! Dieser Erfahrung, die Ihnen sagt, was der Atem gerade macht, auf die sammeln Sie sich. Fragen Sie nicht weiter nach der Lokalisierung dieser Erfahrung. Richten Sie sich einfach auf die Erfahrung selbst aus.

Der Hang zur Atemkontrolle

Ein häufiges Problem dieses Stadiums ist ein Hang zur Atemkontrolle, der das Atmen beschwerlich macht. Das lässt sich beheben, wenn Sie sich vorstellen, dass Sie in einem Auto einfach mitfahren und durch die Scheibe Ihren Atem betrachten. Sie sind weder der Fahrer noch der Besserwisser daneben oder auf dem Rücksitz. Geben Sie also keinerlei Anweisungen, überlassen Sie alles dem Fahrer, und genießen Sie die Fahrt. Lassen Sie den Atem für sich selbst sorgen, und schauen Sie einfach nur zu.

Wenn Sie etwa hundert Atemzüge lang ohne Unterbrechung wahrnehmen können, wie der Atem ein und aus geht, haben Sie die dritte Stufe erreicht: anhaltende Aufmerksamkeit auf den Atem. Sie werden spüren, dass Frieden und Freude hier noch tiefer sind. Im nächsten Schritt gehen wir noch weiter.

Vierter Schritt: Volle anhaltende Aufmerksamkeit auf den Atem

Dahin gelangen Sie, wenn Ihre Aufmerksamkeit sich so weit verfeinert, dass sie jede einzelne Phase des Atmens erfasst. Sie erleben das Einatmen vom allerersten Augenblick an, wenn die erste feine Empfindung von Einatmen einsetzt. Dann verfolgen Sie, wie diese Empfindungen sich über den ganzen Verlauf des Einatmens entwickeln, nichts davon entgeht Ihnen. Wenn das Einatmen endet, bemerken Sie auch das. Sie sehen vor dem inneren Auge diese letzte Regung von Einatmen. Den nächsten Augenblick nehmen Sie als Pause wahr, und es folgen viele weitere Pausen-Augenblicke, bis Sie die erste Regung von Ausatmen spüren. Sie sehen den ersten Augenblick des Ausatmens und dann alle weiteren

Empfindungen im Fortgang des Ausatmens, bis diese Phase ihr natürliches Ende findet. All das geschieht still und immer im Augenblick.

Aus dem Weg gehen

Viele hundert Atemzüge lang erfahren Sie ununterbrochen jede kleinste Phase des Einatmens und Ausatmens. Deshalb heißt dieser Schritt »volle anhaltende Aufmerksamkeit auf den Atem«. Sie erreichen diese Stufe nicht durch Anstrengung oder irgendein Festhalten und Dirigieren. In diese Stille kommen Sie nur, wenn Sie alles außer dieser Augenblickserfahrung des still seinen Lauf nehmenden Atems loslassen. Eigentlich erreichen nicht Sie diese Stufe, sondern der Geist. Der Geist tut die Arbeit. Der Geist erkennt auch, dass es hier sehr friedlich und wohlig ist: einfach nur mit dem Atem allein sein. Hier beginnt der Macher zu verschwinden, der einen Großteil unseres Egos bildet.

Auf dieser Stufe merken wir auch, dass unsere Fortschritte in der Meditation immer müheloser werden. Wir brauchen nur aus dem Weg zu gehen, loszulassen und zuzuschauen. Der Geist neigt, wenn wir ihn nur lassen, ganz von selbst zu dieser schlichten, friedvollen und köstlichen Einheit des Alleinseins mit einer einzigen Sache: von Augenblick zu Augenblick nichts als der Atem. Das ist die Einheit des Geistes, die Einheit im Augenblick, die Einheit in der Stille.

Der Beginn des »schönen« Atems

Die vierte Stufe bezeichne ich gern als das »Sprungbrett« der Meditation, weil man von hier aus in die glückseligen Zustände eintauchen kann. Wenn wir nämlich in dieser Einheit des Bewusstseins bleiben, ohne sie zu stören, wird der Atem allmählich verschwinden. Der Atem selbst scheint zu verblassen, während der Geist sich immer mehr auf das sammelt, was das Zentrum der Atemerfahrung bildet: Friede, Freiheit und Glücksgefühle einer nie gekannten Art.

An dieser Stelle führe ich den Begriff »schöner Atem« ein. Der Geist erkennt die außerordentliche Schönheit des friedvollen Atems. Wir sind uns dieses schönen Atems Augenblick für Augenblick bewusst und lassen darin keine Unterbrechung zu. Wir nehmen nichts anderes als den schönen Atem wahr, mühelos und über lange Zeit.

Wenn der Atem nun verschwindet, bleibt, wie ich im nächsten Kapitel noch näher erläutern werde, einzig »das Schöne« übrig. An nichts gebundene Schönheit wird zum einzigen Betrachtungsgegenstand des Geistes. Eigentlich macht der Geist sich selbst zu seinem Betrachtungsgegenstand. Wir wissen nichts mehr von Atem, Körper, Gedanken, Lauten oder einer Außenwelt. Wir erfahren einfach Schönheit, Frieden, Glück, Licht oder wie auch immer wir die Erfahrung später benennen mögen. Wir erleben ununterbrochen und mühelos Schönheit, aber nicht *etwas*, das schön wäre. Das innere Gerede, all die Beschreibungen und Einschätzungen, haben wir längst hinter uns gelassen. Der Geist ist jetzt so still, dass er nichts mehr sagen kann. Die erste Knospe von innerem Glücksgefühl springt auf. Das wird wachsen und sich entwickeln, bis es stark und sicher ist. Und dann treten wir in die meditativen Zustände ein, die Jhānas genannt werden.

Sie haben jetzt die ersten vier Stadien der Meditation kennengelernt. Es ist wichtig, dass Sie sich auf jeder Stufe ganz sicher fühlen, bevor Sie zur nächsten übergehen. Bitte lassen Sie sich bei diesen ersten vier Schritten viel Zeit, damit es feste und sichere Schritte werden. Das volle anhaltende Gewahrsein des Atems von Augenblick zu Augenblick und ohne jegliche Unterbrechung sollten Sie mühelos über zweibis dreihundert Atemzüge halten können. Das soll nicht heißen, dass Sie bei dieser Übung Ihre Atemzüge zählen sollen; ich will Ihnen nur ein grobes Richtmaß geben: So lange sollten Sie ohne jede Ablenkung bei dieser Übung bleiben können, bevor Sie zur nächsten Stufe übergehen. Beim Meditieren, um diesen wichtigen Satz noch einmal zu wiederholen, sind Sorgfalt und Geduld der schnellste Weg.

2 AUFBAUKURS MEDITATION

In diesem Kapitel betrachten wir die drei höheren Stufen der Meditation: die volle anhaltende Aufmerksamkeit auf den schönen Atem (5), die Erfahrung des schönen Nimitta (6) und Jhāna (7).

Fünfter Schritt: Volle anhaltende Aufmerksamkeit auf den schönen Atem

Dieser Schritt ergibt sich oft nahtlos und ganz natürlich aus den vorangehenden Stadien. Wie wir schon im vorigen Kapitel angesprochen haben, kommt der Atem zur Ruhe, wenn unsere volle Aufmerksamkeit anstrengungslos und stetig auf der Erfahrung des Atmens ruht und nichts den gleichmäßigen Strom des Gewahrseins unterbricht. Der gewohnte unregelmäßige Atem wird dann zum sehr ebenmäßigen und friedvollen »schönen Atem«. Der Geist nimmt diese Schönheit wahr und freut sich daran. Er empfindet eine tiefer werdende Zufriedenheit. Es genügt ihm völlig, dass er einfach nur diesen schönen Atem betrachtet, er muss dazu nicht gezwungen werden.

Nichts tun

»Sie« tun dabei gar nichts. Wenn Sie hier etwas zu tun versuchen, stören Sie nur den Ablauf. Die Schönheit geht verloren. Es ist wie bei dem uralten indischen Brettspiel »Schlangen und Leitern«: Wer nach dem Würfeln das Pech hat, auf einem Schlangenkopf zu landen, muss etliche Felder zurück. Von diesem Stadium der Meditation an muss der Macher einfach verschwinden. Sie sind nur noch Erkennender, Sie betrachten, ohne einzugreifen.

Es gibt hier einen nützlichen Trick. Sie unterbrechen die innere Stille für einen Augenblick und sagen sich ohne jeden Nachdruck: »Ruhe.« Das ist alles. In diesem Stadium der Meditation ist der Geist für gewöhnlich schon so empfänglich und bereit, dass er die Anweisung ohne Widerrede befolgt. Der Atem wird ruhiger, und der schöne Atem kommt zum Vorschein.

Bei der passiven Betrachtung des schönen Atems lassen wir die Wahrnehmung von »ein« und »aus« und aller Stadien eines Atemzuges verblassen. Schließlich bleibt nur das Erleben des schönen Atems eben jetzt übrig. Es beschäftigt uns nicht mehr, in welchem Teil des Zyklus wir uns gerade befinden und wo im Körper das zu spüren ist. Der Gegenstand der Meditation wird also einfacher. Wir erleben einfach Atem, ohne alle überflüssigen Details. Wir lassen die Dualität von »ein« und »aus« hinter uns und nehmen nur den schönen Atem wahr, der so glatt und ebenmäßig strömt, als hätte er gar keine Phasen mehr.

Tun Sie wirklich überhaupt nichts, und erleben Sie einfach, wie leicht und schön und zeitlos der Atem werden kann. Wie ruhig können Sie ihn werden lassen? Schwelgen Sie im schönen Atem – immer noch ruhiger, immer noch schöner.

Nur »Schönheit« bleibt übrig

Bald wird der Atem verschwinden, aber nicht dadurch, dass Sie es so wollen, sondern dann, wenn genügend Ruhe eingekehrt ist und nur noch das »Zeichen« des Schönen übrig bleibt.

Das lässt sich an einer Stelle in Lewis Carrolls *Alice im Wunderland*[4] verdeutlichen. Alice erschrickt, als sie auf einem Ast die Grinsekatze sitzen sieht, die ihrem Namen alle Ehre macht. Sie ist wie all die sonderbaren Wesen im Wunderland von der Eloquenz eines Politikers und redet Alice in dem sich entspinnenden Gespräch nicht nur mühelos nieder, sondern verschwindet außerdem zwischendurch urplötzlich, um dann ebenso unvermittelt wieder aufzutauchen. Alice kann sich eine Bemerkung darüber nicht verkneifen:

> *»... und ich würde mir auch wünschen, dass du nicht dauernd so plötzlich auftauchst und verschwindest. Da wird einem ja ganz schwindlig.«*
> *»Aber gern«, sagte die Katze und verschwand diesmal ganz langsam, zuerst die Schwanzspitze, zuletzt das Grinsen, das noch eine Weile blieb, nachdem alles andere schon weg war.*
> *»Also«, überlegte Alice, »eine Katze ohne Grinsen habe ich ja schon öfters gesehen, aber ein Grinsen ohne Katze! Das ist das Merkwürdigste, was ich in meinem ganzen Leben je gesehen habe!«*

Diese Szene schildert geradezu unheimlich genau, was uns in der Meditation erwartet. Wie die Katze verschwindet und nur ihr Grinsen hinterlässt, so verschwinden auch Körper und Atem des Meditierenden und zurück bleibt nichts als die Schönheit. Und er wird ähnlich staunen wie Alice, wenn er diese frei schwebende Schönheit erlebt, die an nichts mehr gebunden ist, nicht einmal an den Atem.

Schönheit oder genauer gesagt das »Zeichen« des Schönen ist der nächste Schritt auf diesem Weg der Meditation. Das Pāli-Wort für »Zeichen« lautet *Nimitta.* Deshalb heißt die nächste Stufe »Erfahrung des schönen Nimitta«.

Sechster Schritt: Die Erfahrung des schönen Nimitta

Zu dieser Erfahrung kommt es, wenn wir Körper, Denken und die fünf Sinne (einschließlich des Atemgewahrseins) so vollständig losgelassen haben, dass nur noch das schöne geistige Zeichen, ein Nimitta, übrig bleibt.

Dieses rein geistige Zeichen ist in der Landschaft des Geistes *(Citta)* ein reales Objekt, das äußerst fremdartig wirkt, wenn es zum ersten Mal erscheint. Man hat dergleichen einfach noch nie erlebt. Dennoch durchsucht unser geistiges Wahrnehmungsorgan dann seine Datenbank nach etwas, das wenigstens einen Hauch von Ähnlichkeit besitzt. Und die meisten Meditierenden nehmen diese körperlose Schönheit und rein geistige Freude als Lichterscheinung wahr – als weißes Licht, als goldenen Stern, als eine Art blaue Perle oder Ähnliches. Aber es handelt sich nicht um Licht. Die Augen sind geschlossen, das Sehbewusstsein ist längst abgeschaltet. Unser Bewusstsein ist zum ersten Mal gänzlich frei von der Welt der fünf Sinne. Wir können den vollen Mond als Bild für den Geist nehmen, der strahlend hinter den Wolken hervorkommt, oder als Ausdruck für die Welt der fünf Sinne. Der Geist manifestiert sich hier. Es ist kein Licht, aber den meisten erscheint es als Licht. Es wird als Licht erlebt, weil unsere Wahrnehmung nichts Besseres als diese unvollkommene »Übersetzung« kennt.

Bei anderen Meditierenden beschreibt die Wahrnehmung das erste Auftauchen des reinen Geistes als Empfindungen mit einer körperlichen Komponente, etwa als tiefe gelassene Ruhe oder als Ekstase. Aber auch hier ist das Körperbewusstsein – also das, was Lust und Schmerz, Hitze und Kälte und dergleichen erlebt – eigentlich längst abgeschaltet, weshalb es sich in Wahrheit nicht um Körperempfindungen handelt. Es wird nur als so etwas wie Lustempfinden wahrgenommen. Wichtig ist, dass im Grunde alle das Gleiche meinen. Wir alle erfahren etwas rein Geistiges, und die verschiedenen Auslegungen sind lediglich auf Unterschiede der Wahrnehmung zurückzuführen.

Die Eigenschaften eines Nimitta

Ein Nimitta besitzt folgende sechs Kennzeichen: 1. Es erscheint erst nach der fünften Stufe der Meditation, also erst dann, wenn man lange genug den schönen Atem geübt hat. 2. Es erscheint, wenn der Atem verschwindet. 3. Es erscheint erst, wenn die fünf äußeren Sinne (Sehen, Hören, Riechen, Schmecken, Berühren) völlig verstummt sind. 4. Es zeigt sich nur in einem stillen Geist, wenn keinerlei diskursives Denken (inneres Sprechen) mehr stattfindet. 5. Es ist höchst fremdartig, aber sehr anziehend. 6. Es ist in seiner Einfachheit überwältigend schön. Anhand dieser Kennzeichen sollten Sie echte Nimittas von bloß eingebildeten unterscheiden können.

Ein Nimitta kann bei seinem ersten Auftauchen etwas Stumpfes haben. Gehen Sie dann sofort zur vorigen Stufe zurück, zur vollen anhaltenden Aufmerksamkeit auf den schönen Atem. Das Nimitta-Stadium hat einfach zu früh eingesetzt. Das Nimitta kann bei seinem ersten Auftauchen auch klar, aber unstetig sein wie der Lichtschein eines Leuchtturms, der aufblitzt und dann wieder verschwindet. Auch das zeigt, dass Sie den schönen Atem zu früh verlassen haben. Man muss seine Aufmerksamkeit ohne Anstrengung sehr lange ununterbrochen beim schönen Atem halten können, bevor der Geist fähig wird, sich das weitaus subtilere Nimitta klar gegenwärtig zu halten. Schulen Sie Ihren Geist am schönen Atem. Wenn der Übergang zum Nimitta dann kommt, wird es klar, stetig und leicht zu halten sein.

Loslassen

Wenn das Nimitta glanzlos erscheint, liegt es vor allem daran, dass Sie noch nicht tief genug in den Zustand des Genügens eingetaucht sind. Sie wollen immer noch etwas – in der Regel ein strahlendes Nimitta oder sogar Jhāna. Hier ist es sehr wichtig, sich ins Gedächtnis zu rufen, dass die Jhānas Stadien des Loslassens sind, also sehr, sehr tiefe Zustände gelassener Zufriedenheit. Entledigen Sie sich des Geistes, der auf etwas aus ist. Streben Sie den Zustand des Genügens im schönen Atem an, und die Nimittas und Jhānas werden sich von selbst einstellen.

Anders gesagt: Das Nimitta wird instabil bleiben, solange Sie sich immer wieder als Macher einschalten. Der Macher, das ist dieser Kontrolleur, dieser Beifahrer, der immer alles besser weiß, der sich ständig in Dinge einmischt, von denen er keine Ahnung hat, und deshalb alles durcheinander bringt. Meditation ist ein natürliches Zur-Ruhe-Kommen, und dazu müssen Sie vollkommen aus dem Weg gehen. Tiefe Meditation ist nur möglich, wenn Sie ganz loslassen. Und *ganz* loslassen heißt so vollständig loslassen, dass der Macher keinen Ansatzpunkt mehr findet.

Sie können dieses tiefe Loslassen fördern, indem Sie dem Nimitta bewusst Ihr Vertrauen zum Geschenk machen. Unterbrechen Sie die Stille ganz behutsam für einen Augenblick, und flüstern Sie innerlich, dass Sie dem Nimitta Ihr uneingeschränktes Vertrauen schenken, damit der Macher jegliche Kontrolle abgibt und einfach verschwindet. Der Geist, der hier in der Gestalt des Nimitta vor Ihnen erscheint, wird dann alles in die Hand nehmen, und Sie sehen nur zu.

Sie müssen weiter gar nichts tun, denn die große Schönheit des Nimitta ist ohne Weiteres in der Lage, Ihre Aufmerksamkeit zu halten, ohne dass Sie nachhelfen müssten. Vermeiden Sie jetzt Fragen wie »Was ist das?« oder »Ist das Jhāna? Oder »Was muss ich jetzt tun?« Das sind alles Fragen des Machers, der sich wieder ins Gespräch bringen möchte. Fragen stören den Ablauf nur. Später wird Zeit genug sein, sich alles eingehend zu vergegenwärtigen. Auch ein Wissenschaftler denkt erst im Anschluss an sein Experiment, wenn alle Daten vorliegen, an eine Bewertung.

Sie brauchen sich auch nicht um die Gestalt oder die Ränder des Nimitta zu kümmern. »Ist es rund oder oval?« »Ist der Rand klar oder verschwommen?« – all das sind unnötige Fragen, die nur immer mehr Einzelheiten ins Spiel bringen, die Dualität von innen und außen verstärken und einfach Turbulenzen erzeugen. Lassen Sie den Geist die Richtung nehmen, die er gern nehmen möchte, und das ist für gewöhnlich das Zentrum des Nimitta. Im Zentrum liegt die größte Schönheit, hier ist das Licht besonders klar und rein. Die Aufmerksam wird direkt in dieses Zentrum hineingezogen, oder das Licht breitet sich aus und umschließt Sie. Überlassen Sie sich dem einfach. Lassen Sie den Geist mit dieser Glückseligkeit verschmelzen. Dann kann sich die siebte Stufe dieses Weges der Meditation zeigen: Jhāna.

Siebter Schritt: Jhāna

Die beiden häufigsten Hindernisse an dieser Stelle, dem Tor zum Jhāna, sind freudige Erregung und Angst. In der plötzlichen freudigen Erregung denken Sie: »O Mann, das ist es!« Aber wenn Ihr Geist so denkt, wird sich das Jhāna wahrscheinlich nicht einstellen. Verkneifen Sie sich dieses »O Mann!«, und bleiben Sie absolut passiv. Ihre staunende Begeisterung können Sie sich für später aufheben, da hat sie ihren Platz.

Wahrscheinlich wird es jedoch eher zu einer Schreck- und Angstreaktion kommen. Sie erschrecken vor der schieren

Kraft und Glückseligkeit des Jhāna, oder aber Sie spüren, dass etwas zurückbleiben muss, wenn Sie ganz in das Jhāna eintreten: *Sie*! Der Macher ist vor dem Eintritt in das Jhāna still, aber er ist noch da. *Im* Jhāna jedoch ist er vollständig verschwunden. Nur der Erkennende ist dann noch da. Man ist voll bewusst, hat aber keinerlei Einflussmöglichkeit mehr. Man kann keinen einzigen Gedanken mehr fassen, geschweige denn Entscheidungen treffen. Der Wille ist wie eingefroren, und das kann für einen Anfänger ziemlich beängstigend sein, wenn man noch nie erlebt hat, wie das ist, vollkommen wach und trotzdem handlungsunfähig zu sein. Wir haben einen wesentlichen Teil unserer Identität preiszugeben, und das ist erschreckend.

Diese Angst lässt sich überwinden, wenn wir einfach auf die Lehre des Buddha vertrauen und außerdem erkennen, dass die Glückseligkeit schon greifbar nah ist, sodass wir uns ihr nur noch überlassen müssen. Der Buddha hat oft gesagt, dass wir die Verzückung des Jhāna nicht fürchten, sondern ihr nachgehen, sie ausbauen und häufig üben sollen (z.B. *Laṭukikopama-Sutta*, MN 66,21). Besinnen Sie sich also bereits vor dem Einsetzen der Angstreaktion auf Ihr volles Vertrauen zur Glückseligkeit des Jhāna, zur Lehre des Buddha und zum Vorbild der großen Schüler. Vertrauen Sie dem *Dhamma*, der Lehre des Buddha, und überlassen Sie sich der Umarmung des Jhāna, der tiefsten Erfahrung Ihres Lebens – mühelos, körperlos, ichlos und zutiefst beseligend. Nehmen Sie allen Mut zusammen, um vorübergehend die Kontrolle abzugeben und all das zu erleben.

Die Eigenschaften der Jhānas

Ein Jhāna-Zustand hält eine ganze Weile an. Wenn er nur ein paar Minuten dauert, verdient er diesen Namen nicht. Die höheren Jhānas erstrecken sich für gewöhnlich sogar über etliche Stunden. Ist man einmal in diesem Zustand, hat man keine Wahl mehr. Man taucht aus dem Jhāna erst wieder auf, wenn der Geist dazu bereit ist, und das ist erst der Fall, wenn der angesammelte Vorrat an Ergebung verbraucht ist. Ein Jhāna ist ein so stiller und in sich ruhender Bewusstseinszustand, dass er seiner Natur nach so lange wie möglich anhält.

Kennzeichnend ist für den Jhāna-Zustand außerdem, dass er erst eintritt, wenn wir das Nimitta gefunden haben (wie oben beschrieben). Außerdem sollte man wissen, dass es während eines Jhāna nicht möglich ist, den Körper zu erfahren (z.B. körperlichen Schmerz), äußere Laute zu hören oder Gedanken zu fassen, nicht einmal »gute« Gedanken. Das gesamte Wahrnehmungsfeld ist von der Erfahrung der Glückseligkeit ausgefüllt, die keine Zweiheit kennt und ohne jegliche Veränderung über lange Zeit anhält. Das ist keine Trance, sondern ein Zustand höherer Bewusstheit.

Ich erwähne dies, damit Sie selbst erkennen können, ob es sich bei Ihrer Erfahrung wirklich um ein Jhāna handelt oder nicht. In den Kapiteln 9 bis 11 werden wir noch eingehender über die Jhānas sprechen.

Vipassanā oder *Samatha* – eine unnötige Debatte

In manchen Traditionen ist von zwei Arten der Meditation die Rede, der Einsichts-Meditation (Vipassanā) und der Meditation des »ruhigen Verweilens« (Samatha). Tatsächlich sind sie einfach zwei Aspekte ein und desselben Vorgangs. Ruhe ist die friedliche Gelassenheit, die durch Meditation entsteht; Einsicht ist das klare Verstehen, das sich derselben Meditation verdankt. Ruhe führt zu Einsicht, Einsicht zu Ruhe.

Wer meint, bei den hier gegebenen Anweisungen handle es sich »einfach um Samatha-Praxis« (ruhig werden), und der Vipassanā-Aspekt (Einsicht) werde vernachlässigt, der möge sich bitte sagen lassen, dass es weder Vipassanā noch Samatha ist. Man nennt es vielmehr *Bhāvanā* – »Geistesentfaltung«. Diese Methode wurde vom Buddha gelehrt (AN IV,125-27; MN 151,13-19) und von der Tradition der Waldmönche im nordöstlichen Thailand fortgeführt, der auch mein Lehrer angehörte, der ehrwürdige Ajahn Chah. Ajahn Chah sagte oft, Samatha und Vipassanā seien weder voneinander noch zusammen von rechter Anschauung, rechtem Denken, rechter Lebensführung und den übrigen Gliedern des achtfachen Pfades zu trennen. Er sagte, Samatha und Vipassanā seien wie die beiden Seiten einer Hand. Im ursprünglichen Buddhismus sind sie untrennbar eins. Deshalb gilt: Wer bei den von mir dargestellten sieben Stufen der Meditation Fortschritte erzielen will, muss die Lehren des Buddha verstanden und angenommen haben und von reiner Intention sein.

Einsicht ist ein natürlicher Bestandteil der bisher geschilderten Meditationsmethode. Wir können drei wichtige Bereiche unterscheiden, in denen diese Meditation zu Einsicht oder Verständnis führen kann: Einsicht in Probleme, die für das Glück im Alltag eine Rolle spielen, Einsicht in den Pfad der Meditation und Einsicht in die Natur des Ich.

Einsicht in Probleme, die für das Glück im Alltag eine Rolle spielen

Schwierige Situationen – ein Tod, eine Krankheit, irgendein anderer Verlust oder auch ein Streit mit verletzenden Worten – können nicht nur schmerzhaft, sondern auch verwirrend sein. Man glaubt, sich in einem dichten, gefährlichen Dschungel verlaufen zu haben. Wenn man sich im Wald verlaufen hat, klettert man am besten auf einen besonders hohen Baum oder einen Hügel und sieht sich nach Orientierungsmarken um. Vielleicht entdeckt man einen Fluss oder eine Straße, und schon weiß man, dass man so gut wie in Sicherheit ist. Überblick und Orientierung bereiten der Verwirrung augenblicklich ein Ende.

Der Dschungel steht in diesem Vergleich für das Problemdickicht des täglichen Lebens. Das Aufsuchen eines Aussichtspunktes entspricht der Meditationspraxis, durch die man in kühlere, ruhigere Zonen gelangt, wo man Einsicht oder Orientierung bekommt. Wenn Sie also ein schwerwiegendes Problem haben, dann denken Sie nicht endlos darüber nach. Das wäre gleichbedeutend mit einem planlosen Umherirren im Dschungel. Befolgen Sie lieber sehr genau die in diesem und dem vorigen Kapitel gegebenen Meditationsanleitungen, und Sie werden Ihr Problem hinter sich lassen. Sie steigen über die Baumlinie des Waldes hinaus. Von da oben aus wird sich Ihnen erschließen, was zu tun ist: Die Antwort taucht aus der Ruhe auf.

Einsicht in den Pfad der Meditation

Nehmen Sie sich am Ende jeder Meditation zwei, drei Minuten Zeit für einen Rückblick auf das eben Erlebte. Dazu brauchen Sie sich während der Meditation keine Notizen zu machen; Sie werden sich anschließend ohne Weiteres an alles Wichtige erinnern. Waren Sie eher in friedlicher Ruhe oder frustriert? Jetzt können Sie fragen warum. Wie kam es zum Frieden, wie zum Gefühl der Frustration? Nehmen wir an, Ihr Geist sei ins Land der Fantasie abgewandert: War das friedlich, war das hilfreich? Solche forschende Rückschau, aber wirklich erst hinterher, schafft Einsicht in das Wesen und die richtige Art der Meditation. Auch auf diesem Gebiet ist noch kein Meister vom Himmel gefallen.

Diese Rückschau am Ende jeder Meditation wird Ihre Meditationserfahrung vertiefen und Hindernisse leichter überwindbar machen. Es ist wichtig, dass Sie sich diese Einsicht in die Meditation verschaffen; ich werde darauf im zweiten Teil zurückkommen.

Hier müssen Sie einstweilen nur wissen, dass Sie Einsicht benötigen, um von einer der bisher dargestellten Stufen zur nächsten zu kommen. Um beispielsweise Ihre Gedanken loslassen zu können, müssen Sie eine Vorstellung davon haben, was Loslassen ist. Je sorgfältiger Sie sich diese Stufen erarbeiten, desto tiefer wird Ihre Einsicht. Und wenn Sie zum Jhāna kommen, wird das Ihr Verständnis grundsätzlich ändern.

Übrigens sind diese Einsichten in den Weg der Meditation auch im Alltag zu gebrauchen. Die untauglichen Reaktions- und Verhaltensweisen, mit denen wir uns Probleme schaffen, sind nämlich hier wie da dieselben. Meditation ist wie ein Fitnessprogramm, bei dem Sie Ihre »mentalen Muskeln« der Ruhe und Einsicht trainieren. Mit dieser Kraft können Sie dann sowohl Ihre Meditation weiter vorantreiben als auch für Glück und Erfolg im Alltag sorgen.

Einsicht in die Natur des Ich

Einblick in das zu bekommen, was Sie wirklich sind, das ist die tiefste, aber auch die schwierigste Einsicht. Kein Glaube, kein Nachdenken hilft Ihnen hier, einzig die Meditation. Sie müssen vollkommen still werden, dem Geist freies Spiel lassen und ihn darin erkennen. Der Buddha verglich den Geist mit dem hinter nächtlichem Gewölk verborgenen Vollmond. Die Wolken werden von den fünf Sinnen und dem Denken gebildet. In tiefer Meditation ziehen sich die Sinne und das Denken zurück, sodass der Geist rein und strahlend hervortritt wie der Mond hinter den Wolken. Im Jhāna betrachten Sie tatsächlich reinen Geist.

Um die tieferen Geheimnisse des Geistes zu lüften, muss man ihn in der gedankenfreien Stille des Jhāna über lange

Zeit weiter betrachten. Dazu gibt es das Gleichnis des tausendblättrigen Lotos, der seine Blüte in der Nacht geschlossen hält, um sie am Morgen zu öffnen. Wenn die ersten Strahlen der Morgensonne die äußeren Blütenblätter berühren, beginnen sie sich zu öffnen, und jetzt erreicht die Sonne die nächste Reihe von Blütenblättern. Auch diese strecken sich und geben die nächste Reihe frei und so weiter. Ziehen jedoch Wolken vor die Sonne, so falten sich die Blütenblätter wieder ein. Die Sonne muss also sehr lange ununterbrochen geschienen und den Lotos gewärmt haben, bis er auch die innersten Blütenblätter öffnet und sein Geheimnis preisgibt.

Der Lotos steht hier für den Geist, die Sonnenwärme für stille Aufmerksamkeit, und die Wolken vertreten das Denken oder jegliche die Stille unterbrechende innere Regung. Wir werden dieses Gleichnis noch weiter ausbauen; hier möchte ich nur anmerken, dass diese inneren Geheimnisse jenseits Ihrer Vorstellungskraft sind. Manche denken schon bei irgendeiner mittleren Reihe von Blütenblättern: »Jetzt hab ich's!« Doch das unterbricht die Stille, und der Lotos schließt sich schneller, als man es für möglich hält. Das ist Möchtegern-Erleuchtung. Wenn Ihre Meditation so tief wird, dass Sie etliche Stunden lang ununterbrochen in der Stille bleiben können, um den von allem Hinderlichen befreiten Geist zu betrachten und zu verfolgen, wie die innerste Reihe von Blütenblättern sich gänzlich öffnet und den Blick auf das Juwel im Herzen des Lotos freigibt, dann haben Sie die höchste Einsicht gewonnen, die Wahrheit dessen, was Sie sind. Finden Sie es selbst heraus!

Im vorigen Kapitel habe ich Ihnen Geduld als die schnellste Art des Vorankommens ans Herz gelegt. Das gilt auch für die drei Stufen der Meditation, die wir in diesem Kapitel besprochen haben. Es sind lauter Stufen des Loslassens. Jede ist nur zu erreichen, wenn die vorangehenden sorgfältig erarbeitet wurden. Um schließlich ins Jhāna eintreten zu können, muss man wirklich loslassen. Es ist das tiefe Loslassen, das durch sorgfältige, engagierte Praxis möglich wird.

Meditation umfasst weitaus mehr als die bisher dargestellten Stufen. In diesen beiden Kapiteln habe ich nur die Grundmethode umrissen: sieben Schritte, die schließlich zum ersten Jhāna führen. Wir müssen uns jetzt eingehend mit den Hindernissen, den Qualitäten der Achtsamkeit, mit anderen Meditationsobjekten und manch anderem befassen. Wenden wir uns zunächst den fünf Hindernissen und ihrer Überwindung zu.

3 HINDERNISSE: SINNLICHES VERLANGEN UND ÜBELWOLLEN

In diesem und im nächsten Kapitel möchte ich die fünf Hindernisse oder Hemmnisse näher betrachten, auf die Sie beim Meditieren stoßen werden. Sie müssen lernen, wie man sie überwindet. Der Pāli-Ausdruck für diese Hemmnisse, die tiefer Meditation im Wege stehen, lautet *Nīvaraṇa*. Wörtlich bedeutet es »eine Tür schließen« oder »den Zugang zu etwas versperren«, und genau das tun die Hindernisse. Sie hindern Sie am Eintreten in die tiefen Zustände der Versenkung, die Jhānas. Wenn man im Buddhismus überhaupt von Feinden der Meditation sprechen kann, dann sind die fünf Hindernisse eindeutig der Erzfeind. Sie halten uns davon ab, Erleuchtung zu finden, und eben deshalb ist es so wichtig, sie zu verstehen und »niederzuringen«. Erst wenn sie *ganz* verstanden sind, kann man sie überwinden.

Manche Lehrer stellen die Hindernisse, vor allem die subtileren, nicht klar genug dar. Diese Hindernisse lassen aber keine tiefe Meditation zu. Wenn man sie gar nicht erst auszumachen versucht, kann man sie nicht überwinden, weil sie unbemerkt unseren Geist beherrschen. So ist es nicht möglich, das Glück tiefer Meditation zu erleben und zu den großen Einsichten der Erleuchtung zu kommen.

Die fünf Hindernisse, kurz gesagt, stehen zwischen Ihnen und der Erleuchtung. Sind sie einmal erkannt, steigen die Chancen, sie zu überwinden. Wenn Sie noch keinen Jhāna-Zustand erlebt haben, liegt es wahrscheinlich daran, dass Sie die fünf Hindernisse nicht klar genug sehen. Sind diese tiefen Zustände Ihnen jedoch zugänglich, dann haben Sie die Hindernisse überwunden. So schlicht ist dieser Zusammenhang.

Der Buddha benannte die fünf Hindernisse folgendermaßen: sinnliches Verlangen *(Kāma-cchanda)*, Übelwollen *(Vyāpāda)*, Trägheit und Stumpfheit *(Thīna-middha)*, Unrast und Gewissensangst *(Uddhacca-kukkucca)* und Zweifel *(Vicikicchā)*. In dieser Reihenfolge nannte er sie für gewöhnlich, und so wollen wir sie auch in dieser Reihenfolge betrachten.

Das erste Hindernis: Sinnliches Verlangen

Kāma-cchanda steht wegen seiner Bedeutung ganz oben auf der Liste. Wenn uns tiefere meditative Zustände verschlossen bleiben, ist vor allem das sinnliche Verlangen dafür verantwortlich. Nicht vielen ist bewusst, wie weit das reicht. Unser gebräuchliches Wort »Sinnenlust« schöpft den Bedeutungsumfang nicht aus. Das Pāli-Wort »Kama« bezeichnet alles, was mit den fünf Sinnen – Sehen, Hören, Riechen, Schmecken, Berühren – zu tun hat. Chanda ist das Vergnügen daran oder die Übereinstimmung damit. Die Fügung der beiden Komponenten besagt demnach, dass man sich mit Interesse und Freude auf die Welt der fünf Sinne eingelassen hat.

Warum können wir zum Beispiel Geräusche, die während der Meditation auftreten, nicht einfach überhören? Weshalb stören sie uns so? Vor vielen Jahren in Thailand fand in dem Dorf rings um unser Kloster ein Fest statt. Der Krach aus den Lautsprechern war derart schlimm, dass er den Klosterfrieden zu ruinieren schien. Wir beschwerten uns also bei unserem Lehrer, Ajahn Chah, der Lärm störe unsere Meditation.

Der Meister erwiderte: »Der Lärm stört nicht euch, sondern ihr stört den Lärm.«

In diesem Beispiel ist Kāma-cchanda der Geist, der sich auf das Geräusch einlässt. Und wenn Ihre Meditation durch schmerzende Beine behindert wird, dann ist es auch so, dass nicht der Schmerz Sie stört, sondern Sie den Schmerz stören. Wären Sie achtsam gewesen, hätten Sie bemerkt, wie ihr Gewahrsein nach außen in den Körper geht und sich doch wieder für Empfindungen interessiert. So wirkt Kāma-cchanda.

Kāma-cchanda ist schwer zu besiegen, weil wir so sehr mit unseren Sinnen und ihren Angelegenheiten identifiziert sind. Woran wir haften, das können wir nur schwer loslassen. Um dieses Haften zu verstehen, müssen wir uns erst einmal die Verbindung zwischen unseren fünf Sinnen und dem Körper klar machen. Vielfach wird behauptet, die fünf Sinne seien zum Schutz des Körpers da, aber wahre Einsicht wird Ihnen etwas anderes sagen: Der Körper ist der »fahrbare Untersatz«, den Ihre fünf Sinne brauchen, um sich in der Welt auszuleben. Es wird Ihnen außerdem auffallen, dass Ihr Körper verschwindet, wenn die fünf Sinne verschwunden sind. Mit dem Loslassen des einen wird auch das andere losgelassen.

Kāma-cchanda nach und nach preisgeben

Man kann nicht einfach beschließen, die fünf Sinne und den Körper mit einem Willensakt loszulassen. Kāma-cchanda schwindet beim Meditieren nach und nach. Zunächst suchen Sie sich einen angenehmen, ruhigen Sitzplatz für die Meditation. Sie können auf einem Stuhl sitzen, wenn das bequemer für Sie ist; sogar der Buddha saß manchmal auf einem Schemel. Wenn Sie jetzt die Augen schließen, werden Sie erst einmal nicht übermäßig viel vom Körper wahrnehmen. Wie man beim Wechsel von einer hellen in eine dunkle Umgebung zunächst nicht viel sieht, so dauert es auch hier einige Minuten, bis die Sensibilität für körperliche Empfindungen ganz da ist. Deshalb nehmen Sie letzte Veränderungen an Ihrer Körperhaltung erst einige Minuten nach dem Schließen der Augen vor.

So räumen Sie Kāma-cchanda seinen Spielraum ein und stellen es für eine Weile ruhig. Ihrem Körper ist es bequem, ihre fünf Sinne sind zufrieden – aber nicht für lange. Sie müssen diesen zu Beginn geschaffenen Freiraum nutzen, um den Geist außer Reichweite der fünf Sinne zu bringen. Sie fangen also gleich mit dem Jetzt-Gewahrsein an. Unsere Vergangenheit und Zukunft sind größtenteils, wenn nicht ganz mit den Belangen unserer fünf Sinne ausgefüllt. Wenn wir uns erinnern, dann an Dinge, die wir gesehen haben, zusammen mit Körperempfindungen, Geschmacksempfindungen, Geräuschen und Gerüchen. Auch in unseren Plänen nehmen die fünf Sinne allen Raum ein. Wenn wir das Jetzt-Gewahrsein erreichen, haben wir schon eine Menge Kāma-cchanda abgeschnitten.

Der nächste Schritt, wir erinnern uns, ist das stille Jetzt-Gewahrsein. Hier lassen wir alles Denken fahren. Der Buddha hob einen Aspekt des Kāma-cchanda hervor, den er *Kāma-vitakka* nannte. Damit ist alles Denken über die Welt der fünf Sinne gemeint. Bei Anfängern kann Kāma-vitakka vorrangig in der Gestalt sexueller Fantasien auftreten. Man kann viele Stunden an diese Art von Kāma-vitakka verschwenden, insbesondere bei längeren Retreats. Über dieses Hindernis für die Meditation kommen wir hinweg, wenn uns durch Einsicht oder Glauben klar wird, dass vollkommene Freiheit von den fünf Sinnen – Jhāna – ekstatischer und tiefer ist als selbst die schönste sexuelle Erfahrung. Nicht aus Angst entsagen Mönche und Nonnen der Sexualität; sie unterdrücken sie nicht, sondern erkennen, dass es etwas noch Höheres gibt. Zu Kāma-vitakka gehört aber auch beispielsweise der Gedanke an das Mittagessen. Bei solchen Gedanken ist keine Stille möglich. Nicht vielen Meditierenden ist bewusst, dass das gezielte Verzeichnen von Körperempfindungen – zum Beispiel »einatmen« oder »ein Geräusch hören« oder »stechender Schmerz wird empfunden« – ebenfalls Kāma-vitakka und folglich hinderlich ist.

Wenn Laotse, der große taoistische Weise, seinen Abendspaziergang machte, durfte ihn immer nur ein einziger Schüler begleiten – vorausgesetzt, er schwieg. Einmal erreichten Meister und Schüler am Abend einen Bergrücken, und dem Schüler entfuhr es: »Was für ein herrlicher Sonnenuntergang!« Er durfte Laotse nie wieder begleiten. Als andere nach dem Grund fragten, erklärte der Meister: »Als er ›Was für ein herrlicher Sonnenuntergang!‹ sagte, war er schon nicht mehr beim Sonnenuntergang, sondern bei den Worten.« Deshalb müssen Sie das Notiznehmen ganz unterlassen, denn wenn Sie die Worte betrachten, können Sie nicht auf das achten, was sie (vergeblich) zu beschreiben versuchen.

Im stillen Jetzt-Gewahrsein ist es, als befände sich die Welt der fünf Sinne in einem Käfig: Die Sinne können nicht mehr umherstöbern und Unruhe stiften. Um jetzt gänzlich von den fünf Sinnen und dann vom Körper abzulassen, konzentrieren Sie Ihre Aufmerksamkeit ganz auf einen kleinen Ausschnitt der Sinnenwelt und blenden alles andere aus. Sie richten Ihre Achtsamkeit auf die körperliche Empfindung des Atmens und achten nicht mehr auf andere Körperempfindung oder auf Geräusche und anderes. Der Atem wird der Trittstein für den Übergang von der Welt der fünf Sinne ins Reich des Geistes.

Wenn Sie die volle anhaltende Aufmerksamkeit auf den Atem erreicht haben, werden Sie bemerken, dass keine Geräusche mehr da sind. Das Hören schwindet ganz allmählich, sodass Sie den Augenblick, in dem es aufhört, nicht wahrnehmen. Dieses Verblassen ist wie das Sterben kein Ereignis, sondern ein Prozess. Meist fällt Ihnen bei der (in Kapitel 2 empfohlenen) Rückschau nach der Meditation auf, dass Ihr Geist für einige Zeit unerreichbar für Geräusche war. Weiterhin erkennen Sie jetzt, dass Ihr Körper verschwunden war, dass Sie weder Ihre Hände gespürt noch irgendwelche Signale von Ihren Beinen empfangen haben. Es gab in dieser Zeit nichts als das Gefühl des Atmens.

Manche finden es zunächst ziemlich beunruhigend, wenn Teile ihres Körpers einfach verschwinden. Das zeigt, wie sehr sie an ihrem Körper haften. Hier sehen wir Kāma-cchanda am Werk, wie es Fortschritte bei der Meditation behindert. In den meisten Fällen gewöhnt man sich schnell an das Verblassen der Körperempfindungen und genießt zunehmend die wunderbare Stille, die außerhalb ihrer Reichweite herrscht. Die Freiheit und Freude, die das Loslassen nach sich zieht, macht uns immer wieder Mut, von unseren Anhaftungen zu lassen.

Bald verschwindet der Atem, und Ihr Geist ist erfüllt von der gewaltigen Präsenz des Nimitta. Erst jetzt haben Sie sich gänzlich von Kāma-cchanda gelöst, von Ihrer Verstrickung in die Welt der fünf Sinne. Wenn nämlich das Nimitta seinen Platz eingenommen hat, sind die fünf Sinne ausgeschaltet, ist Ihr Körper nicht mehr erreichbar. Das erste und größte Hindernis ist überwunden, tiefe Erleichterung breitet sich aus. Sie stehen am Tor zu den Jhānas. Nach dieser Methode wird Kāma-cchanda nach und nach abgebaut. Deshalb werden die Stufen der Meditation so gelehrt. Wie der Buddha in den Jātakas (Ja 4,173) sagt: »Je weiter du von der Welt der fünf Sinne ablässt, desto mehr Seligkeit erfährst du. Möchtest du vollkommene Seligkeit, so lass gänzlich ab von der Welt der fünf Sinne.«

Das zweite Hindernis: Übelwollen

Auch Vyāpāda, Übelwollen oder Groll, kann tiefe Meditation sehr behindern, insbesondere bei westlichen Menschen. Meist ist mit diesem zweiten Hindernis gemeint, dass man auf irgendeinen anderen Menschen böse ist. Doch das ist längst nicht alles, denn noch häufiger kommt es vor, dass man sich selbst oder sogar dem Meditationsobjekt böse ist.

Sich selbst übel gesinnt sein

Ein gegen die eigene Person gerichtetes Übelwollen kann sich darin zeigen, dass Sie sich kein Glück, keinen Frieden, keinen Erfolg bei der Meditation zugestehen. Viele Menschen sind mit tiefen Schuldkomplexen beladen. Das ist vor allem ein abendländischer Zug, bedingt durch die Erziehung, die viele von uns genießen.

Beim Meditieren müssen Sie damit rechnen, dass sich ein gegen Sie selbst gerichteter Groll bemerkbar macht. Er kann sogar zum Haupthindernis für den Eintritt in tiefe Meditation werden. Dieses Problem wurde mir vor etlichen Jahren bewusst, als eine westliche Nonne mir von ihrer Meditation berichtete. Sie gelangte häufig in sehr tiefe Zustände, bis an die Grenze der Jhānas. Sie stand buchstäblich an der Tür, erzählte sie, aber was sie dann zurückhielt, war das Gefühl, dieses Glück nicht verdient zu haben! Ein gegen sie selbst gerichtetes Übelwollen hielt sie fest, sie konnte sich kein Glück zugestehen. Ich habe das seitdem bei vielen Menschen erlebt. Wenn bei der Meditation Frieden einkehrt und Glücksgefühle lebendig werden, steht plötzlich der Gedanke da, dass etwas nicht stimmt. Wir haben irgendetwas gegen uns selbst und gestehen es uns nicht zu, glücklich und frei zu sein.

Diese Nonne erkannte ganz deutlich, dass zwischen ihr und den Jhānas nur das Hindernis eines subtilen Übelwollens stand. Sie konnte nicht glauben, dass ihr solche Glückseligkeit zustand. *Sie steht uns zu!* Warum denn auch nicht? Nichts spricht dagegen. Es gibt in dieser Welt Glücksgefühle, die mit illegalen Mitteln herbeigeführt werden. Andere verstoßen gegen die buddhistischen Gebote oder verursachen Krankheiten oder haben furchtbare Nebenwirkungen. Aber die Jhānas haben keine Nebenwirkungen, verstoßen gegen kein Gesetz und wurden vom Buddha ausdrücklich als erstrebenswert dargestellt.

Betrachten Sie Ihre Meditation sehr genau, und Sie werden vielleicht feststellen, dass auch Sie vor dem Hindernis des Übelwollens stehen, und nicht erst beim letzten Schritt vor den Jhānas. Schon in früheren Stadien kann dieses Phänomen sichtbar werden, dass man sich nichts Schönes gönnt. Vielleicht kämpfen Sie lieber mit dem Schmerz, als in Frieden und Freude zu sitzen. Vielleicht Glauben Sie, dass Ihnen Glück, höchste Seligkeit und Freiheit nicht zustehen.

Solche Regungen deuten mit hoher Wahrscheinlichkeit auf Schuldgefühle hin. Wenn jemand für schuldig befunden wird, folgt meist eine Bestrafung, vielleicht sogar eine gerichtlich verhängte Strafe. Schuld und Strafe hängen in unserer Kultur und daher in unserem Bewusstsein ganz selbstverständlich zusammen. Haben wir wegen irgendetwas Gewissensbisse, ist auch gleich der Gedanke da, uns zu bestrafen, indem wir uns irgendeine Freude oder Glück oder Freiheit versagen. Die Menschen im Westen sind geradezu süchtig nach Strafen. Verrückt ist das!

Wohlwollen gegenüber sich selbst

Ich empfehle Ihnen Güte-Meditation, um über dieses Hindernis hinwegzukommen. Gönnen Sie sich eine Verschnaufpause. Sagen Sie sich: »Die Tür zu meinem Herzen ist offen für alles, was ich bin. Ich gestehe mir Glück zu. Ich gestehe mir Frieden zu. Ich empfinde Wohlwollen gegenüber mir selbst, genug Wohlwollen, um während dieser Meditation einmal in Frieden, einmal glücklich zu sein.« Wenn dieses Wohlwollen Ihnen schwerfällt, dann fragen Sie sich, weshalb. Vielleicht liegt ein tief sitzender Schuldkomplex vor, und Sie erwarten immer noch Strafe. Sie haben sich noch nicht bedingungslos verziehen.

Das Schöne am buddhistischen Ethos ist, das wir jedem wirklich ganz und gar verzeihen können, was auch immer uns angetan wurde und wie lange, auch wenn die Behandlung ungerecht und grausam war und wir sie nie und nimmer verdient hatten. Von manchen bekomme ich zu hören, es gebe einfach unverzeihliche Dinge. Das ist nicht Buddhismus! *Im Buddhismus gibt es nichts, wirklich gar nichts Unverzeihliches.* Vor Jahren drang ein Wahnsinniger in eine schottische Grundschule ein und tötete viele Kinder. Bei der Trauerfeier nach dem Massaker richtete ein prominenter Geistlicher an Gott die Bitte, er möge diesem Mann nicht vergeben, denn seine Tat sei unverzeihlich. Mir war ganz elend zu Mute bei diesem Gedanken, dass ein führender Kirchenmann das Verzeihen ausschließt, anstatt den Menschen bei der Bewältigung ihrer Schmerzen nach solch einer Tragödie beizustehen.

Im Buddhismus jedenfalls ist alles verzeihlich. Und das Verzeihen bedeutet Heilung. Unser Verzeihen löst alte Probleme und schafft auf keinen Fall neue. Aber manchmal hat sich unsere Haltung gegenüber uns selbst so verhärtet, dass wir uns nicht verzeihen können. Das Problem kann tief vergraben und unsichtbar sein. Vielleicht haben Sie es vergessen. Sie wissen dann nur vage, dass innen etwas ist, weswegen Sie sich schuldig fühlen und dass Sie sich nicht verzeihen können. Sie haben einen Grund, sich Freiheit, Jhāna und Erleuchtung nicht zuzugestehen. Dieses Übelwollen gegen sich selbst kann der Hauptgrund sein, weshalb Sie mit Ihrer Meditation nicht vorankommen. Wie steht es damit?

Übelwollen gegenüber dem Meditationsobjekt

Dieses Problem trifft man oft bei Leuten an, die schon einige Zeit mit dem Atem meditieren, aber keinen Erfolg sehen. Das ist jedoch nur eine Frage der Zeit. Jeder wird zum Erfolg kommen, wenn er sich an die Anleitungen hält. Wenn es bei Ihnen noch nicht so weit ist, könnte es sein, dass Sie der Meditation oder dem Meditationsobjekt irgendwie »böse« sind. Schon beim Hinsetzen denken Sie lustlos: »Na gut, auf ein Neues, hilft ja nichts« oder »Das wird wieder eine Plackerei« oder »Eigentlich habe ich gar keine Lust« oder »Als einer, der meditiert, muss man das nun mal machen« oder gar »Ich möchte ein guter Buddhist sein, und ein Buddhist muss das hier einfach tun.« Wenn Sie schon am Beginn der Meditation nicht gut auf sie zu sprechen sind, wenn Sie sich brav, aber ungern hinsetzen, wird nicht viel dabei herauskommen. Sie setzen sich ein Hindernis direkt vor die Nase.

Für mich ist Meditation etwas Herrliches. Ich genieße sie in vollen Zügen. Einmal hatte ich eine Meditationsklausur zu leiten und sagte den anderen Mönchen gleich bei der Ankunft: »Herrlich, nur meditieren!« Jeden Morgen, wenn ich aufstand, war schon die Vorfreude da: »Ah, ich bin in einem Retreat und habe nichts, aber gar nichts mit all dem Alltagskram im Kloster zu tun!« Ich liebe das Meditieren und bin voller Wohlwollen, keine Spur von Aversion. Eigentlich bin ich ein »Meditationsjunkie«, und wenn Sie diese Einstellung haben, werden Sie erleben, dass der Geist geradezu »in Richtung Meditation springt«, wie der Buddha sagte (AN IX,41).

Ich vergleiche das gern mit folgender Situation: Sie gehen eine Straße entlang und entdecken auf der anderen Seite einen lieben alten Freund. Sie haben so viel Schönes zusammen erlebt! In diesem Augenblick ist völlig unwichtig, was Sie gerade vorhaben oder erledigen müssen – Sie sind im Nu auf der anderen Straßenseite und fassen seine Hand und umarmen ihn. »Los, komm, trinken wir einen Kaffee irgendwo, mein Termin kann warten. Wir haben uns so lange nicht gesehen, ein bisschen Zeit muss jetzt einfach sein.« Meditation ist so ein guter alter Freund, mit dem man einfach zusammen sein möchte. Alles andere ist für diesen Augenblick unwichtig. Wenn ich irgendwo Meditation sehe, laufe ich auch schon und schließe sie in die Arme und schleppe sie zum Kaffee ab. Und was den Meditationsgegenstand angeht, den Atem – ach, was haben wir nicht alles zusammen erlebt, mein Atem und ich! Wir sind ein Gespann, wie man so leicht keines mehr findet. Wenn Sie dieses Wohlwollen für Ihren Atem aufbringen können, werden Sie keinerlei Mühe haben, während der Meditation einfach beim Atem zu bleiben.

Anders sieht es natürlich aus, wenn Sie meinen, Sie müssten sich mit diesem blöden Atem herumplagen. Er macht Ihnen nichts als Ärger. Sie erspähen ihn auf der anderen Straßenseite und denken: »O Gott, der schon wieder.« Sie versuchen abzutauchen, sich hinter irgendetwas zu verstecken, damit er Sie gar nicht erst sieht. Sie wollen einfach nur noch weg. Leider gibt es diesen Horror vor dem Atem tatsächlich. Und wenn man jemanden, der dieses Übelwollen hat, nicht darüber aufklärt, wird er Meditation nur als mühsame Pflichtübung sehen können. So unfroh. Wie ein Fitnesstraining, das man absolviert, weil es halt sein muss. »Es muss wehtun, sonst hilft es nicht.« Über die Schmerzgrenze hinaus stemmt man Gewichte und bildet sich ein, es werde schon zu etwas führen. Wenn Sie so an die Meditation herangehen, besteht wenig Hoffnung.

Bemühen Sie sich um Wohlwollen gegenüber dem Meditationsobjekt, züchten Sie es heran. Programmieren Sie sich auf Freude an der Meditation. Sagen Sie sich: »Ah, wunderbar, ich muss jetzt nur sitzen und gar nichts tun – nichts basteln, keine Briefe schreiben, keine Anrufe entgegennehmen. Ich brauche nur zusammen mit meinem guten alten Freund, dem Atem, hier zu sitzen.« Wenn Ihnen das gelingt, liegt das Hindernis des Übelwollens hinter Ihnen, und Sie sind beim Gegenteil, dem freundlichen Wohlwollen gegenüber Ihrem Atem.

Wenn das Einverständnis mit meinem Atem mir einmal nicht ganz leicht fällt, wende ich folgende Methode an: Ich betrachte meinen Atem wie mein eben geborenes Kind. Würden Sie Ihr Kind irgendwo im Einkaufszentrum abstellen und dann vergessen? Würde es Ihnen, während Sie die Straße entlanggehen, vom Arm fallen? Würden Sie es überhaupt je aus dem Auge verlieren? Weshalb also können wir die Aufmerksamkeit nicht bei unserem Atem halten? Weil es uns an freundlichem Wohlwollen gegenüber unserem Atem fehlt, weil wir ihn nicht als wertvoll ansehen und keine Freude an ihm haben. Wenn Ihr Atem Ihnen so viel bedeutet wie Ihr Kind oder irgendein anderer schützbedürftiger Mensch, der Ihnen sehr am Herzen liegt, werden Sie ihn niemals fallen lassen oder vergessen oder verlassen. Im Übelwollen jedoch wird es Ihnen immer wieder passieren, dass Sie sich von ihm abwenden und ihn vergessen. Eigentlich möchten Sie ihn los sein; Sie mögen ihn nicht besonders. Deswegen verlieren Sie Ihr Meditationsobjekt.

Das Übelwollen ist ein Hindernis, das sich überwinden lässt, indem Sie allen anderen mitfühlend begegnen, sich selbst verzeihen, sich liebevoll gegenüber dem Meditationsobjekt verhalten, die Meditation wohlwollend betrachten und Freundschaft mit dem Atem schließen. Auch Ihr Verhältnis zur Stille und zum gegenwärtigen Augenblick kann durch liebevolles Wohlwollen geprägt sein. Wenn diese Freunde, die im Geist zu Hause sind, Ihnen wirklich etwas bedeuten, werden Sie auch dann nichts mehr gegen Sie haben, wenn Sie Ihnen als Meditationsobjekt begegnen. Im Wohlwollen gegenüber dem Meditationsobjekt werden Sie keine Mühe mehr haben, es im Brennpunkt Ihrer Aufmerksamkeit zu halten. Sie lieben es so, dass Sie ganz entspannt mit ihm zusammen sein können.

4 WEITERE HINDERNISSE: TRÄGHEIT UND STUMPFHEIT, UNRAST UND REUE, SKEPTISCHER ZWEIFEL

Wir wenden uns jetzt den übrigen drei Hindernisse zu – der Trägheit und Stumpfheit *(Thīna-middha)*, der Unrast und Reue *(Uddhacca-kukkucca)* und dem Zweifel *(Vicikicchā)* –, um dann zu sehen, was geschieht, wenn sie überwunden werden.

Das dritte Hindernis: Trägheit und Stumpfheit

Trägheit und Stumpfheit muss ich nicht erst beschreiben, denn sicher sind sie uns durch unsere Erfahrungen beim Meditieren nur allzu gut bekannt. Wir sitzen da und wissen eigentlich nicht, worauf unsere Aufmerksamkeit gerade gerichtet ist – auf den gegenwärtigen Augenblick, die Stille, den Atem oder irgendetwas anderes. Der Geist ist trüb, als wäre innen kein Licht gemacht worden, alles grau und verwaschen.

Mit Trägheit und Stumpfheit Frieden schließen

Dieses Hindernis überwinden Sie am ehesten dann, wenn Sie gegen dieses Dumpfe nicht mehr ankämpfen. Als junger Mönch in den Waldklöstern Thailands überfiel mich bei der Morgenmeditation um Viertel nach drei gern die Müdigkeit, und dann kämpfte ich heldenhaft, um sie niederzuringen. In der Regel unterlag ich. Gelang es mir jedoch, mich gegen die

Schläfrigkeit zu behaupten, trat sofort innere Unruhe an ihre Stelle. Dann ging ich gegen diese Unruhe vor, aber nur mit dem Ergebnis, dass ich in die dumpfe Schwere zurückfiel. Die Meditation war ein Pendeln zwischen diesen beiden Zuständen, aber die Mitte fand ich nicht. Erst im Laufe etlicher Jahre begriff ich, was da vorging.

Der Buddha empfahl, die Dinge zu untersuchen, anstatt sie zu bekämpfen. Also erforschte ich, woher Trägheit und Stumpfheit bei mir kamen. Ich meditierte mitten in der Nacht und hatte vorher viel zu wenig geschlafen, ich war schlecht ernährt und saß als englischer Mönch im tropischen Dschungel – was wollte man da erwarten?! Mein dumpfer Zustand hatte natürliche Ursachen. So ließ ich meine Schläfrigkeit los und schloss Frieden mir ihr. Ich kämpfte nicht mehr, und wenn der Kopf auf die Brust sinken wollte, ließ ich ihn. Womöglich habe ich sogar geschnarcht. Wenn ich Trägheit und Dumpfheit nicht bekämpfte, dauerten sie nicht gar so lange an. Und danach herrschte Frieden und nicht Unruhe. Ich hatte die Mitte meines Pendelausschlags gefunden, und von da an war es leicht, meinen Atem zu verfolgen.

Dieses Dumpfe bei der Meditation hat etwas mit geistiger Ermüdung zu tun, meist als Folge von Überanstrengung des Geistes. Wenn Sie dagegen ankämpfen, wird es nur noch schlimmer. Ruhen Sie sich aus, und Ihr Geist kann sich regenerieren. Um das zu verstehen, müssen wir von den beiden Anteilen unseres Geistes sprechen, dem erkennenden und dem tätigen Aspekt. Der erkennende Teil ist passiv und nimmt nur Informationen auf. Die tätige oder aktive Hälfte reagiert darauf mit Einschätzungen, Gedanken und Kontrollbestrebungen. Der erkennende und der tätige Anteil schöpfen beide aus der gleichen Quelle geistiger Energie. Wenn Sie also eher der Machertyp sind, immer geschäftig, immer auf dem Weg zum nächsten Vorhaben, verschlingt diese tätige Seite den größten Teil Ihrer mentalen Energie, und für die erkennende Seite bleibt nur ein kümmerlicher Rest. Wenn der erkennende Hunger an geistiger Energie leidet, erlebt man dieses Schwere und Dumpfe.

Bei einem Retreat, das ich vor Jahren in Sydney geleitet habe, kam eine Teilnehmerin zu spät, weil ihr Hochstress-Job als leitende Angestellte sie festgehalten hatte. Bei der ersten Sitzrunde des Abends war sie innerlich wie erschlagen. Ich ließ ihr meine besondere Unterweisung zum Umgang mit Trägheit und Stumpfheit angedeihen und riet ihr zum Ausruhen. Die nächsten drei Tage schlief sie bis zur Morgendämmerung, ging nach dem Frühstück wieder ins Bett und gönnte sich auch nach dem Mittagessen ein Nickerchen. Und wie sie dann meditierte! Nach drei kampflosen Tagen, in denen sie der aktiven Seite kaum, der passiven Seite dafür umso mehr Energie zukommen ließ, begann ihr Geist sich zu klären. Und wieder drei Tage später hatte sie die übrigen Teilnehmer auf dem Weg durch die Stadien eingeholt. Am Ende war sie sogar voraus und gehörte zu den »Meditationsstars« der Klausurwoche.

Wenn Sie wirklich durchgreifend etwas gegen Trägheit und Stumpfheit tun wollen, dann kämpfen Sie nicht gegen Ihren Geist an. Versuchen Sie nichts zu ändern, lassen Sie alles so sein, wie es ist. »Make Peace, not War« mit Trägheit und Stumpfheit. Das setzt Ihre geistige Energie frei, sodass sie dem Erkennenden zufließen kann – und der dumpfe Zustand wird sich ganz von selbst geben.

Das Gewahrsein höher bewerten

Trägheit und Stumpfheit können Sie auch dadurch begegnen, dass Sie Ihrem Gewahrsein mehr Wert beimessen. In allen buddhistischen Traditionen ist von der »Kostbarkeit der menschlichen Geburt« die Rede, vor allem wenn es sich um ein Menschenleben handelt, in dem man mit den Lehren des Buddha in Berührung kommt. Jetzt haben Sie Gelegenheit, diese Lehren zu praktizieren. Es dürfte Ihnen kaum bewusst sein, wie viele Leben notwendig waren und wie viel Verdienst Sie ansammeln mussten, um auch nur bis hierher zu kommen. Erst nach genügend vielen Leben mit gutem Karma kommt man auch nur in die Nähe des Dhamma. Wenn Sie sich das vor Augen halten, werden Sie weniger zu Trägheit und Stumpfheit neigen und nach klarem Gewahrsein streben.

Auf dem Pfad der Meditation kommt man gelegentlich an Weggabelungen. Der linke Weg führt zu Trägheit und Stumpfheit, der rechte zu klarem Gewahrsein. Mit genügend Erfahrung werden Sie diese »Scheidewege« leicht erkennen, und dann liegt es in Ihrer Hand, Trägheit und Stumpfheit oder achtsame Stille zu wählen. Auf dem linken Weg verzichten Sie sowohl auf den tätigen als auch auf den erkennenden Geist. Wenn Sie den rechten Weg einschlagen, überlassen Sie den tätigen Geist sich selbst, behalten jedoch den erkennenden Teil. Und wer sich angewöhnt hat, das Gewahrsein höher zu bewerten, wird automatisch den rechten Weg des klaren Gewahrseins wählen.

Trägheit und Stumpfheit durch Übelwollen

Der dumpfe, schwere Zustand kann auch etwas mit dem zweiten Hindernis zu tun haben, dem Übelwollen. Früher, als ich in australischen Gefängnissen Meditationskurse gab, bekam ich oft die folgende Knastweisheit zu hören: »Eine Stunde mehr geschlafen ist eine Stunde weniger abzusitzen.« Menschen, die sich irgendwo aufhalten müssen, wo sie nicht gern sind, tauchen in die Teilnahmslosigkeit ab. Und Meditierende, die sich von negativen Regungen mitreißen lassen, versinken oft in Trägheit und Stumpfheit. Das Problem liegt in ihrer negativen Haltung.

In unserem Kloster in Thailand wurde einmal pro Woche die ganze Nacht hindurch meditiert. In der ersten Zeit war es so, dass mich ein, zwei Stunden nach Mitternacht regelmäßig Trägheit und Stumpfheit überfielen. Das wunderte mich, denn noch vor ein paar Monaten hatte ich mir begeistert und mühelos die Nächte auf Partys, bei Rockkonzerten oder in Clubs um die Ohren geschlagen. Schwer und dumpf um zwei Uhr früh, wenn die Doors zu hören waren? Ausgeschlossen! Wie kam das? Die Antwort war nicht schwierig: Wenn du gern tust, was du gerade tust, bist du schier unermüdlich, aber wenn du es nicht magst, überfallen dich Trägheit und Stumpfheit. Dieses Sitzen die ganze Nacht hindurch mochte ich gar nicht. Ich fand es blöd. Ich tat es, weil es nun einmal sein musste. Kurzum, ich sah die Sache nicht wohlwollend, und das war der Grund meiner bleiernen Müdigkeit. Als ich meine Haltung änderte und einfach frohgemut an dieses Sitzen die Nacht hindurch heranging, ja mir sogar einen Spaß daraus machte, geriet ich nur noch selten in diesen dumpfen und schweren Zustand. Fragen Sie sich also, ob Trägheit und Stumpfheit bei Ihnen etwas mit der Haltung des Übelwollens zu tun haben.

Die Angst nutzen

Als ich noch buddhistischer Laie war, nahm ich an einem Zen-Retreat in Nordengland teil. Früh am Morgen war es in der Meditationshalle derart kalt, dass die Leute Decken um sich geschlagen hatten. Klar, dass man schläfrig wird, wenn man in seine Schlafdecke eingepackt zu meditieren versucht. Der Lehrer ging mit dem für das Zen typische flachen »Erweckungsstab« auf und ab, und mein Nebenmann, der immer wieder einnickte, bekam einen Schlag: Paff! Alle schreckten hoch, urplötzlich nichts mehr von dumpfer Schwere. Nur einer von uns musste einen Schlag abbekommen, das genügte. Leider blieb mir der Schreck, der Trägheit und Stumpfheit verscheucht hatte, in den Knochen sitzen und verhinderte jeglichen Fortschritt. Die Erfahrung lehrt, dass man zuträgliche Zustände wie Frieden und Freiheit nicht mit unzuträglichen Mitteln wie Angst oder Gewalttätigkeit erreicht.

Zur Tradition der Waldmönche im nordöstlichen Thailand gehörte es, dass man an Stellen meditierte, wo man Gefahren ausgesetzt war: auf Plattformen hoch oben in den Bäumen, am Rand eines Abgrunds, in Dschungelgebieten, die voller Tiger waren. Die Überlebenden sagten, sie hätten da sehr gut meditiert. Es wäre sicher interessant zu wissen, was die zu sagen gehabt hätten, die nicht zurückkamen ...

Das vierte Hindernis: Ruhelosigkeit und Reue

Das aus Ruhelosigkeit und Reue *(Uddhacca-kukkucca)* bestehende vierte Hindernis gehört zu den subtileren Gegenkräften. Sein Erscheinungsbild ist von Unruhe geprägt, aber ich möchte doch zuerst etwas über die Reue sagen.

Reue

Reue kommt von verletzenden Dingen, die Sie getan oder gesagt haben. Man könnte es auch einfach schlechtes Benehmen nennen. Wenn sich während der Meditation so etwas wie Reue oder Bedauern in Ihnen regt, verweilen Sie nicht dabei, sondern verzeihen Sie sich. Jeder macht Fehler. Weise ist nicht jemand, der keine Fehler macht; weise ist, wer sich seine Fehler verzeiht und aus ihnen lernt. Manche sind so voller Reue, dass sie meinen, sie könnten niemals Erleuchtung finden.

Eine sehr bekannte buddhistische Lehrgeschichte erzählt von einem Mann namens Angulimāla (MN 86). Angulimāla war ein Massenmörder. Er tötete 999 Menschen. Jedem seiner Opfer schnitt er einen Finger ab, und die reihte er dann zu einer Halskette auf. Tausend Menschen wollte er aus Rache für erlittenes Unrecht töten, und als tausendster lief ihm ausgerechnet der Buddha über den Weg. Aber irgendetwas, er verstand es selbst nicht, hinderte ihn, diesen Mann zu töten. Stattdessen »tötete« der Buddha ihn, er beendete sein schlimmes Treiben, er tötete sein böses Tun. Angulimāla wurde ein buddhistischer Mönch. Und selbst dieser Massenmörder fand Zugang zu den Jhānas und fand Erleuchtung. Haben Sie ein Menschenleben auf dem Gewissen oder sogar viele? Wahrscheinlich nicht. Wenn also einer wie Angulimāla Erleuchtung finden kann, dann müsste es Ihnen doch wohl auch gelingen. Sollten Sie je etwas wirklich Schlimmes getan haben oder wegen irgendetwas Reue empfinden, denken Sie immer an Angulimāla. Dann werden Sie Ihre »Verbrechen« nicht mehr als so schlimm ansehen. Verzeihen heißt die Vergangenheit loslassen – und damit ist die Reue überwunden.

Ruhelosigkeit

Ruhelosigkeit kommt daher, dass wir keinen Sinn für die Schönheit des Zufriedenseins haben. Wir gestehen uns die schiere Wonne des Nichtstuns nicht zu. Lieber suchen wir das Haar in der Suppe, als Gefallen an dem zu finden, was da ist. Ruhelosigkeit bei der Meditation deutet immer auf fehlende Freude am Vorhandenen hin. Und ob wir Freude finden oder nicht, hängt davon ab, wie wir unsere Wahrnehmung trainieren. Wir können selbst bestimmen, wie wir die Dinge sehen wollen, es liegt in unserer Macht. Wir können ein Glas Wasser als etwas ganz Gewöhnliches betrachten oder als schön wahrnehmen. Wenn wir bei der Meditation den Atem verfolgen, kann er uns langweilig und nichts sagend erscheinen, oder wir erleben jeden Atemzug als einzigartig und wunderbar. Wenn wir den Atem als etwas sehr Wertvolles sehen können, werden wir kaum unruhig werden. Wir werden uns nicht anderswo nach Interessanterem umsehen. Das nämlich ist das Wesen der Unruhe: Gibt es nicht irgendetwas anderes zu tun oder zu bedenken als das hier, könnte ich nicht irgendwo anders sein, egal wo, bloß nicht in dem, was hier und jetzt ist? Ruhelosigkeit gehört neben dem sinnlichen Begehren zu den schwierigsten Hindernissen. Ruhelosigkeit macht das längere Stillsitzen zu einem Kampf.

Ich leite meine Meditation immer mit Jetzt-Gewahrsein ein, um erst einmal diese plumpe Unrast hinter mich zu bringen, die sagt: »Ich möchte irgendwo anders sein als hier und jetzt.« Denn einerlei, wie es hier und jetzt ist oder wie behaglich Sie es sich da einrichten, die Ruhelosigkeit wird immer etwas daran auszusetzen finden. Sie wirft einen Blick auf Ihr Meditationskissen und findet es zu klein oder zu groß, zu hart oder zu hoch. Sie sieht sich das Meditationszentrum an und sagt: »Na ja. Und warum gibt es keine drei Mahlzeiten? Und wo ist der Zimmerservice?«

Das Gegenteil dieses meckernden Geistes ist natürlich der zufriedene Geist. Bemühen Sie sich um das Gefühl der Zufriedenheit, lassen Sie das, was Sie haben, und die Umgebung, in der Sie sich befinden, gut genug sein.

Hüten Sie sich, an Ihrer Meditation herumzukritteln. Manchmal kommen Gedanken wie diese: »Ich komme nicht tief genug. Jetzt achte ich schon so lange auf den gegenwärtigen Augenblick, und es führt einfach zu nichts.« Genau diese Gedanken lösen die Ruhelosigkeit aus. Es spielt überhaupt keine Rolle, wie Sie Ihre Meditation einschätzen. Seien Sie einfach ganz zufrieden damit, und sie wird von selbst tiefer werden. Unzufriedenheit mit Ihren Fortschritten macht alles nur noch schlimmer. Lernen Sie, mit dem gegenwärtigen Augenblick zufrieden zu sein. Überlassen Sie die Jhānas sich selbst, lassen Sie es genug sein, dass Sie jetzt hier sind, in diesem Augenblick. So kann sich Zufriedenheit ausbreiten, und darin tauchen die Jhānas auf.

Beobachten Sie die Stille, und lassen Sie dieses Stillsein gut genug sein. Wenn Sie wirklich zufrieden sind, sehen Sie keinen Anlass zu Kommentaren. Ist es nicht so, dass die meisten inneren Gespräche sich zu Beschwerden entwickeln, zu dem Wunsch, etwas zu ändern oder etwas anderes zu tun? Ist es nicht oft Flucht in die Welt der Gedanken und Ideen? Gedanken zeigen einen Mangel an Zufriedenheit an. In wahrer Zufriedenheit herrschen Stille und Schweigen. Lassen Sie Ihre Zufriedenheit tiefer werden, sie vertreibt die Ruhelosigkeit.

Sogar wenn der Körper irgendwo wehtut, oder Sie sich unwohl fühlen, kann man den Blickwinkel ändern und so etwas als faszinierend, sogar als schön erleben. Probieren Sie aus, ob Sie mit Schmerz zufrieden sein können. Können Sie ihn einfach zulassen? Ich habe in meiner Zeit als Mönch einige Male schlimme Schmerzen gehabt. Aber ich habe ihn nicht loszuwerden versucht, das hätte nur die Unruhe geschürt, sondern habe mich selbst innerlich so umorientiert, dass ich den Schmerz akzeptieren und mit ihm zufrieden sein konnte. Ich fand heraus, dass man sogar mit heftigen Schmerzen zufrieden sein kann. Wenn es Ihnen gelingt, werden Sie sehen, dass dem Schmerz und der Unruhe damit die Spitze genommen wird. Es ist kein Wunsch da, ihn loszuwerden. Das Gefühl ist da, und Sie bleiben vollkommen still. Die Ruhelosigkeit, die mit Schmerzen einhergeht, ist wahrscheinlich der schlimmste Teil. Befreien Sie sich durch Zufriedenheit von der Unruhe, und Sie können sogar Ihren Spaß mit dem Schmerz haben.

Trainieren Sie Zufriedenheit mit allem, was gerade da ist – dieser Augenblick, die Stille, der Atem. Tun Sie das auf

Schritt und Tritt, und Ihre Meditation wird aus dieser Zufriedenheit heraus, aus dem Zentrum dieser Zufriedenheit heraus tiefer werden. Wenn Sie also Ruhelosigkeit in sich wahrnehmen, erinnern Sie sich an das Wort »Zufriedenheit«. Zufriedenheit hält nach dem Ausschau, was in Ordnung ist, und das erlaubt Ihnen, still zu bleiben. Ruhelosigkeit dagegen macht Sie zum Sklaven. Sie ist so tyrannisch, wie Sklavenhalter nun einmal sind: »Hol dies, mach das, das hast du falsch gemacht, hier musst du besser putzen« – und sie gönnt Ihnen keinen Augenblick Ruhe. Dieser Tyrann ist der unzufriedene Geist. Nur durch Zufriedenheit können Sie ihm beikommen.

Wenn Sie dieser allgemeinen Ruhelosigkeit Herr geworden sind, bleibt in den tieferen Stadien der Meditation häufig ein subtiler Rest wirksam. Ich spreche von dem Stadium, das mit dem ersten Auftauchen eines Nimitta beginnt. Der Rest von Unruhe erlaubt Ihnen nicht, es einfach so zu lassen, wie es ist. Sie drehen daran herum. Sie sind nicht zufrieden mit dem Nimitta, wie es eben jetzt erscheint. Es genügt irgendwie nicht. Sie wittern mehr. Ruhelosigkeit gehört zu den Hindernissen, die ein Nimitta wieder vertreiben können. Sie sind doch schon da! Sie müssen gar nichts mehr tun. Lassen Sie es einfach gut sein. Seien Sie zufrieden mit dem Nimitta, und es wird sich von selbst entwickeln. Das nämlich ist Zufriedenheit: totales Nichtstun, einfach dasitzen und zusehen, wie ein Nimitta zu einem Jhāna erblüht. Das mag eine Stunde dauern oder fünf Minuten oder überhaupt nicht stattfinden – Sie sind zufrieden. So kommt man zu den Jhānas. Wenn das Nimitta kommt und geht, deutet das auf geistige Unruhe hin. Die Ruhelosigkeit ist überwunden, wenn Sie die Aufmerksamkeit mühelos aufrechterhalten können.

Das fünfte Hindernis: Zweifel

Das letzte Hindernis wird Zweifel *(Vicikicchā)* genannt. Zweifel kann der Lehre, dem Lehrer oder einem selbst gelten.

Was Zweifel gegenüber der Lehre angeht, so werden Sie inzwischen wissen, dass Meditationspraxis durchaus erfreuliche Resultate zeitigen kann und folglich Zutrauen zur Lehre angebracht ist. Manches haben Sie vielleicht sogar schon selbst erlebt. Lassen Sie sich von positiven Erlebnissen in dem Glauben bestärken, dass Meditation sich lohnt. Still zu sitzen und zuzulassen, dass der Geist sich in dieser Stille, vor allem in den Jhānas, entfalten kann – all das ist ungemein wertvoll, weil es Ihnen Klarheit und Glück vermittelt und die Lehren des Buddha verständlich macht.

Ein Lehrer ist oft so etwas wie der Trainer einer Mannschaft. Er lehrt aus seiner eigenen Erfahrung heraus und spornt seine Schüler durch das Vorbild an, das er in Worten und Taten gibt. Aber bevor Sie sich einem Lehrer anvertrauen, müssen Sie sich einen umfassenden Eindruck von ihm verschaffen. Beobachten Sie, ob sein Verhalten dem entspricht, was er in Worten vertritt. Wenn er wirklich weiß, wovon er spricht, wird er von einwandfreiem Lebenswandel, beherrscht und inspirierend sein. Nur wenn jemand wirklich mit gutem Beispiel vorangeht, sollten Sie ihm oder ihr Vertrauen schenken.

Im Selbstzweifel denkt man: »Ich bin ein hoffnungsloser Versager, ich schaffe es nicht, ich tauge zu nichts, jeder andere hätte es beim Meditieren längst bis zu den Jhānas gebracht und Erleuchtung gefunden.« Ein Lehrer, der Sie zu begeistern vermag und Ihnen Mut macht, kann Ihnen über solche Gedanken hinweghelfen. Seine Aufgabe ist es zu sagen: »Doch, du kannst das alles erreichen. Vielen anderen ist es gelungen, also warum dir nicht auch?« Feuern Sie sich an.

Trauen Sie sich zu, dass Sie alles erreichen können, was Sie möchten. Wenn Sie Entschlossenheit und Selbstvertrauen aufbringen können, ist es bis zum Erfolg nur eine Frage der Zeit. Es misslingt nur denen, die aufgeben.

Zweifel kann sich auch bei allem regen, was Sie augenblicklich gerade erfahren. »Was ist denn das jetzt? Jhāna? Jetzt-Gewahrsein?« Solche zweifelnden Fragen sind nur hinderlich und während der Meditation völlig unangebracht. Lassen Sie Ihren Geist einfach ruhig werden, so gut es geht. Entspannen Sie sich, genießen Sie den Frieden und die Glücksgefühle. Später können Sie Ihre Meditation begutachten und sich fragen: »Was war das? Auf jeden Fall war es interessant. Was ging da vor sich?« So finden Sie heraus, ob es Jhāna war oder nicht. Wenn bei der Meditation die Frage auftaucht: »Ist das jetzt Jhāna?«, können Sie sicher sein, dass es in diesem Augenblick nicht Jhāna ist. Solche Fragen kommen in tiefer Stille nicht auf. Erst später können Sie rückblickend sagen: »Ah, das war Jhāna.«

Sollten Sie also beim Meditieren auf Schwierigkeiten stoßen, dann halten Sie inne, um sich zu fragen, welches der Hindernisse gerade aktiv ist. Forschen Sie nach der Ursache. Danach können Sie sich die passende Lösung ins Gedächtnis rufen und anwenden. Liegt es am sinnlichen Verlangen, ziehen Sie die Aufmerksamkeit einfach nach und nach von den fünf Sinnen ab, um sie auf den Atem oder den Geist zu richten. Bei Trägheit und Stumpfheit brauchen Sie sich nur daran zu erinnern, dem Gewahrsein den höchsten Wert beizumessen. Sind Ruhelosigkeit und Reue der Grund, können Sie sich auf »Zufriedenheit, Zufriedenheit, Zufriedenheit« besinnen oder sich im Verzeihen üben. Im Fall von Zweifeln schließlich fassen Sie Zutrauen, und lassen Sie sich von den Lehren begeistern. Wenden Sie diese Lösungen bei jeder Meditation ganz methodisch an. So werden die

Hindernisse, die Ihnen begegnen, Sie nicht lange aufhalten können. Sie können sie erkennen und überwinden und dann weitergehen.

Das Wirkungsfeld der Hindernisse

Nachdem wir die fünf Hindernisse einzeln betrachtet haben, gilt es nun zu erkennen, dass sie alle den gleichen Ursprung haben. Ich spreche von dem Aufpasser in Ihnen, der einfach nicht loslassen will.

Manche werden mit diesen Hindernissen nicht fertig, weil sie an der falschen Stelle nach ihnen suchen. Für den Fortschritt in der Meditation ist es entscheidend zu erkennen, dass die Hindernisse in dem Raum zwischen dem Erkennenden und dem Erkannten agieren. Sie gehen vom Macher aus und sie unterbinden den Fortschritt, aber ihr Wirkungsfeld ist der Raum zwischen dem Geist und seinem Meditationsobjekt. Im Grunde sind die fünf Hindernisse ein Beziehungsproblem.

Wer klug meditiert, verfolgt nicht nur seine Atemzüge, sondern achtet auch darauf, *wie* er seinen Atem betrachtet. Wenn Sie Erwartung zwischen sich und Ihrem Atem wahrnehmen, betrachten Sie ihn mit Wunschvorstellungen, und das gehört zum ersten Hindernis. Bemerken Sie in diesem Zwischenraum etwas Aggressives, so können Sie davon ausgehen, dass in Ihrer Beobachtung des Atems ein Übelwollen am Werk ist. Und stellen Sie hier Befürchtungen fest – etwa die Angst, das Atemgewahrsein zu verlieren –, dann meditieren Sie mit einem Gemisch von Hindernissen. Eine Zeit lang kann alles ganz gut aussehen, es gelingt Ihnen, den Atem über etliche Minuten im Bewusstsein zu halten; aber seltsam, irgendwie kommen Sie nicht tiefer. Wahrscheinlich haben

Sie in die falsche Richtung geblickt. Bei Meditieren geht es darum, dass Sie die Hindernisse aufspüren und beseitigen. So verdienen Sie sich die nächste Stufe der Meditation und versuchen gar nicht erst, die Trophäe durch einen Willensakt zu ergattern.

Sie können bei dieser Meditation nie etwas falsch machen, wenn Sie Frieden und Güte in den Raum zwischen sich und den jeweiligen Gegenstand Ihrer Aufmerksamkeit stellen. Taucht eine sexuelle Fantasie auf, stellen Sie Frieden in den Zwischenraum, und dem Tagtraum wird bald der Brennstoff ausgehen. Schließen Sie Frieden mit der dumpfen Schwere. Füllen Sie den Raum zwischen dem Betrachter und Ihrem schmerzenden Körper mit Güte. Und lassen Sie sich auf einen Waffenstillstand mit Ihrem schweifenden Geist ein. Geben Sie die Kontrolle immer mehr ab.

Wie ein Haus aus Tausenden von Ziegeln gebaut wird, einer nach dem anderen, so entsteht auch das Haus des Friedens (das heißt Jhāna) aus Tausenden von Augenblicken des Friedens, die einer an den anderen gefügt werden. Wenn Sie also Augenblick für Augenblick Frieden oder Milde oder Güte in den Zwischenraum stellen, werden sexuelle Fantasien gegenstandslos, der Schmerz schwindet, das Dumpfe klärt sich, Unruhe bleibt ohne Nahrung und versiegt – und dann ist Jhāna einfach da.

Beachten Sie also, dass die fünf Hindernisse im Zwischenraum zwischen Beobachter und Beobachtetem auftauchen und agieren. Füllen Sie diesen Raum mit Frieden und Güte. Achtsamkeit allein reicht nicht aus; Sie müssen zur *bedingungslosen* Achtsamkeit kommen, einem Gewahrsein, das seine Gegenstände nicht zu beherrschen oder in irgendeiner Weise zu beeinflussen versucht. Dadurch werden die Hindernisse geschwächt und treten immer mehr zurück.

Mein Schlangengleichnis

Bei vielen gibt es offenbar »Vorlieben«, was die Hindernisse angeht, sie klagen über irgendein bestimmtes Problem, das sich ihnen wieder und wieder in den Weg stellt. Solchen hartnäckigen Hindernissen kann man mit einer Methode beikommen, die ich aus meinen Erlebnissen mit Schlangen abgeleitet habe.

In meinen ersten Jahren als Waldmönch in Thailand kehrte ich oft erst spät abends in meine Hütte zurück – barfuß, weil es keine Sandalen gab, und nur vom Licht der Sterne geleitet, weil ich keine Batterien für meine Taschenlampe hatte. Die Dschungelpfade teilt man sich in dieser Gegend mit zahlreichen Schlangen, aber ich wurde nie gebissen. Ich wusste, dass es viele Schlangen gab und dass sie gefährlich waren, also setzte ich meine Schritte sehr behutsam und sah genau hin. Erblickte ich etwas verdächtig Längliches auf dem Pfad, prüfte ich gar nicht erst, ob es vielleicht ein Stock war, sondern übersprang das Hindernis oder wich aus. So konnte ich die Gefahr immer umgehen.

Auch auf dem Pfad der Meditation liegt immer wieder irgendetwas vor Ihren Füßen und will Sie packen, Ihr Vorankommen vereiteln. Sie müssten eigentlich nur im Gedächtnis behalten, dass diese Hindernisse da lauern und gefährlich sind, dann wären Sie wachsam und würden nicht in die Falle tappen.

Ihr bevorzugtes Hindernis ist einfach eine besonders häufige Schlangenart, auf die Sie immer wieder stoßen. Rufen Sie sich also am Beginn jeder Meditation ihr bevorzugtes Hindernis in Erinnerung. Stellen Sie sich auf diese Gefahr ein. Dann wird sie Ihnen nicht entgehen, wenn sie irgendwann während der Meditation in diesem Raum zwischen dem Erkennenden und dem Erkannten auftaucht. Wer diese Methode anwendet, wird kaum noch in die Falle gehen.

Die Nālāgiri-Strategie

Manche sagen auch, die hätten mit allen fünf Hindernissen gleichzeitig zu tun, und wie! Sie haben in solchen Fällen das Gefühl, dass sie gleich durchdrehen werden. Bei solchen akuten und heftigen Hindernisattacken versuche ich den Leuten mit der Nālāgiri-Strategie zu helfen. Sie beruht auf einer wohlbekannten Episode aus dem Leben des Buddha.

Es gab auch Menschen, die dem Buddha feindlich gesinnt waren und ihn töten wollten. Einmal ließen sie in den engen Gassen einer Ortschaft einen berauschten Elefantenbullen namens Nālāgiri los, als der Buddha gerade seinen Almosengang machte. Völlig außer sich rannte das Tier wild drauflos, und Leute, die ihn kommen sahen, riefen dem Buddha und seinen Mönchen zu, sie sollten aus dem Weg gehen. Alle Mönche außer dem Buddha und seinem treuen Begleiter Ānanda ergriffen augenblicklich die Flucht. Ānanda stellte sich mutig vor seinen Meister und war bereit, sein Leben zu opfern, um den geliebten Lehrer zu schützen. Doch der Buddha schob in sanft zur Seite und trat dem heranstampfenden gewaltigen Elefanten ganz allein entgegen. Ich bin sicher, dass er übernatürliche Kräfte besaß und in der Lage gewesen wäre, das Tier beim Rüssel zu packen, dreimal über dem Kopf im Kreis herumzuwirbeln und dann über den Hunderte von Kilometern entfernten Ganges zu schleudern. Doch ein Buddha braucht solche Mittel nicht. Stattdessen begegnete er dem rasenden Tier mit liebevoller Bereitschaft. Was in diesem Augenblick in ihm vorging, ist vielleicht ungefähr so zu übersetzen: »Nālāgiri, mein Guter, die Tür zu meinem Herzen steht dir offen, was du auch mit mir tun magst. Vielleicht schlägst du mich mit deinem Rüssel, vielleicht trampelst du mich tot – ich werde dir nichts verübeln. Meine Liebe hat keine Bedingung.« Der Buddha füllte den Raum zwischen sich und dem gefährlichen Elefanten mit Frieden. Güte und dieses zu allem bereite Loslassen sind von so unwiderstehlicher Kraft, dass Nālāgiri sich augenblicklich beruhigte und lammfromm den Kopf vor dem Erbarmenden beugte, der ihm sanft den Rüssel streichelte: »Hoo, Nālāgiri, ist schon gut ...«

Mancher erlebt seinen Geist bei der Meditation als solch einen rasenden Elefanten, der blindwütend alles zertrampelt. Sollte es Ihnen einmal so ergehen, dann erinnern Sie sich bitte an die Nālāgiri-Strategie. Versuchen Sie nicht, sich gegen Ihren Elefantengeist zu stemmen. Lassen Sie los, lassen Sie Güte walten: »Mein lieber durchgedrehter Geist, die Tür zu meinem Herzen steht dir offen, was du auch mit mir tun magst. Vielleicht bringst du mich um, vielleicht erdrückst du mich – ich werde dir nicht böse sein. Was du auch je tun magst, mein Geist, ich liebe dich.« Schließen Sie Frieden mit Ihrem übergeschnappten Geist, anstatt gegen ihn anzukämpfen. Echte Güte und dieses zu allem bereite Loslassen sind von so unwiderstehlicher Kraft, dass Ihr Geist überraschend schnell von seinem Wüten befreit sein und lammfromm vor ihnen stehen wird und sich von Ihrer sanften Achtsamkeit streicheln lässt: »Hoo, Geist, ist ja schon gut ...«

Wann sind die Hindernisse wirklich überwunden?

Oft wird die Frage gestellt, wie lange die Hindernisse nach einer solchen Schlappe ruhig bleiben. Wenn wir sie überwunden haben, bleibt es dann für immer so oder nur für die Dauer der Meditation?

Nun, anfangs überwinden wir sie nur vorübergehend. Am Ende einer tiefen Meditation wird Ihnen auffallen, dass von den Hindernissen eine ganze Weile nichts mehr zu merken war. Der Geist ist still und hellwach. Sie können Ihre Aufmerksamkeit über lange Zeit bei ein und derselben Sache halten und fühlen überhaupt kein Übelwollen. Sie könnten niemandem böse sein, selbst wenn man Ihnen einen Schlag auf den Kopf versetzte. Sinnliche Freuden wie Sex interessieren Sie nicht. Das ist die Folge guter Meditation. Doch die Hindernisse werden sich wieder melden; wann, das hängt von der Tiefe und Länge der Meditation ab. Es ist, als wären sie im Boxring auf die Bretter gegangen und lägen jetzt eine Weile »bewusstlos« da. Aber sie erholen sich doch und fangen irgendwann wieder mit ihren üblen Streichen an. Zumindest wissen Sie jetzt, wie es sich anfühlt, wenn sie einmal ausgeschaltet sind. Und je häufiger Sie in diese tiefen Zustände zurückkehren, desto öfter landen die Hindernisse auf den Brettern, bis sie schließlich doch recht angeschlagen wirken. Danach ist es Sache der in der Erleuchtung gewonnenen Einsichten, die geschwächten Hindernisse gänzlich aus dem Weg zu räumen. Das ist der ehrwürdige alte Weg des Buddhismus. Man drängt die Hindernisse durch Meditationspraxis zurück, damit die Weisheit eingreifen kann. Weisheit wird die geschwächten Hindernisse durchschauen und damit auflösen. Wenn Sie sich gänzlich von allen Hindernissen gelöst haben, sind Sie erleuchtet. Sie gelangen dann mühelos in die Jhāna-Zustände, es gibt nichts Hemmendes mehr. Was zwischen Ihnen und den Jhānas stand, existiert nicht mehr.

5 ACHTSAMKEIT

Achtsamkeit gehört zu den geistigen »Fähigkeiten« *(Indriya)*, die für Erfolg bei der Meditation verantwortlich sind. Man muss sie ganz verstanden haben und praktizieren, sonst verschwendet man eine Menge Zeit.

Den Torhüter einsetzen

Achtsamkeit ist mehr, als nur bewusst oder wach zu sein und alles in seiner Umgebung wahrzunehmen. Achtsamkeit lenkt auch das Bewusstsein auf bestimmte Gebiete, ruft die Anleitungen in das Gedächtnis und leitet eine angemessene Reaktion ein. Der Buddha verdeutlichte das mit einem Gleichnis, in dem die Achtsamkeit als ein Tür- oder Torhüter auftritt (AN VII,63).

Stellen Sie sich vor, Sie seien so reich, dass am Tor zu Ihrem herrschaftlichen Wohnhaus ein Torhüter steht. Eines Abends, bevor Sie zur Meditation im Tempel aufbrechen, geben Sie dem Torhüter wie immer die Anweisung, er solle auf Einbrecher achten. Aber als Sie nach Hause kommen, stellen Sie fest, dass Ihr Haus ausgeplündert wurde, und Ihre ganze schöne Liebe und Güte sind augenblicklich dahin. Sie schreien Ihren Torhüter an: »Hab ich nicht gesagt, du sollst Acht geben?« »Aber ich hab doch Acht gegeben«, wehrt sich dieser händeringend. »Ich habe auf die Diebe geachtet, als sie einbrachen, und ich habe wirklich genau darauf geachtet, wie sie Ihren Plasmabildschirm und die neue State-of-the-Art-Stereoanlage wegschleppten. Ich habe achtsam verfolgt, wie sie mehrmals aus und ein gingen, und mein Geist schweifte keinen Millimeter ab, während sie das antike Mobiliar und den gesamten Juwelenschmuck ausräumten.«

Würde diese Auffassung von Achtsamkeit Sie zufriedenstellen? Ein Torhüter, der diesen Namen verdient, weiß natürlich, dass Achtsamkeit mehr ist als bloße Aufmerksamkeit. Ein Torhüter, der diesen Namen verdient, versteht die Anweisungen sinngemäß und verhält sich genau entsprechend. Sieht er einen Einbrecher, hält er ihn entweder selbst auf oder ruft die Polizei.

So tut auch ein Meditierender, wenn er klug ist, mehr, als bloß alles zu bemerken, was ihm so in den Sinn kommt und wieder abtaucht. Er muss sich an die Anleitungen erinnern und sie entschlossen umsetzen. So hat der Buddha sich beispielsweise zum »rechten Bemühen« geäußert, dem sechsten Glied des edlen achtfachen Pfades. Wer beim Meditieren Achtsamkeit übt und dabei eine ungute Regung spürt, die »einbrechen« möchte, der versucht dem sofort Einhalt zu gebieten. Und wenn diese Regung doch hineinschlüpft, versucht er sie wieder nach draußen zu befördern. Ungute Regungen wie sexuelles Verlangen oder Zorn sind wie Einbrecher oder honigsüß schwafelnde Schwindler, die Ihnen Frieden, Weisheit und Glück rauben. Wir haben also diese beiden Aspekte der Achtsamkeit: Gewahrsein und das Erinnern der Anweisungen.

In den buddhistischen Suttas wird das Pāli-Wort *Sati* sowohl für Gewahrsein als auch für Erinnerungsvermögen verwendet. Ein achtsamer Mensch besitzt auch ein gutes Gedächtnis. Wenn wir etwas mit voller Aufmerksamkeit tun, hinterlässt dieses Gewahrsein einen »Abdruck« in unserem Geist. Wir können uns gut daran erinnern. Stellen Sie sich vor, Sie entgehen um Haaresbreite einem schweren Autounfall. In dieser Gefahrensituation sind Sie plötzlich von äußerst geschärfter Achtsamkeit, weshalb Sie sich später genau an den Vorfall erinnern. Wenn Sie sich am Abend schlafen legen, geht er Ihnen möglicherweise nicht aus dem Sinn. Das verdeutlicht die enge Verknüpfung von Gewahrsein und Gedächtnis. Je mehr Sie auf das achten, was Sie tun, desto besser erinnern Sie sich. Noch einmal: Gewahrsein und Gedächtnis gehen Hand in Hand.

Ein Torhüter mit geschulter Aufmerksamkeit wird genau auf die Anweisungen hören, die wir ihm geben. Er wird sich jederzeit an sie erinnern können und nicht zögern, sie anzuwenden. Geben wir also uns selbst klare Anweisungen, und hören wir genau zu; dann geraten wir nie in Verlegenheit, und es wird uns jederzeit einfallen, was zu tun ist. Auch ein Lehrer tut das: Er gibt uns klare Anweisungen, die dem Geist als Leitlinie dienen können. Wenn die Schulung in Meditation methodisch angelegt und jedes Stadium deutlich zu erkennen ist, haben unsere Torhüter die Klarheit, die sie brauchen.

Den Torhüter einweisen

Vergegenwärtigen Sie sich am Beginn jeder Meditation, dass es innen einen Torhüter gibt, der alles genau im Auge und seine Anweisungen stets präsent hat. Sagen Sie ihm am Beginn der Meditation beispielsweise: »Jetzt geht es darum, den gegenwärtigen Augenblick präsent zu haben.« Sagen Sie ihm das dreimal. Was wiederholt wird, bleibt besser in Erinnerung. In der Schule, als Sie Rechtschreibung lernten, war es manchmal nötig, ein Wort viele Male zu schreiben, bevor es »saß«. Sie haben die richtige Schreibung nie wieder vergessen, denn etwas zu wiederholen verlangt Einsatz, und dieser Einsatz stärkt die Achtsamkeit. Was ohne Mühe zu tun ist, verlangt wenig Achtsamkeit. Erhöhen Sie sich also den Schwierigkeitsgrad, indem Sie dreimal wiederholen: »Ich werde auf den gegenwärtigen Augenblick achten. Ich werde auf den gegenwärtigen Augenblick achten. Ich werde auf den gegenwärtigen Augenblick achten.«

Aber Sie müssen dem Torhüter diese Anweisungen danach nicht alle paar Sekunden wiederholen – so wenig wie irgendeinem anderen, der eine bestimmte Arbeit auszuführen hat. Geben Sie die Anweisung am Anfang dreimal, danach lassen Sie den Torhüter in Ruhe seine Arbeit tun. Vertrauen Sie darauf, dass er sein Handwerk versteht.

Sie können es sich wie die Anweisung vorstellen, die Sie einem Taxifahrer geben. Sie sagen einfach ganz genau, wo Sie hinwollen, dann lehnen Sie sich entspannt zurück und überlassen alles Weitere dem Fahrer. Sie zweifeln nicht daran, dass er sich auskennt. Stellen Sie sich vor, was passieren wird, wenn Sie ihm alle paar Sekunden dazwischenreden: »Langsamer ... schneller ... jetzt links ... jetzt in den dritten Gang ... in den Spiegel schauen ... rechts halten ...« Nach einigen hundert Metern wird er Sie einfach rausschmeißen. Wenn Sie Ihrem Torhüter bei der Meditation immer wieder Anweisungen geben, wird Ihr Geist irgendwann die Nase voll haben und überhaupt nicht mehr mitspielen.

Überlassen Sie Ihrem Geist die Aufgabe, im gegenwärtigen Augenblick zu sein. Stören Sie ihn nicht bei der Arbeit. Weisen Sie ihn gründlich ein, und dann lassen Sie ihn in Ruhe. Die Weichen sind dann auf Achtsamkeit gestellt, und Sie werden sehen, dass Ihr Geist tut, was ihm gesagt wurde. Er wird ab und an noch Fehler machen, aber Ihre Anweisung sorgt dafür, dass er sich bei jedem Abschweifen in Vergangenheit oder Zukunft an sie erinnert und in den gegenwärtigen Augenblick zurückkehrt. Für Sie als Zuschauer geschieht das wie von selbst. Sie merken nur, dass der Torhüter seine Arbeit tut und keine weiteren Anweisungen braucht. So ist die Natur des Geistes richtig verstanden und genutzt.

Spielen Sie ruhig mit dem Geist, um zu erfahren, was er alles kann. Bei meinem ersten Meditationsretreat wurde uns gesagt, es sei nicht nötig, den Wecker zu stellen, um rechtzeitig aufzuwachen. Stattdessen sollten wir uns vor dem Einschlafen sagen: »Ich werde um fünf vor fünf aufwachen.« Das hat tatsächlich geklappt, jeden Morgen. Ich musste nicht ständig auf den Wecker schauen, um die Aufstehzeit nicht zu verpassen, und wenn ich dann aufwachte, war es tatsächlich kurz vor fünf. Ich weiß nicht, wie unser Geist das macht, aber erstaunlicherweise funktioniert es. Also programmieren Sie Ihren Geist: »Jetzt geht es darum, im gegenwärtigen Augenblick zu sein. Sei im gegenwärtigen Augenblick. Sei im gegenwärtigen Augenblick.« Das ist alles. Das Weitere überlassen Sie Ihrem Geist.

Sie müssen dem Torhüter auch genau sagen, wer Zutritt hat und wer nicht. Er braucht die Gästeliste, aber das genügt nicht. Sagen Sie ihm auch, wer unbedingt draußen bleiben muss, sonst könnte er Fehler machen.

Die Anweisungen im Einzelnen: Erste Stufe

Im ersten Stadium der Meditation, Jetzt-Gewahrsein, umfasst die Gästeliste alles, was eben jetzt geschieht. Das können Geräusche sein, ein Vogel, ein Lastwagen in der Ferne; es kann der Wind sei, ein Husten, eine zuschlagende Tür, was auch immer. Was sich eben jetzt ereignet, ist Gast des Jetzt-Gewahrseins. Der Atem. Ein Nimitta. Ein Jhāna. Alles, was zum gegenwärtigen Augenblick gehört. Machen Sie also ganz klar, wer Zutritt hat, und heißen Sie alle diese Gäste willkommen.

Aber machen Sie auch ganz klar, wer keinen Zutritt hat. Und wer versucht, dem Jetzt-Gewahrsein ständig die Tür einzurennen? Alle Gedanken, alle Eindrücke, alle Bewertungen, die mit Vergangenheit oder Zukunft zu tun haben: jegliche Rückschau oder Vorausschau. Dieses aufdringliche Volk müssen Sie kennen und ihrem Torhüter bei der Einweisung klar benennen. Sagen Sie sich am Beginn der Meditation dreimal: »Ich werde des gegenwärtigen Augenblicks gewahr sein, ich werde nicht in Vergangenheit oder Zukunft abschweifen.« Wenn Sie den Torhüter über Gefahren und Ziele unterrichten, erleichtern Sie der Achtsamkeit ihre Arbeit. Taucht ein ungebetener Gast auf, weiß die Achtsamkeit: »Das ist nicht, womit ich mich beschäftigen soll.« Und dann weist sie den Gedanken oder Eindruck von Vergangenheit oder Zukunft einfach ab.

Zweite Stufe

Hier geht es um das stille Jetzt-Gewahrsein, das Schweigen, und der aufdringliche Gast ist das innere Sprechen. Sagen Sie Ihrem Geist vor einer Meditation dieser Stufe ganz klar: »Ich werde schweigend im gegenwärtigen Augenblick gewahr sein und alles innere Sprechen abstellen.« Wiederholen Sie das noch zweimal, um der Achtsamkeit eine sichere Basis zu schaffen. Jetzt ist Ihr Torhüter klar unterrichtet, und Ihre Meditation hat gute Erfolgsaussichten.

Dritte Stufe

Beim stillen Jetzt-Gewahrsein des Atems gibt es nur einen geladenen Gast, nämlich den Atem, wie er von Augenblick zu Augenblick gerade ist. Wer sind die Eindringlinge? Nun, alles übrige: Geräusche von außen, Empfindungen im Körper, Gedanken ans Essen und so weiter. Alles außer dem

Atem ist Eindringling. Sagen Sie sich also am Beginn der Meditation dreimal: »Ich werde des Atems im gegenwärtigen Augenblick gewahr sein und alle anderen Gedanken und Wahrnehmungen ausschalten.« Auch hier gilt wieder, dass Sie dem Geist seine Arbeit gänzlich überlassen können, sobald Sie ihn darüber unterrichtet haben, was er zu tun und zu lassen hat. Sie sehen nur noch zu. Wenn ein Gedanke an etwas anderes als den Atem aufkommt, etwa an das Geräusch des Rasenmähers in der Nachbarschaft, erinnert sich der Geist sofort daran, dass er damit nichts zu schaffen hat, und wendet sich automatisch davon ab. So wird der Geist in Achtsamkeit geschult. Einen bestens geschulten Geist bei der Arbeit zu beobachten ist faszinierend. Wenn er klare Anweisungen hat, weiß er, was zu tun ist, und kennt sich auch damit aus. Die Meditation verläuft störungsfrei und erscheint mühelos.

Gänzlich ohne Bemühen ist sie jedoch nicht. Sie erbringen einen gewissen Einsatz, aber ganz gezielt zu dem Zeitpunkt, an dem er etwas bewirken kann. Man geht dabei vor wie in einer Baumschule: Manchmal muss etwas getan werden, dann wieder ist es besser, die Dinge sich selbst zu überlassen. Man bringt den Samen in die Erde, bewässert ihn und düngt den Boden. Aber wenn es sich um Bäume handelt, tun Sie die meiste Zeit nichts, sondern sehen nur nach dem Rechten und sorgen für ungestörtes Wachstum. Der Same hat seine »Anweisung«; jetzt braucht er nur noch die Gelegenheit, sie auszuführen. Im gleichen Sinne mischen Sie sich beim Meditieren nicht in die Angelegenheiten Ihres Geistes ein. Stupsen und schieben Sie ihn nicht, machen Sie ihm nicht ständig Vorschriften, sonst wird er sich nach einer Weile energisch dagegen wehren: »Hör mal, ich versuche hier meine Arbeit zu tun! Also lass mich in Ruhe, geh aus dem Weg!« Und wenn Sie das nicht sofort tun, können Sie Ihre Meditation für diesmal vergessen.

Vierte Stufe

In diesem vierten Stadium der Meditation, der vollen anhaltenden Aufmerksamkeit auf den Atem, erhält der Torhüter die Anweisung, sich in jedem Augenblick des ganzen Atems bewusst zu sein und nichts anderes als dieses gleichmäßige, kontinuierliche Gewahrsein zuzulassen: »Ich werde ununterbrochen des ganzen Atems gewahr sein und allem anderen als dem Atem keine Beachtung schenken.« Geben Sie dem Torhüter diese Anweisung klar und genau, und die Achtsamkeit hat eine gute Chance, sich zu behaupten. Sagen Sie sich diesen Satz dreimal am Beginn jeder Meditation dieser Stufe, und dann lassen Sie alles Weitere auf sich zukommen.

Wenn Sie das gemacht haben und trotzdem schon nach ein, zwei Minuten Ihre Sammlung verlieren, kann das zwei Gründe haben. Entweder haben Sie sich nicht eindringlich genug instruiert, oder Ihre Achtsamkeit ist sehr schwach. Bei schwacher Achtsamkeit können Sie die Anweisungen alle drei oder vier Minuten wiederholen. Nicht häufiger, jedenfalls nicht alle zehn bis fünfzehn Sekunden. Bei zu häufiger Wiederholung stören Sie die Meditation nur; sie stabilisiert sich nicht, und Sie werden nervös und verlieren den Mut.

Geben Sie sich die Anweisungen sehr bewusst und genau, dann bleiben Sie Ihnen präsent. Von Stufe zu Stufe wird Ihre Achtsamkeit tiefer. Und Sie werden sehen, dass Ihre Achtsamkeit einen sehr weiten Spielraum hat: den gegenwärtigen Augenblick. Der Spielraum wird dann nach und nach eingeschränkt. Die Achtsamkeit sammelt sich auf die Stille im gegenwärtigen Augenblick und lässt alles beiseite, was zum inneren Sprechen gehört. Im nächsten Schritt fällt auch noch all das weg, was nicht stilles Gewahrsein des Atems im gegenwärtigen Augenblick ist. Und schließlich wird alles weggelassen, was nicht volles Gewahrsein des Atems ist, von der ersten Regung des Einatmens bis zum Ende des Einatmens, von der ersten Regung des Ausatmens bis zum Ende des Ausatmens. Auf jeder neuen Stufe verengt und verdichtet sich die Achtsamkeit und gewinnt immer mehr Kraft.

Samādhi – aufmerksame Stille

Auf der dritten Stufe, Atemgewahrsein, müssen Sie zwar jedes Einatmen und Ausatmen wahrnehmen, aber noch nicht völlig kontinuierlich, noch nicht ganz lückenlos von Anfang bis Ende. Wenn Sie eine Ausatemphase teilweise wahrgenommen haben, hat Ihr Geist einen Augenblick frei und kann sich anderswo umsehen, er muss nur rechtzeitig zum nächsten Einatmen wieder da sein. Die Achtsamkeit ist zwar mit dem Atem verbunden, aber gleichsam an der langen Leine. Beim vollen Gewahrsein auf den Atem jedoch müssen Sie Ihr Gewahrsein ganz direkt an den Atem knüpfen und dürfen nicht mehr abschweifen. Dieses vierte Stadium ist für die Meditation besonders wichtig, weil man sich hier zum ersten Mal wirklich ganz auf den Meditationsgegenstand einlässt. Die Achtsamkeit wird auf einen einzigen kleinen Bereich des Daseins eingeschränkt, auf den Atem, wie er eben jetzt ist. Sie halten Ihr Gewahrsein präzise ausgerichtet, anstatt es überallhin abschweifen zu lassen. Eine so gesammelte Achtsamkeit wird stark. Das ist wie Feuer machen mit einem Brennglas – alle Energie wird auf einen Punkt konzentriert. Diese aufmerksame Stille, die Gewahrsein auf eine einzige Sache erlaubt, wird *Samādhi* genannt. »Konzentration« ist keine geeignete Übersetzung, es fehlt darin so vieles Wichtige, was in Samādhi mitschwingt.

Samādhi, die achtsame Stille, die uns die Aufmerksamkeit bei einer Sache zu halten erlaubt, ist gar nicht so ungewöhnlich. Denken Sie etwa an einen Chirurgen während der Operation. Ich habe von Chirurgen gehört, dass manche Operationen sich ohne Pausen über Stunden hinziehen. Die ganze Zeit müssen sie auf den Beinen sein, aber sie spüren keine Müdigkeit, weil ihre Aufmerksamkeit ständig an der Spitze des Skalpells sein muss. Es genügt ein winziges Nachlassen der aufmerksamen Stille, ein kleiner Fehler, und der Patient könnte sterben. Operierende Chirurgen sind in einer Art Samādhi. Sie spüren ihre schmerzenden Beine nicht, weil alle Aufmerksamkeit auf das Operationsgebiet gesammelt ist. Ein Chirurg operiert zwangsläufig in diesem Samādhi, anders geht es nicht. Während der Operation gibt es nur eine einzige wichtige Sache in der Welt: den Teil der Operation, der eben jetzt geschieht. An diesem Beispiel erfahren wir etwas sehr Wichtiges über den Samādhi: *Wenn es wirklich wichtig ist, schaffst du es.*

Energie mobilisieren

Darüber hinaus benötigt Achtsamkeit Energie. Auf jeder Stufe brauchen Sie Energie, und diese Energie wird freigesetzt, wenn Sie alles in das hineinlegen, was Sie gerade tun. Sparen Sie nichts für den nächsten Augenblick auf. Es ist, vor allem was mentale Energie angeht, ein häufiger Irrtum zu denken: »Wenn ich alle Energie in diesen Augenblick lege, habe ich nichts mehr für den nächsten übrig.« Im geistigen Bereich greift dieses Sparsamkeitsprinzip nicht. Je mehr Energie Sie in diesen Augenblick legen, desto mehr haben Sie für den nächsten.

Geistige Energie ist unbeschränkt vorhanden, und wenn Sie eine Menge Energie in das stecken, was Sie jetzt gerade tun, werden Sie feststellen, dass Sie im nächsten Augenblick, in den nächsten Minuten, ja sogar für Stunden wirklich wach und präsent sind. Deshalb gab mein Lehrer Ajahn Chah uns gern den Rat, alles in das hineinzulegen, was wir gerade zu tun hatten. So mobilisiert man Energie. Wenn Sie aber meinen, Sie müssten nicht unbedingt Energie in diesen Augenblick hineinlegen, werden Sie abstumpfen und an nichts im Leben wirklich Freude haben.

Legen Sie beim Essen Energie in jeden achtsam genommenen Bissen. Versuchen Sie so viel wie möglich davon mitzubekommen. Umso genussvoller wird es! Wenn Sie beim Essen an andere Dinge denken, öffnen Sie ungebetenen Gästen Tür und Tor. Manchmal merken Sie dann nicht einmal mehr, was Sie gerade in den Mund nehmen. Kein Wunder, dass so viele Menschen an Verdauungsstörungen leiden! Also, was Sie auch tun, nehmen Sie es wahr, und Sie wecken damit Energien.

Licht machen

Wenn Ihre Achtsamkeit weit genug entwickelt und zugespitzt ist, wird Ihnen auffallen, dass Sie aus einer ziemlich dämmrigen Welt auftauchen. Es ist, als hätte jemand das Licht angemacht oder als wäre die Sonne herausgekommen. Alles tritt so klar hervor, Sie sehen so viel mehr von allem ringsum. Sie haben den Eindruck, es sei ein Scheinwerfer auf die Wirklichkeit gerichtet worden, und Sie nehmen die Dinge in ihrer subtilen Schönheit und Beschaffenheit war – Farben, Formen, Oberflächen. Alles erscheint Ihnen so wunderbar. Wenn die Achtsamkeit stark wird, erzeugt sie nicht nur Einsicht, sondern auch Glücksgefühle wie beim Betreten eines in der vollen Sonne liegenden Gartens. Man spürt die Kraft und Inspiration, die davon ausgeht. Wenn Sie sich in dieser strahlenden Klarheit des Geistes irgendeinem kleinen Bestandteil dieser Welt zuwenden, tun Sie einen tiefen Blick in sein Wesen. Klares, gesammeltes Gewahrsein ist eine wunderbare und erstaunliche Erfahrung. Sie sehen darin mehr Schönheit und Wahrheit, als Sie sich je vorgestellt hätten.

Mehr Achtsamkeit bedeutet also, dass das Licht des Geistes stärker wird. Wenn Sie Ihre Aufmerksamkeit bei einer Sache halten und sie nicht abschweifen lassen, baut sich eine ganz eigene Energie der Achtsamkeit auf. Sie gewinnen tiefe und wunderbare Einblicke in die Dinge.

Krafttraining für die Einsicht

Zunehmende Achtsamkeit trainiert auch den »Einsichts-Muskel«. Nehmen Sie irgendetwas, zum Beispiel ein Blatt an einem Busch, und halten Sie Ihre Aufmerksamkeit bei diesem Blatt. Lassen Sie die Achtsamkeit still werden, bis Sie nicht mehr einfach ein Blatt, sondern eine ganze Welt sehen. Dann geht Ihnen die Kraft der Achtsamkeit auf. Wenn Sie die Achtsamkeit bei ein und demselben Gegenstand halten können, werden Sie sehen, wie sie Licht auf diesen Gegenstand wirft und seine Schönheit hervortreten lässt. Sie werden fasziniert sein – wie viel Farbe und Struktur an diesem einen Blatt zu beobachten ist, wie viele Einzelheiten! Hier lässt sich die Achtsamkeit spielerisch auf ihren Gegenstand ein und gewinnt immer weitere Einblicke in seine Natur. Sobald aber die Frage auftaucht, was es wohl zum Abendessen geben wird, geht Ihr tiefer Blick in das Wesen des Blattes verloren. Sobald Ihr Blick trüb wird – etwa durch die Sorge, dass jemand Sie beobachten und für ein wenig merkwürdig halten könnte –, ist der Bann der Achtsamkeit gebrochen. Gelingt es Ihnen jedoch, die Achtsamkeit zu halten, werden Sie staunen, was es da alles zu sehen gibt.

Aufmerksame Stille, also die Fähigkeit, Ihre Achtsamkeit über längere Zeit bei ein und demselben Gegenstand zu halten, schenkt Ihnen die Fähigkeit, mit Einsicht in diesen Gegenstand einzutauchen und tiefe Einblicke in sein Wesen zu bekommen. So müssen Sie vorgehen, wenn Sie die tiefen Wahrheiten des Daseins selbst ergründen wollen, statt Sie aus Büchern oder von Lehrern zu übernehmen. So kommen Sie zu Erleuchtungserfahrungen. Sie machen Ihre Achtsamkeit stark und richten sie auf eine interessante und ergiebige Quelle der Weisheit – vor allem auf den Geist. Wer die Aufmerksamkeit auf seinem Geist zu halten und in ihn einzutauchen vermag, findet eine Schatzkiste kostbarster Juwelen. Wir nennen sie tiefe Einsicht.

Noch einmal die Elemente, die den Weg der Achtsamkeit ausmachen: was Achtsamkeit ist, wie man sie entwickelt und wie man sie auf jeder Stufe der Meditation »in Stellung bringt«. Geben Sie Ihrem Torhüter klare Anweisungen, damit Ihre Achtsamkeit weiß, was zu tun ist. Dann nehmen Sie die Haltung eines Zuschauers ein, der nur noch verfolgt, was sein Geist tut. Mehr ist dazu nicht nötig.

Zusammenfassung: Grade der Achtsamkeit

Wenn Sie Ihre Achtsamkeit durch Meditation entwickeln, stellen Sie fest, dass sie verschiedene Grade hat. Sie erkennen, dass Ihre normale Achtsamkeit nicht von der für Weisheit notwendigen Klarheit ist – zu wenig Schärfe, zu wenig Kraft. Mit fortschreitender Übung nehmen diese zugespitzte Qualität und die Kraft zu. Damit meine ich, dass Ihre Aufmerksamkeit jetzt bei sehr subtilen Dingen verweilen kann und die Achtsamkeit sehr hell und klar ist. Und je weiter Sie Ihre Meditation vertiefen, desto kraftvoller, lenkbarer und zugespitzter wird die Achtsamkeit.

Es kommt vor, dass Ihnen bei der Meditation das Objekt Ihres Gewahrseins entgleitet, zum Beispiel der Atem. Hier ist wahrscheinlich der Atem sehr fein, sehr subtil geworden, und die Achtsamkeit kann ihm nicht folgen, weil sie noch zu grob ist. Sie hat also mit der Entwicklung des Atems nicht Schritt gehalten. Gehen Sie in solch einem Fall auf die vorherige Stufe zurück. So etwas kann überall vorkommen, am häufigsten ist es aber bei der vollen anhaltenden Aufmerksamkeit auf den Atem (Stadium vier).

Es kann auch sein, dass der Atem verschwindet und ein Nimitta auftaucht, Sie aber nicht in der Lage sind, es zu halten. Den Grad der Verfeinerung, den Ihre Achtsamkeit dazu benötigen würde, haben Sie einfach noch nicht erreicht. Gehen Sie also auf die Stufe vor dem Auftauchen des Nimitta zurück, das heißt auf das volle Gewahrsein des schönen Atems; das ist ein noch etwas gröberer Meditationsgegenstand als ein Nimitta, und hier hat die Achtsamkeit eine Chance, genügend Kraft zu entwickeln. Wenn Ihre Achtsamkeit das Entwicklungspotenzial der fünften Stufe ausgeschöpft hat, kann sie mit einem Nimitta umgehen. Mit fortschreitender Entwicklung wird die Achtsamkeit schließlich in der Lage sein, selbst bei allersubtilsten Gegenständen zu verweilen. Erst müssen Sie aber lernen, wie man die Aufmerksamkeit bei gröberen Meditationsobjekten hält. Auf jeder nächsthöheren Stufe erfährt die Achtsamkeit eine Verfeinerung und wird sehr viel geschmeidiger und schärfer, als sie auf der vorigen war. Die Achtsamkeit, die man für ein Nimitta braucht, entspricht dem Können, über das ein Chirurg für eine Gehirnoperation verfügen muss, und die Achtsamkeit, die dem Atem zu folgen vermag, entspricht dem Können, das man zum Kartoffelschälen braucht. Die subtile Stufe benötigt einen ganz anderen Grad der Verfeinerung. Wenn Sie Kartoffeln schälen können und als Nächstes gleich zu Gehirnoperationen schreiten, werden Sie einiges Unheil anrichten. Und wenn Sie zu früh vom Atem zum Nimitta übergehen, werden Sie damit auch nicht zurechtkommen, Sie werden es verlieren.

Gehen Sie lieber den Weg der Entwicklung, und Sie werden die unerschütterliche Achtsamkeit erleben, die vollkommen klar und sehr fein zugespitzt gänzlich bei einer Sache bleiben kann. Nach den Worten des Buddha erreicht das mit dem vierten Jhāna seinen Höhepunkt. Das ist der Gipfel der Achtsamkeit, auf dem Sie vollkommene Gleichmut erfahren. Sie sind vollkommen gewahr und ohne jede Regung. Die volle Kraftentfaltung der Achtsamkeit ist erreicht. Auf dieser Höhe der Achtsamkeit wissen Sie aus eigener Anschauung, dass es vollkommen unmöglich ist, ohne Jhāna Erleuchtung zu finden. Ohne unerschütterliche Achtsamkeit kann man nicht zu tiefer Einsicht kommen. Die eigene Erfahrung sagt Ihnen jetzt, wie weit Achtsamkeit gehen kann, und welche Stufe Sie erreicht haben müssen, um Erleuchtung zu finden.

Sie sehen also: Achtsamkeit im täglichen Leben ist nicht dasselbe wie Achtsamkeit in tiefer Meditation. Achtsamkeit ist von unterschiedlicher Stärke, Zuspitzung und Durchdringungskraft – wie es stumpfe und scharfe Messer, Kartoffelschälmesser und chirurgische Skalpelle gibt.

Lassen Sie Ihre Achtsamkeit also scharf und stark werden, sodass Sie mit ihr tief in die Natur Ihres Geistes vordringen und seine kostbaren Schätze zutage fördern können: die Vergänglichkeit *(Anicca)*, das Leiden *(Dukkha)* und das Nichtvorhandensein eines Ich *(Anattā)*. Manch einer ist nicht einverstanden, wenn ich diese Dinge als Schätze bezeichne. Wie kann Leiden ein Schatz sein? Wie können Vergänglichkeit und Nicht-Ich Schätze sein? Sie sind auf etwas aus, das sie als großartig und erhebend erleben – Schönheit, Transzendenz, kosmisches Bewusstsein, die Essenz des Seins. Aber genau deshalb finden sie die wirklichen Schätze nicht. Sie wissen nicht, wonach sie Ausschau halten müssen.

6 Abwechslung hält die Meditation frisch

In diesem Kapitel stelle ich Ihnen drei weitere Formen der Meditation vor: Güte, die Dinge sein lassen, wie sie sind, und die Meditation im Gehen. Grundsätzlich gehen Sie hier genauso vor wie bei der Atemmeditation. Der Hauptunterschied liegt in dem Gegenstand, auf den Sie Ihre Aufmerksamkeit richten. Sie werden diese Methoden als hilfreich erleben, weil sie Abwechslung in Ihre Meditationspraxis bringen. Wenn Sie auf einer einzigen Meditationsform »herumreiten«, kann sie Ihnen so langweilig werden, dass Sie in einen dumpfen Zustand abgleiten und schließlich alles Interesse verlieren und aufgeben. Sie sollen sich bei Ihrer Meditation auch wohlfühlen, denn das hält nicht nur die Achtsamkeit bei ihrem Gegenstand, sondern macht auch den »Unterhaltungswert« der Meditation aus, der Sie immer wieder zu ihr zurückkehren lässt. Das Motto der körperlichen Fitness mag »ohne Schweiß kein Preis« lauten, aber bei der Meditation heißt es »ohne Freude keine Achtsamkeit«.

Die Güte-Meditation

Das mit »Güte« übersetzte Wort, das der Buddha gebrauchte, lautet *Mettā*. Es bezeichnet einen inneren Zustand, jenes Wohlwollen, aus dem heraus wir einem anderen Glück wünschen oder Fehltritte verzeihen können. Für mich kommt Mettā am besten in diesen Worten zum Ausdruck: »Die Tür meines Herzens steht dir für immer weit offen, wer du auch sein und was du auch getan haben magst.« Mettā ist Liebe ohne ein Ich; sie geht aus Inspiration hervor, sie erwartet keine Gegengabe, sie stellt keine Bedingungen. Der Buddha verglich Mettā mit der Liebe einer Mutter zu ihrem Kind (SN 149). Eine Mutter ist vielleicht nicht immer einverstanden mit ihrem Kind oder dem, was es tut, aber sie wird immer für es da sein und ihm nichts als Glück wünschen. Von dieser offenen, nicht unterscheidenden und befreienden Güte ist Mettā.

Bei der Mettā-Meditation sammeln Sie Ihre Aufmerksamkeit auf das Gefühl der Güte und lassen diese wohlige Regung anwachsen, bis Sie ganz davon ausgefüllt sind. Man geht dabei ähnlich vor wie beim Anfachen eines Lagerfeuers: Sie fangen mit Papier oder irgendetwas leicht Entflammbarem an, dann legen Sie Zunder, dürre Zweige oder Holzspäne darauf. Hat dieses Material ordentlich Feuer gefangen, können Sie dickere Zweige und schließlich Äste und Scheite in die Flammen legen. Brennt das Feuer einmal lodernd und mit viel Glut, können Sie sogar nass gewordenes oder frisches Holz auflegen, ohne die Glut zu ersticken.

So ist Mettā wie ein Wärme abstrahlendes Feuer in Ihrem Herzen. Rechnen Sie aber nicht damit, dass Sie dieses Feuer in Gang bekommen, wenn Sie gleich mit schwierigen Objekten anfangen. Das ist so, als würden Sie ein Streichholz an ein dickes Holzscheit halten: Es wird nicht Feuer fangen. Im ersten Stadium dieser Meditation lassen Sie Mettā nicht gleich sich selbst oder einem Feind zukommen, denn das kann sich als schwierig erweisen; wählen Sie etwas oder jemanden, dem Ihre Güte ohne Mühe zuströmt.

Zur Vorbereitung auf die Mettā-Meditation verschaffe ich meiner Achtsamkeit erst einmal einen festen Stand im gegenwärtigen Augenblick und übe die erste Stufe der in Kapitel 1 beschriebenen Meditationsmethode. Dann leite ich die Mettā-Meditation mit der Vorstellung eines ganz jungen

Kätzchens ein. Ich mag Katzen, vor allem junge Katzen, und solch ein vorgestelltes Kätzchen ist für Mettā ungefähr das gleiche wie Gas für eine Flamme. Ich brauche nur an mein Kätzchen zu denken, schon lodert mein Herz von Mettā. Ich visualisiere weiterhin meinen imaginären Freund und stelle mir vor, dass er ausgesetzt wurde und Hunger hat und total verängstigt ist. In seinem noch so jungen Leben hat er nichts als Verwahrlosung, Gewalt und Einsamkeit erlebt. Ich sehe die hervorstehenden Knochen an seinem ausgezehrten Körper, das schmutzige und stellenweise blutverkrustete Fell, das ganze Entsetzen, in dem dieses Tierchen erstarrt ist. Ich mache mir klar, dass niemand sich um dieses schutzlose kleine Wesen kümmern wird, wenn ich es nicht tue, und dass es dann einfach einen einsamen, furchtbaren Tod sterben wird. Ich fühle diesen ganzen Schmerz in all seiner Vielfalt, und aus meinem Herzen ergießt sich eine Flut von Mitgefühl. Ja, ich werde mich um dieses Kätzchen kümmern. Ich werde es beschützen und füttern. Ich stelle mir den Blick tief in seine verängstigten Augen vor und versuche diese Angst mit der Mettā, die in meinem Blick strömt, aufzulösen. Sehr langsam und ohne den Augenkontakt zu lösen strecke ich behutsam die Hände aus. Dann nehme ich das kleine Wesen sanft hoch und berge es an meiner Brust. Langsam geht meine Körperwärme auf das fröstelnde Tier über, ich spüre, wie seine Furcht in der sanften Umarmung vergeht und wie es Zutrauen fasst. Ich spreche mein Kätzchen an: »Du brauchst dich nie wieder so einsam zu fühlen, kleiner Kerl, du musst nie wieder solche Angst haben. Ich werde mich von jetzt an immer um dich kümmern als dein Beschützer und Freund. Ich hab dich lieb, mein Kätzchen. Wo du auch hingehst, und was du auch tun magst, meinem Herzen bist du immer willkommen. Meine grenzenlose Liebe und Güte sind dir allezeit sicher.« Ich fühle, wie mein Kätzchen warm wird und sich löst und schließlich zu schnurren beginnt.

Das ist in Umrissen der Beginn meiner Mettā-Meditation. Ich nehme mir im Allgemeinen viel mehr Zeit dafür. Ich nutze mein Vorstellungsvermögen und das innere Sprechen, um mir ein geistiges Bild zu malen, eine Szene, in der Mettā aufflammen kann. Am Ende dieser Übung, die Augen immer noch geschlossen, sammle ich die Aufmerksamkeit auf meine Herzgegend und fühle die ersten warmen Wellen von Liebe und Freundlichkeit.

Mein Kätzchen ist also wie das Papier, mit dem Sie Ihr Lagerfeuer entfachen. Wenn Sie kleine Katzen nicht mögen, wählen Sie etwas anderes, einen jungen Hund oder ein Baby zum Beispiel. Wählen Sie als erstes Objekt der Mettā aber auf jeden Fall etwas Imaginäres, kein reales Wesen Ihrer Erfahrungswelt. Sie können ein Kätzchen oder einen Welpen oder ein Baby genau so gestalten, wie Sie möchten. Sie haben einfach mehr Freiraum für Mettā, wenn Sie ein Fantasiewesen und keines aus der realen Welt vor Augen haben. Mein vorgestelltes Kätzchen schnurrt genau zur richtigen Zeit und verrichtet seine Geschäftchen nicht auf meinem Schoß. Wenn Sie Ihr erstes Mettā-Objekt gewählt haben, lassen Sie Ihre Fantasie eine Geschichte um dieses Wesen spinnen, die Sie zu liebevoller Zuwendung bewegt. Mit einiger Übung entwickeln Sie diesen Ansatz zu einem zuverlässigen und erfreulichen Einstieg in die Mettā-Meditation.

Vor einigen Jahren beklagte sich eine Schülerin bei mir, sie finde mit dieser Methode überhaupt keinen Zugang zur Mettā-Meditation. Kleine Tiere, vor allem Kätzchen, die ständig nur Unsinn im Kopf haben, waren ihr nur lästig und greinende Babys, denen ständig die Windeln gewechselt werden müssen, erst recht. Sie hatte einen schweren »Mettā-Block«, wie ich das heute nenne. Dann erzählte sie aber von Topfpflanzen, die sie in ihrer Wohnung in Sydney hatte. Deshalb schlug ich ihr vor, eine dieser Pflanzen als ihr erstes Mettā-Objekt zu wählen. Sie stellte sich ein ganz zartes kleines Pflänzchen vor, so empfindlich, dass es ihre ganze Zuwendung, Fürsorge und Liebe brauchte, um überleben zu können. Sie wandte ihren Mutterinstinkt voll und ganz diesem pflegebedürftigen Topfpflänzchen zu und versorgte es in ihrer Fantasie liebevoll, bis es schließlich eine Knospe öffnete und ihr all die Güte mit einer wunderschönen duftenden Blüte vergalt. Diese Methode schlug wirklich an bei ihr, und zum ersten Mal gelang ihr die Mettā-Meditation. Später erzählte sie mir, es sei bei diesem Retreat die einzige Meditationsrunde gewesen, bei der sie nicht darauf gewartet hatte, dass ich endlich abläuten würde.

Wenn das erste kleine Mettā-Feuer brennt, setzen Sie an die Stelle Ihres Fantasiewesens einen realen Menschen, jemanden, dem Sie innerlich sehr nahe stehen, etwa ihren Partner, eine besonders liebe Verwandte oder Ihren allerbesten Freund. Es soll jemand sein, dem Sie mühelos Liebe und Freundlichkeit entgegenbringen können. Diese Person steht in unserem Lagerfeuer-Bild für die ersten dürren Zweige oder den Zunder, den Sie auf das brennende Papier legen. Malen Sie auch diese Vorstellung so lebendig wie möglich aus, auch mit innerlich gesprochenen Worten. Dieser Mensch braucht Ihre Freundschaft und Liebe. Seine Gefühle sind verletzlich, die Misserfolge und Enttäuschungen des Lebens gehen nicht an ihm vorbei: Sprechen Sie innerlich zum Beispiel diese Worte: »Liebste Freundin, ich wünsche dir von ganzem Herzen Glück. Möge dein Körper frei von Schmerzen sein und dein Geist Frieden finden. Ich schenke dir meine Liebe ohne jede Bedingung. Ich werde immer für dich da sein. Du hast immer einen Platz in meinem Herzen, mir liegt sehr viel an dir.« Aber wählen Sie ruhig Ihre ganz eigenen Worte. Wählen Sie Ihre Worte so, dass sie ein warmes Strömen von Mettā in Ihrem Herzen bewirken. Und jetzt bleiben Sie bei dieser Person, sehen Sie sie unmittelbar vor sich, bis Metta hell und stetig um sie ist. Richten Sie Ihre Aufmerksamkeit dann kurz auf die Herzgegend Ihres Körpers, um die körperliche Empfindung von Mettā deutlich zu spüren. Herrlich, nicht wahr?

Jetzt lösen Sie sich vom Bild dieser Person, und setzen Sie jemand anderen aus Ihrem engeren Kreis an die Stelle, den Sie wieder durch innerlich gesprochene Worte mit dem Gefühl von Mettā umgeben: »Mögest du in Glück leben ...« In unserem Feuer-Gleichnis legen Sie damit Äste und Scheite auf.

Sehen Sie zu, ob Sie sich Mettā als ein goldenes Strahlen vorstellen können, das von einer wunderschönen weißen Lotosblüte in der Mitte Ihres Herzens ausgeht. Lassen Sie dieses Strahlen der Liebe und Freundlichkeit immer mehr in alle Richtungen gehen und immer mehr Lebewesen einschließen, bis es grenzenlos wird und alles erfüllt, was Sie sich nur vorstellen können. »Mögen alle Wesen nah und fern, groß oder klein, glücklich und in Frieden sein ...« Tauchen Sie das ganze Universum in die Wärme dieses goldenen Lichts der Güte, und verweilen Sie eine Zeit lang so.

Unser Lagerfeuer lodert jetzt brausend und ist so heiß, dass es auch feuchtes Holz in Brand setzen kann. Denken Sie an jemanden, dem Sie ganz und gar nicht wohl gesonnen sind; visualisieren Sie jemanden, der Sie furchtbar gekränkt hat. Sie werden mit einigem Erstaunen wahrnehmen, dass Mettā jetzt stark genug ist, um diesem Menschen zu verzeihen und die heilende Glut der Güte auch mit ihm zu teilen: »Freund, wenn ich dir heimzahle, was du mir angetan hast, hilft das keinem von uns, deshalb wünsche ich dir lieber alles Gute. Ich wünsche dir aufrichtig Freiheit von den Schmerzen der Vergangenheit und Freude in allem Zukünftigen. Möge die Schönheit dieser bedingungslosen Liebe und Freundlichkeit auch dich erreichen und dir Glück und Zufriedenheit bringen.« Wenn das Mettā-Feuer wirklich brennt, kann ihm nichts mehr widerstehen. Und jetzt gibt es noch ein dickes Stück durchnässtes Holz, das in dieses Feuer muss: Sie.

Den meisten Meditierenden fällt es nämlich besonders schwer, sich selbst Mettā zu schenken. Stellen Sie sich vor, Sie blickten in einen Spiegel. Sagen Sie sich innerlich und ganz im Ernst: »Ich wünsche mir alles Gute. Ich mache mir selbst das Geschenk des Glücks. So lange war mein Herz mir selbst verschlossen – jetzt öffne ich die Tür. Was auch immer ich je getan haben mag oder noch tun werde, meine eigene Liebe und meine Selbstachtung werden mir immer offenstehen. Ich verzeihe mir ohne jeden Vorbehalt. Komm nach Hause. Ich schenke mir jetzt die Liebe, die nicht urteilt. Dieses verletzliche Wesen namens Ich liegt mir am Herzen. Ich umfange mich in allem, was ich bin, mit der liebevollen Güte der Mettā.« Erspüren Sie Ihre eigenen Worte, mit der Sie die Wärme dieser Güte tief in sich eindringen lassen können, bis an die Stelle tiefster Verunsicherung. Lassen Sie allen Widerstand davon abschmelzen, bis Sie diese grenzenlose Liebe und Güte wirklich sind und sich annehmen wie eine Mutter ihr Kind.

Nehmen Sie sich am Ende Ihrer Mettā-Meditation ein, zwei Minuten Zeit, um sich zu vergegenwärtigen, wie sie sich innerlich fühlen. Wie wirkt diese Meditation auf Sie? Mettā-Meditation kann himmlische Glücksgefühle hervorbringen.

Machen Sie Ihre Meditation ganz rund, und stellen Sie sich Mettā noch einmal als das goldene Strahlen des weißen Lotos in ihrem Herzen vor. Visualisieren Sie, wie das goldene Strahlen in die Blüte zurückgezogen wird und nur die Wärme zurückbleibt. Wenn das goldene Strahlen eine weiß glühende Energiekugel im Zentrum des Lotos geworden ist, lassen Sie die Blütenblätter sich um diese Mettā-Energie schließen und den Keim der Güte so in Ihrem Herzen bergen, dass er bei der nächsten Mettā-Meditation wieder sprießen kann. Öffnen Sie die Augen, und stehen Sie langsam auf.

Ein sanfteres Gemüt

Mettā-Meditation nimmt dem Geist alle Härte und Schärfe, sie macht ihn fürsorglicher, wohlwollender, bereiter zu akzeptieren. Sie werden selbstloser, kümmern sich immer weniger um Ihre eigenen Bedürfnisse und neigen mehr zu friedfertigem Austausch mit anderen. Die Regung oder innere Verfassung, die wir Mettā nennen, fühlt sich köstlich und rein an. Üben Sie öfters, und Mettā wird in Ihrem Herzen lebendig bleiben. Sie werden ein mitfühlender Mensch, und Ihre Freundlichkeit ist allen ringsum und Ihnen selbst eine reine Freude.

Mettā erlaubt Ihnen, andere anzunehmen, wie sie sind. Den meisten Menschen fällt das sehr schwer, weil sie immer etwas auszusetzen finden. Sie sehen nur einen Teil des Ganzen, den verbesserungsbedürftigen Teil, und akzeptieren ihn einfach nicht. Güte dagegen nimmt die Dinge in ihrer Gesamtheit an, wie sie sind. Mettā-Meditation führt dazu, dass Sie an anderen und sich selbst immer weniger die Fehler wahrnehmen und so mit allem einverstanden sind, wie es nun einmal ist. Wer die Schönheit in etwas erkennen und über die Makel hinwegsehen kann, hat darin eine mächtige Stütze für alle Formen der Meditation. Um beispielsweise Ihre Aufmerksamkeit beim gegenwärtigen Augenblick halten zu können, müssen Sie die Dinge so nehmen, wie sie jetzt sind, ohne Kritik. Wenn Sie es nicht lassen können, am gegenwärtigen Augenblick etwas zu beanstanden, wird er Ihnen entgleiten.

Die Mettā-Meditation lässt sich mit der Atemmeditation kombinieren. Wenn Sie zur dritten Stufe kommen, dem Atem-Gewahrsein, folgen Sie Ihrem Atem mit dieser liebevollen Freundlichkeit. Sie denken dabei etwas in dieser Art: »Atem, mein Herz steht dir offen, ganz egal, wie du gerade bist oder dich anfühlst.« Bald werden Sie mit Mitgefühl auf Ihren Atem blicken und nichts mehr an ihm auszusetzen finden. Sie fügen Mettā zum Gewahrsein hinzu, und das befreit Sie von Erwartungen, da der Atem Ihnen jetzt ganz in Ordnung erscheint. In dieser grundlegenden Freundlichkeit empfinden Sie eine herzliche Zuneigung zu Ihrem Atem, die jedes Einatmen und jedes Ausatmen mit Freude erfüllt. Es wird ein solches Vergnügen, Ihren Atem zu verfolgen, dass Sie im Nu das fünfte Stadium erreichen, den schönen Atem.

Mit Mettā ins Jhāna

Jhānas sind Gefühlshöhepunkte und nicht intellektuelle Spitzenleistungen. Jhāna erschließt sich nicht Ihrem Denken, sondern Ihrem Fühlen. Deshalb müssen Sie mit Ihrer emotionalen Welt vertraut sein, so weit zumindest, dass Sie sich ihr ohne Kontrolle anvertrauen können. Das könnte erklären, weshalb Frauen leichter in den Jhāna-Zustand kommen als Männer. Mettā-Meditation ist ein Training, das uns ein entspannteres Verhältnis zur Macht der Gefühle erlaubt. Es kann sein, dass Ihnen bei der Mettā-Meditation Tränen kommen oder Sie sogar eine ganze Zeit lang weinen müssen. Lassen Sie das einfach zu, wenn es kommt. Auf dem Weg zum Nibbāna müssen wir alle lernen, unsere reinsten Gefühle in ihrer ganzen Kraft zu leben – und die Jhānas sind die reinsten aller Gefühle.

Sie können Mettā direkt in den Jhāna-Zustand übergehen lassen. Wenn Sie den oben geschilderten Zustand erreicht haben und die grenzenlose goldene Wärme der Güte ins gesamte Universum ausstrahlen, sodass alle Lebewesen in Ihrer grenzenlosen Liebe gebadet sind, schließen Sie den nächsten Schritt an. Vergessen Sie alle Lebewesen, und denken Sie auch nicht mehr daran, wo die Kraft herkommt. Sammeln Sie sich vollkommen auf die Erfahrung von Mettā selbst. Das geschieht manchmal von selbst, ohne dass Sie es bewusst anbahnen. Das Meditationsobjekt vereinfacht sich, es ist nicht mehr notwendig, andere Wesen gegenwärtig zu haben. Es bleibt in Ihrem Geist nur das, was ich »körperlose Mettā«

nenne, ähnlich dem körperlosen Grinsen der Grinsekatze, von dem schon im zweiten Kapitel die Rede war. Sie erleben das als eine Sphäre prachtvollen goldenen Lichts vor dem inneren Auge. Es handelt sich um ein Nimitta, das Mettā-Nimitta.

Ein durch Mettā-Meditation erzeugtes Nimitta ist unglaublich schön, aber nicht unbedingt sehr stabil. Begeisterung kann hier zum Problem werden. Es ist aber derart verlockend, dass Sie einfach bei diesem intensiven Glücksgefühl bleiben möchten. Deshalb wird das strahlend goldene Mettā-Nimitta nach kurzer Zeit still, und Sie treten in den Jhāna-Zustand ein.

Nach tiefem Samādhi Mettā aussenden

Vor vielen Jahren in meinem Kloster in Perth waren wir einmal mitten in der Rezitation, die dem Aussenden von Mettā in die Welt dient. Diese Rezitation dauert nur fünf Minuten. Ich hatte vorher sehr tief meditiert, und vom Beginn der Meditation an war mein Geist so tief in Mettā eingetaucht, dass ich mich an der Intonation der Worte nicht beteiligen konnte. Mettā entströmte mir in unermesslicher Fülle in alle Richtungen, und ich überließ mich dem einfach. Mein Geist war durch die vorangehende Meditation so weich und formbar geworden, dass die Worte des Buddha über das Aussenden der Güte eine nicht einzudämmende Flut von Mettā auslöste.

Erlebnissen dieser Art entnahm ich, dass man sich am besten erst einmal im Samādhi schult, um dann aus dieser aufmerksamen Stille heraus mit umso größerer Kraft Mettā auszusenden. Im Samādhi-Zustand können Sie jeden, wo er sich auch befinden mag, mit Power-Mettā »anzappen«. Am Ende der Meditationskurse, die ich leite, fordere ich meine Schüler auf, es auszuprobieren. Am Ende einer Meditationswoche sind viele Teilnehmer von erstaunlicher geistiger Klarheit und Kraft. Wenn ich die Mettā-Meditation einleite und das

Gefühl habe, dass genügend geistige Kraft aufgebaut wurde, mache ich den Vorschlag, dass sie diese Power-Mettā auf abwesende Freunde richten, bevorzugt auf solche, die gerade sehr weit entfernt sind. Ich notiere die Uhrzeit. Am Ende der Meditation teile ich die notierte Zeit mit und trage den Teilnehmern auf, zu diesen Freunden später Kontakt aufzunehmen und sich zu erkundigen, was sie zu diesem Zeitpunkt gerade getan und wie sie sich gefühlt hatten. In den folgenden Tagen erhalte ich dann aufgeregte Anrufe mit der Mitteilung: »Es hat funktioniert!« Mettā, die Sie über den Samādhi-Verstärker aussenden, wird empfangen. Probieren Sie es aus.

Die Dinge sein lassen, wie sie sind

Manchmal wähle ich mir am Beginn der Meditation nicht gleich einen Gegenstand wie Mettā oder den Atem, sondern betrachte einfach meinen Geist und komme zu dem Schluss, dass ihm im Augenblick am besten gedient ist, wenn ich es einfach gut sein lasse. Im Grunde ist das nichts anderes als die zweite Stufe der Atem-Meditation – stilles Gewahrsein des gegenwärtigen Augenblicks. Still muss es sein, denn die Dinge sein zu lassen, wie sie sind, heißt ja, dass Sie weder Aufträge erteilen noch Beschwerden vorbringen; es gibt nichts zu besprechen. Dieses Gut-sein-Lassen ereignet sich im gegenwärtigen Augenblick. Die Dinge werden Ihnen bewusst, wie sie eben jetzt erscheinen, und Sie lassen alle herein und entweder bleiben oder wieder gehen, wann es ihnen beliebt. Es ist, als säßen Sie in einem Zimmer und würden keinerlei Auswahl treffen, wer eintreten darf und wer nicht und wie lange ein jeder bleiben kann. Selbst wenn es sich um erschreckende Dämonen handelt, sie dürfen herein und Platz nehmen. Es macht Ihnen nichts aus. Und sollte der Buddha in seiner ganzen Herrlichkeit eintreten, würden Sie ebenfalls einfach so dasitzen, völlig ungerührt. »Komm nur herein, wenn du möchtest.« »Du kannst jederzeit gehen.« Alles, was Ihnen in den Sinn kommt, sei es schön oder unschön, lassen Sie einfach so sein, wie es ist, ohne in irgendeiner Weise darauf zu reagieren. Sie betrachten das alles gelassen und üben das stille Gewahrsein im gegenwärtigen Augenblick. Das ist die Meditation des Sein-Lassens.

Das Garten-Gleichnis

Wer einen Garten besitzt, wird manche Stunde darin zu tun haben. Aber ein Garten soll natürlich nicht nur Arbeit machen, man muss sich auch einfach an ihm freuen können. Ich sage auch meinen Schülern gern, sie sollten so oft wie möglich einfach in ihrem Garten sitzen und nur seine Schönheit genießen.

Schüler, die es noch nicht sehr weit gebracht haben, bilden sich ein, sie müssten erst mähen, die Sträucher schneiden, die Blumenbeete gießen, Laub rechen und überhaupt den ganzen Garten tipptopp in Ordnung bringen, bevor sie sich hinsetzen und ihn genießen dürfen.

Bei mittelmäßigen Schülern kann das Problem eher darin liegen, dass sie gar nichts tun. Sie sitzen da und grübeln: »Es müsste gemäht werden, und die Sträucher gehören zurückgeschnitten. Die Blumen lassen die Köpfe hängen, Laub wäre zu rechen, der Hartriegel würde da drüben besser aussehen« und so weiter. Sie denken immer nur darüber nach, wie der perfekte Garten aussehen würde, aber sie können sich nicht einfach an ihm freuen. Sie finden keinen Frieden.

Schüler der dritten Art sind die, die weise meditieren. Sie haben viel im Garten getan, und jetzt ist es Zeit auszuruhen. Sie sagen sich: »Der Rasen könnte noch gemäht werden, die Hecke könnte man noch schneiden und das Laub zusammenrechen, aber es reicht. Der Garten ist schön, wie er jetzt ist.« Sie finden Ruhe und Frieden und machen sich nichts daraus, dass nicht alles fertig ist.

So ist auch die Meditation des Sein-Lassens. Sie müssen nicht alles perfekt in Ordnung oder bewältigt haben, bevor Sie die Dinge sein lassen können, wie sie sind. Das Leben ist nie vollkommen, die Aufgaben sind nie endgültig erledigt. Es gut sein lassen verlangt den Mut, in allem Unvollkommenen still dazusitzen und den Geist auszuruhen.

Die Kraft des Lassens

Diese Meditation kann ihre ganz eigene Kraft entwickeln. Wenn Ihre Atem- oder Mettā-Meditation oder irgendeine andere Form der Meditation nicht gut läuft, ist es oft so, dass sie nicht auf sicherem Boden steht. Machen Sie dann die Meditation des Sein-Lassens. Setzen Sie sich »in den Garten«, und lassen Sie alles gut sein, wie es gerade ist. Was auch geschieht: gut so. Egal, was Sie erleben, es darf so sein – keine Vorlieben, keine Wahl, kein Gut oder Schlecht, keine Diskussion, kein Kommentar. Lassen Sie es einfach gut sein. Ein klein wenig inneres Sprechen mag erlaubt sein, aber allenfalls über »sein lassen«. Seien Sie ganz in dem, was gerade ist. Gedanken über das Meditationsthema sind erlaubt, aber sonst nichts. So wird sich diese Meditation dem stillen Gewahrsein des gegenwärtigen Augenblicks annähern.

Wenn ich irgendwelche Schmerzen habe – Kopfweh, Bauchweh oder Ähnliches – oder die Mücken mich plagen, sage ich mir: »Lass es einfach gut sein.« Ich diskutiere nicht damit, ich gräme mich nicht darüber. Ich verfolge einfach diese Körperempfindung, wenn die Mücke ihren Saugrüssel in meine Haut bohrt und dann dieses Jucken einsetzt. »Lass es einfach so sein.« Wenn Sie nachts im Bett liegen und nicht einschlafen können: »Lass es so sein.« Oder wenn Schmerzen da sind, die nicht weichen wollen: »Lass es so sein.« Bleiben Sie ganz nah daran. Versuchen Sie nicht wegzulaufen. Wenn Dämonen eindringen, werfen Sie sie nicht hinaus und laden Sie sie nicht zum Bleiben ein. Sie lassen sie einfach sein, wie und wo sie sind. Sein lassen ist die Übung des Gleichmuts.

Meditation im Gehen

Im Gehen zu Meditieren ist wunderbar, vor allem am frühen Morgen. Wenn man sehr früh aufsteht und es nicht gewohnt ist, muss man damit rechnen, ziemlich müde und geistig nicht auf der Höhe zu sein. Der Vorteil der Meditation im Gehen besteht darin, dass man dabei nicht einnicken kann. Wenn Sie also müde sind, meditieren Sie einfach im Gehen. Ein gewisses Maß an Energie wird dabei doch freigesetzt, und Sie kommen in einen Zustand inneren Friedens.

Der Buddha pries diese Form der Meditation und praktizierte sie selbst. Wenn Sie die Suttas (die zum sogenannten Pāli-Kanon zusammengefassten Lehrreden des Buddha) lesen, werden Sie dort beschrieben finden, dass der Buddha meist die frühen Morgenstunden für die Meditation im Gehen wählte.

Viele Mönche und Nonnen haben auf dem Weg der Meditation im Gehen Erleuchtung gefunden. Diese Meditation führt sehr direkt in einen Zustand der inneren Ruhe und Einsicht (wenn auch nicht bis zum Jhāna). Für etliche Mönche, die ich in Thailand kenne, ist die Meditation im Gehen die Hauptpraxis. Sie meditieren sehr wenig im Sitzen. Dafür gehen sie umso mehr, und viele kommen dabei zu höchst profunden Einsichten.

Diese Meditationsform eignet sich natürlich ganz besonders für Menschen, denen langes Sitzen körperliche Beschwerden bereitet. Wenn Sie das Sitzen als zu schmerzhaft empfinden, könnte die Meditation im Gehen eine gute Alternative für Sie sein.

Diese Meditationsform ist gewiss keine Praxis »zweiter Klasse«. Wenn Sie also am liebsten hauptsächlich so meditieren würden, dann tun Sie es ruhig. Natürlich müssen Sie es richtig machen und Sorgfalt walten lassen. Vielleicht finden Sie das Glück der Gelassenheit im Auf-und-ab-Gehen.

Die Grundtechnik der Meditation im Gehen

Suchen Sie sich eine hindernisfreie Stelle, wo Sie zwanzig bis dreißig Schritte in gerader Linie gehen können. Das kann ein langer Flur im Haus, ein Gartenweg oder einfach eine Rasenfläche sein. Nehmen Sie das, was sich bietet, auch wenn es nicht ganz für zwanzig Schritte reicht. Wenn es Ihnen nicht unangenehm ist, gehen Sie ohne Schuhe, um den Kontakt mit dem Boden besser zu spüren.

Stellen Sie sich an das eine Ende Ihres Meditationspfades. Sammeln Sie sich. Entspannen Sie den Körper, und beginnen Sie zu gehen. Gehen Sie in einem für Sie natürlichen Tempo auf und ab. Verschränken Sie dabei die Hände locker vor dem Körper, und richten Sie den Blick entspannt etwa zwei Meter vor sich auf den Boden. Lassen Sie den Blick nicht schweifen. Damit würden Sie bei dieser Meditation nur Zeit verschwenden, weil es Sie ablenkt.

Auch hier spielen die Stadien der Meditation eine Rolle

Auch diese Meditation entwickelt sich über die in Kapitel 1 und 2 beschriebenen ersten vier Stadien, nur wird die Aufmerksamkeit hier nicht beim Atem, sondern bei den Füßen verweilen.

Zunächst geht es also um das Jetzt-Gewahrsein, die erste Stufe. Halten Sie sich an die dargestellte Technik, bis Sie in der Lage sind, einfach nur zu gehen, mühelos und ganz im Hier und Jetzt. Wenn Sie das Gefühl haben, wirklich im gegenwärtigen Augenblick angekommen zu sein, wo der Geist sich nicht mehr mit Gedanken an Vergangenheit und Zukunft beschäftigt, bemühen Sie sich um das stille Gehen im gegenwärtigen Augenblick. Lassen Sie nach und nach alle Gedanken los, wie es in der Anleitung zu dieser zweiten Stufe beschrieben wurde, bis Sie ohne inneres Sprechen gehen können. Bedienen Sie sich dazu der im ersten Kapitel vorgeschlagenen Techniken.

Wenn der innere Kommentar bis auf ein Tröpfeln versiegt ist, richten Sie Ihre Aufmerksamkeit ganz gezielt auf das Bewegungsempfinden in den Füßen und Unterschenkeln. Achten Sie darauf, dass Sie jeden Schritt klar wahrnehmen. Linkes Bein, rechtes Bein – es sollte Ihnen kein einziger Schritt entgehen. Auch am Ende Ihres Weges, wenn sie kehrt machen, achten Sie auf jeden einzelnen Schritt. Sie können sich hier an das bekannte chinesische Sprichwort halten: »Eine tausend Meilen weite Reise beginnt mit einem Schritt.« Die ganze Reise besteht tatsächlich aus einem einzigen Schritt, dem nämlich, den Sie jetzt gerade tun. Seien Sie sich also nur dieses einen Schrittes bewusst, und lassen Sie alles andere dahingestellt. Wenn Sie zehnmal hin und her gehen können, ohne dass Ihnen auch nur ein einziger Schritt entgeht, haben Sie die dritte Stufe der Meditation im Gehen bewältigt und können zur nächsten übergehen.

Spitzen Sie Ihre Aufmerksamkeit weiter zu, sodass Sie jedes Bewegungsdetail eines Schrittes wahrnehmen, von der Rollbewegung im Fuß und dem Abheben des Fußes an. Achten Sie auf den Fuß, während er sich aufwärts-, vorwärts- und wieder abwärtsbewegt, um dann wieder auf dem Boden zu stehen und das Gewicht des Körpers zu übernehmen. Es muss ein stetiges Gewahrsein werden, das nun auf den anderen Fuß übergeht und seine Bewegung ebenso lückenlos verfolgt. Bleiben Sie bis zum Ende des Weges in dieser stetigen Beobachtung, und sehen Sie zu, dass Ihnen auch beim Umdrehen kein Bewegungsdetail entgeht.

Wenn Sie in dieser Weise fünfzehn Minuten ohne Anstrengung gehen und Ihre Aufmerksamkeit ununterbrochen bei diesem Vorgang halten können, haben Sie die vierte Stufe der Meditation im Gehen erreicht, das volle anhaltende Gewahrsein des Gehens. Die Aufmerksamkeit wird jetzt so ganz und gar vom Gehen in Anspruch genommen, dass der Geist nicht mehr abzulenken ist. Wann es so weit ist, erkennen Sie daran, dass der Geist in den Samādhi oder die aufmerksame Stille eingeht und Frieden gefunden hat.

Samādhi beim Gehen

Ihre Aufmerksamkeit ist so ganz und gar auf das Gehen gesammelt, dass Sie nicht einmal mehr die Vögel hören. Sie ist leicht und in sich ruhend auf einen einzigen Gegenstand gesammelt. Sie werden das als etwas ungemein Wohltuendes erleben.

Mit wachsender Achtsamkeit werden Sie die Empfindungen des Gehens in immer mehr Einzelheiten wahrnehmen und spüren, wie viel Schönheit und Frieden darin liegt. Jeder Schritt wird ein »schöner« Schritt. Das Gehen wird so faszinierend, dass es mühelos Ihre gesamte Aufmerksamkeit bindet. Bei dieser Meditation im Gehen erleben Sie sehr viel aufmerksame Stille oder Samādhi – alles ist ruhig und in Frieden, der Geist ist völlig zufrieden und fühlt sich sehr wohl in seiner Ecke.

Ich begann nach meiner Mönchsordination in einem Tempel in Bangkok mit dieser Praxis. Ich wählte mir eine Gehstrecke und ging dann, weil das offenbar mein natürlicher

Rhythmus war, sehr langsam. (Sie müssen weder besonders schnell noch besonders langsam gehen, sondern am besten so, wie es Ihnen angenehm ist.) Ich kam bei dieser Meditation im Gehen in sehr schöne Samādhi-Zustände. Ich weiß noch, wie ich einmal darin unterbrochen wurde, weil eine wichtige Zeremonie bevorstand und mir die Zeit völlig entglitten war. Ein Mönch wurde geschickt, um mich zu holen. Er trat an mich heran und sagte: »Brahmavamso, du musst zum *Dāna* (Almosenopfer) kommen.« Mein Blick war auf eine Stelle etwa zwei Meter vor mir gerichtet, die Hände hielt ich zusammengelegt vor dem Körper. Die Stimme des Mönchs schien aus unendlicher Entfernung zu kommen, so sehr war ich in meine Meditation versunken. Der Mönch wiederholte: »Brahmavamso, du musst jetzt kommen!« Ich brauchte eine ganze Weile, um endlich den Blick zu heben und seitwärts auf diesen älteren Mönch zu richten, der mich auf sich aufmerksam zu machen versuchte. Und als mein Blick seinen traf, konnte ich nur »Was?« sagen. Erstaunlich, wie lange es dauern kann, bis man aus dem Samādhi auftaucht und wieder normal reagiert. Der Geist war so vollkommen in Ruhe und Frieden.

Ich wünsche Ihnen, dass Sie diesen Frieden bei der Meditation im Gehen auch erleben. Viele sagen schon nach dem ersten Versuch: »Das ist ja ganz erstaunlich. Wunderbar!« Alles wird so gemächlich, so friedlich. Das schlichte Beobachten der Empfindungen beim Gehen macht einen ganz ruhig. Deshalb lege ich Ihnen ans Herz, mit dieser Meditation im Gehen zu experimentieren.

Welche Meditation ist wann geeignet?

Wer die Wahl hat, hat die Qual. Sie sind jetzt über etliche Methoden der Meditation unterrichtet, aber welche nehmen Sie? Der folgende Vergleich wird die Frage beantworten.

Ein Tischlerlehrling lernt zunächst einmal den Umgang mit den verschiedenen Werkzeugen, damit er genau weiß, wozu sie zu gebrauchen sind. Der Meister, der ein Möbelstück anfertigen möchte, wird zunächst das Holz prüfen, mit dem er arbeiten möchte. Rohholz vom Lager wird er erst einmal zurechtsägen. Dann wird es gehobelt, bis keine Sägespuren mehr zu sehen sind. Jetzt werden die Werkstücke geschliffen, zuerst mit grobem, dann mit mittelfeinem und zuletzt mit feinem Schleifpapier. In das fertige Stück wird zuletzt mit einem weichen Tuch Öl oder Wachs einpoliert. So wird in den Händen des Tischlermeisters aus einem Stück Rohholz vom Trockenplatz ein Möbelstück mit herrlich glatter Oberfläche.

Manchmal kann der Tischler direkt auf bereits gehobeltes und geschliffenes Rohmaterial zurückgreifen. Er untersucht das Holz und stellt sofort fest, dass es nur noch einen leichten Schliff und dann die Endbehandlung mit Öl oder Wachs benötigt. Und selten kommt es vor, dass er mit bereits fein geschliffenem Holz arbeiten kann, das nur noch als Endbehandlung kräftig mit dem öl- oder wachsgetränkten weichen Lappen abgerieben werden muss.

Ebenso muss ein »Lehrling« der Meditation sich zunächst die verschiedenen Meditationsmethoden aneignen, bis er weiß, was man mit jeder einzelnen erreichen kann. Wenn ein Meister der Meditation sich auf die Meditation vorbereitet, wird er sich erst einmal den Geisteszustand vergegenwärtigen, mit dem er zu arbeiten hat. Wenn er vorher viel zu tun hatte, weiß er, dass er nicht gleich mit einem fein »geschliffenen« Geist rechnen kann. Dann fängt er vielleicht mit einer einfachen Meditation des Sein-Lassens an. Oder vielleicht ist der Körper steif, dann beginnt er mit einer Meditation im Gehen. Wenn der Geist nicht gar so »rau« ist, stellt er zunächst das Jetzt-Gewahrsein her, um dann zum stillen Jetzt-Gewahrsein überzugehen. Der Meister der Meditation weiß aus Erfahrung, wann der Geist zur Achtsamkeit auf den Atem oder zur Mettā-Meditation bereit ist. Er weiß auch, wann feinere Werkzeuge anzuwenden sind, etwa das volle anhaltende Gewahrsein des Atems oder des schönen Atems. Er entwickelt ein solches Können in seinem »Handwerk«, dass er genau weiß, wann er sich dem Nimitta zuwenden kann und wie er es beherzt »polieren« muss, bis der Geist in den Jhāna-Zustand eintritt. So wird ein geradewegs aus dem hektischen Büro kommender und noch grober Geist vom Meister in einen strahlend schönen, glatten und geschmeidigen Geist verwandelt.

Wenn der Meister der Meditation mit einem bereits ruhig und achtsam gewordenen Geist anfangen kann, sagt ihm ein kurzer prüfender Blick, dass er das Stillwerden und das Jetzt-Gewahrsein überspringen und sich direkt dem Atem oder der Mettā-Meditation zuwenden kann. Vielleicht befindet sich der Geist sogar in so heiterem Frieden, das der meditierende Meister ihm zumuten kann, gleich in das Gewahrsein des schönen Atems einzusteigen. In seltenen Fällen erkennt der Meister, dass sein Geist schon gänzlich gesammelt ist und genügend Kraft besitzt, um in wenigen Sekunden ein Nimitta hervorzurufen und kurz darauf ins Jhāna einzutreten.

Ein unerfahrener Tischler wird vielleicht raues Holz gleich mit dem Polierlappen behandeln wollen. Er wird dabei eine Menge Zeit verschwenden und Tücher ruinieren. Auch unerfahrene Meditierende bilden sich manchmal ein, sie könnten gleich aufs Ganze gehen. Sie nehmen gar nicht erst Notiz von ihrem »rauen« Geist, sondern versuchen gleich mit der Achtsamkeit auf den Atem anzufangen. Auch sie vergeuden Zeit und schaffen sich unnötige Probleme.

Machen Sie sich also bitte mit den verschiedenen Formen der Meditation vertraut, bis Sie wissen, wann und wie sie anzuwenden sind. Prüfen Sie vor jeder Meditation Ihre geistige Verfassung, dann werden Sie wissen, welche Meditation geeignet ist. So werden Sie ein Doktor der Meditation, der zuerst eine ordentliche Diagnose stellt und dann eine wirksame Behandlung verordnet.

7 DER SCHÖNE ATEM

Im Zentrum des Buddhismus steht die Erleuchtung des Buddha. Vor vielen Jahrhunderten erinnerte sich der nordindische Wandermönch Gautama an ein Kindheitserlebnis, bei dem ihm der Eintritt in das erste Jhāna zuteil wurde, und durch diese Erinnerung wurde ihm klar, dass Jhāna der Weg zum Erwachen ist (MN 36). Er suchte ein stilles Waldstück an einem Flussufer auf, setzte sich auf ein Graspolster unter einem schattigen Feigenbaum und meditierte. Die Methode, nach der er meditierte, heißt *Ānāpāna-sati*, »Achtsamkeit auf Ein- und Ausatmung«. Durch diese Meditation gelangte er in den Jhāna-Zustand, ging wieder daraus hervor und erlangte die Einsichten, welche die Erleuchtung ausmachen. Von da an wurde er der Buddha genannt.

Sein ganzes weiteres Leben lang lehrte der Buddha Ānāpānasati. Es war die Methode, die ihm Erleuchtung geschenkt hatte, die Meditationspraxis par excellence, und er gab sie an alle seine Schüler weiter, seien es Mönche oder Laien. Diese wichtigste aller Meditationsmethoden ist uns als Bestandteil vieler der ursprünglichen Suttas überliefert, vor allem aber im *Ānāpānasati-Sutta* der Majjhima-Sammlung (MN 118).

Nach den Worten des Buddha besteht die Ānāpānasati-Praxis aus vorbereitenden Maßnahmen und dann sechzehn Schritten der eigentlichen Praxis. Die ersten zwölf Schritte bilden die Anleitung zum Eintritt ins Jhāna, und die abschließenden vier Schritte beschreiben, was zu tun ist, wenn man wieder daraus hervorgeht.

Die Vorbereitungen

Eine ruhige Umgebung, ein bequemer Sitz

Zunächst, sagt der Buddha, sucht man sich einen Ort, an dem man nicht gestört wird, weder von Menschen noch durch Geräusche, noch von anderen Störungsquellen wie Mücken. Manche Lehrer sagen, man könne auch auf dem Marktplatz oder im Auto mitten im Verkehrsgewühl meditieren, aber diese Meditation bleibt zwangsläufig oberflächlich und führt Sie nicht zur Erleuchtung. Der Buddha sagte immer wieder, man solle sich einen ruhigen Sitzplatz suchen. Die richtig harten Burschen legen es vielleicht darauf an, im mückenverseuchten Dschungel oder mitten auf dem Tigerpfad zu meditieren; das macht einen möglicherweise abgebrüht, wird aber kaum die Leichtigkeit des Jhāna erzeugen. Der Buddha pries dagegen die Vorzüge einer angenehmen Umgebung, wie man sie etwa zwischen Obstbäumen oder in einem Park findet und wie er sie in Bodh Gaya, dem Ort seiner Erleuchtung, gefunden hatte.

Nun wählen Sie eine bequeme Sitzunterlage. Sie können auf einem Kissen sitzen oder ein Meditationsbänkchen benutzen, sogar einen Stuhl, wenn er nicht zu komfortabel ist. Für die Atemmeditation ist gerade so viel Bequemlichkeit erforderlich, wie Ihr Körper benötigt, um über längere Zeit in ein und derselben Haltung bleiben zu können. Buddhisten sitzen nicht auf Glasscherben oder Nagelbrettern. Sogar der Buddha benutzte unter dem Bodhi-Baum ein Graspolster. Sie müssen die Beine auch nicht zur vollen Lotoshaltung überkreuzen oder den Rücken wie einen Ladestock halten. Ich weiß aus Erfahrung, dass man auch in ganz »unorthodoxer« Haltung mit Gewinn meditieren kann. Die Haltung soll Ihnen vor allem kein Unbehagen bereiten, denn Sie wollen sich ja so bald wie möglich ganz vom Körper lösen.

Für die sechzehn Schritte des Ānāpānasati eignet sich am besten die Sitzhaltung, die ja auch der Buddha unter dem Bodhi-Baum einnahm. Bei der Meditation im Gehen soll Ihre Aufmerksamkeit bei den Füßen und nicht beim Atem sein. Das Gleiche gilt für die Meditation im Stehen. Wenn Sie die Atem-Meditation im Liegen machen, besteht immer die Gefahr, dass Sie einschlafen. Erlernen Sie diese Meditation am besten im Sitzen.

Achtsamkeit herstellen

Jetzt geht es darum, dass Sie »vor« sich die Achtsamkeit aufbauen. Mit »vor« meinte der Buddha nicht, dass die Achtsamkeit auf der Nasenspitze, auf der Oberlippe oder irgendwo vor den Augen sein soll. Etwas »vor« sich stellen bedeutet vielmehr, dass man es zu etwas Wichtigem macht. Diese einleitende Anweisung besagt demnach, dass Sie Achtsamkeit schaffen sollen, indem Sie ihr höchsten Wert beimessen.

Praktisch gehen Sie so vor, dass Sie die ersten beiden Stufen der Grundmethode (Kapitel 1) der Meditation anwenden, also das Jetzt-Gewahrsein und anschließend das stille Jetzt-Gewahrsein üben. Eines dürfte inzwischen klar sein: Wenn Ihre Aufmerksamkeit in die Vergangenheit oder Zukunft abschweift, können Sie nicht auf das achten, was eben jetzt geschieht. Und wenn Sie denken oder auch nur etwas vermerken, ist Ihre Aufmerksamkeit bei den Worten und nicht im reinen Erleben des Jetzt. Sind Sie jedoch schweigend und wahllos dessen gewahr, was sich eben jetzt (direkt »vor« Ihrem Geist) abspielt, so haben Sie die Höhe der Achtsamkeit erreicht, die für Ānāpānasati notwendig ist.

Deshalb möchte ich noch einmal betonen, dass viele Meditierende sich selbst Hindernisse schaffen, weil sie zu früh zum Atem übergehen und die Anleitungen zum Aufbau der Achtsamkeit nicht ausreichend beachten. Entweder gelingt es ihnen dann gar nicht, sich auf den Atem zu sammeln, oder sie umklammern ihn unter Aufbietung all ihrer Willenskraft dermaßen, dass sie ihren ohnehin bestehenden Stress noch weiter vermehren. Dieser letztere Ansatz hat der buddhistischen Atemmeditation einen schlechten Ruf eingetragen.

Die sechzehn Schritte

Erster und zweiter Schritt: Atembetrachtung und Imagination

Der Buddha sagt zwar, es gelte zuerst lange und dann kurze Atemzüge zu erfahren, aber es ist nicht nötig, dass Sie Ihren Atem kontrollieren, um dieser Anweisung gerecht zu werden. Atemkontrolle erzeugt nur Unbehagen. Beobachten Sie einfach Ihre Atemzüge so genau, dass Sie wissen, ob sie lang oder kurz sind. Die Anleitung lässt sich auch so umsetzen (obwohl das nicht eigens im Sutta beschrieben ist), dass Sie den Atem als weder lang noch kurz, sondern von irgendwie mittlerer Länge erleben.

Der Sinn dieser Anweisung ist darin zu sehen, dass die bloße Beobachtung der ein- und ausströmenden Luft am Anfang schnell langweilig werden kann. Wenn man zusätzlich die Länge der Atemzüge verfolgt, gibt es einfach mehr zu sehen. Die Achtsamkeit auf den Atem wird interessanter. Manchmal schlage ich meinen Schülern in diesem Stadium vor, einmal darauf zu achten, ob das Einatmen oder das Ausatmen länger ist. Und ist die kleine Pause zwischen Ein- und Ausatmen genauso lang wie die zwischen Ausatmen und dem nächsten Einatmen? Fühlt sich das Einatmen anders an als das Ausatmen? Das dient dem gleichen Zweck wie die Anweisung des Buddha, längere und kürzere Atemzüge zu betrachten. Die Achtsamkeit hat dadurch auf mehr Details zu achten und langweilt sich nicht so schnell.

Eine zweite Methode dieser Stufe besteht darin, dass man um die Atmung eine ansprechende Geschichte spinnt. Ich lege meinen Schülern nahe, sich gegenwärtig zu halten, dass der Sauerstoff, den wir atmen, ständig von den Pflanzen in Gärten und Wäldern nachgeliefert wird, während das von uns ausgeatmete Kohlendioxid eben diesen Pflanzen als Nahrung dient. Halten Sie sich also vor Augen, dass Sie ein kostbares Geschenk der Blumen und Bäume einatmen und ein ebenso wertvolles Geschenk an die grüne Natur ringsum ausatmen. Ihr Atmen verbindet Sie innig mit dieser ganzen lebendigen Natur. Sie können Ihren Atem leichter verfolgen, wenn Sie ihn so ganz und gar positiv sehen.

In der Tradition der thailändischen Waldmönche wird dem Atem noch ein Mantra hinzugefügt. Beim Einatmen denken Sie »Bud« und beim Ausatmen »Dho«. Das sind die beiden Silben, die im Pāli den Nominativ Singular von »Buddha« ergeben. Auch das erleichtert in diesem frühen Stadium die Achtsamkeit auf den Atem.

Dritter Schritt: Das Ganze des Atems erleben

Der dritte Schritt, auf Pāli *Sabba-kāya-patisamvedī*, ist das Erleben des gesamten Atemablaufs. Einige wenige Lehrer glauben irrtümlich, mit Kāya sei der physische Körper gemeint, und es gehe jetzt darum, die Aufmerksamkeit auf sämtliche Empfindungen im Körper zu richten. Der Buddha sagt jedoch im *Ānāpānasati-Sutta* (MN 118,24) ganz deutlich, das er den Atem als »einen bestimmten Körper (Kāya) unter den Körpern« betrachtet. Im Übrigen sind die ersten zwölf Schritte des Ānāpānasati insgesamt darauf angelegt, den Gegenstand des Gewahrseins einfacher und nicht komplexer werden zu lassen. In diesem dritten Schritt soll Ihre Achtsamkeit so beweglich werden, dass sie jede mit dem Atem einhergehende Empfindung wahrnehmen kann.

Sie nehmen das Einatmen vom ersten Anfang an wahr, wenn es aus der Stille auftaucht. Sie sehen zu, wie die Empfindung des Einatmens sich aufbaut, ihren Höhepunkt erreicht und dann wieder abflaut, bis sie schließlich ganz zum Stillstand kommt. Sie sind von solcher Klarheit, dass Sie sogar die kleine Leerstelle oder Pause zwischen diesem Einatmen und dem nachfolgenden Ausatmen wahrnehmen. Ihr Geist ist von der aufmerksamen Wachheit einer Katze vor dem Mauseloch, während Sie auf den Beginn des Ausatmens warten. Dann beobachten Sie dessen erste Regung. Sie verfolgen, wie die Empfindung sich aufbaut, von Moment zu Moment anders, bis sie ihren Gipfel erreicht und dann langsam verebbt und in ein Nichts ausläuft. Dann betrachten Sie die Pause, den Zwischenraum zwischen Ausatmen und erneutem Einatmen. Wenn Sie das Atemzug für Atemzug wiederholen, befinden Sie sich auf der dritten Stufe und erfahren den ganzen Atem.

Im klassischen indischen Epos *Mahābhārata* findet sich die Geschichte von einem Lehrer und seinen drei Schülern, die ich gern zur Illustration dieses dritten Schritts des Ānāpānasati anführe. Dieser Lehrer nutzte das Bogenschießen, um seine Schüler in der Kunst der Meditation zu unterrichten. Nach langer Lehrzeit stellte er ihnen eine Aufgabe, an der sich ihr Können erweisen sollte. Er nahm einen ausgestopften Vogel und setzte ihn in beträchtlicher Entfernung auf einen Ast an einem Baum. Nur ein äußerst geschickter Bogenschütze würde den Vogel aus dieser Entfernung mit einem Pfeil treffen können. Aber der Lehrer machte die Aufgabe praktisch unausführbar, als er sagte: »Mir geht es nicht darum, dass ihr den Vogel irgendwo am Körper trefft. Wenn ihr diese Prüfung bestehen wollt, muss euer Pfeil das Linke Auge treffen.«

Er reichte dem ersten Schüler den Bogen und einen einzigen Pfeil und sagte, er solle zuvor meditieren, seinen Geist mit dem Ziel eins werden lassen, und erst dann schießen. Der Schüler durfte sich dafür so viel Zeit nehmen, wie er wollte, musste dem Lehrer aber ein Zeichen geben, bevor er den Pfeil abschnellen ließ. Nach einer halben Stunde gab der Schüler das Zeichen. Der Meister sagte, er solle noch ein paar Sekunden warten, und fragte: »Siehst du den Vogel auf dem Baum?« Ohne sich im Geringsten in seiner Konzentration stören zu lassen, sagte der Schüler: »Ja.« Da stieß ihn der Meister beiseite, nahm ihm Pfeil und Bogen ab und sagte: »Stümper! Lerne erst einmal meditieren.« Dann bekam der zweite Schüler Pfeil und Bogen und die gleiche Anweisung. Diesmal verging eine ganze Stunde, bis er das Zeichen gab, dass er zum Schuss bereit war. »Siehst du den Vogel auf dem Baum?«, fragte der Lehrer. »Was für ein Baum?«, erwiderte der Schüler. Voller Hoffnung fragte der Lehrer: »Siehst du den Vogel?« Der Schüler sagte: Ah, ja.« Schon flog er zur Seite und musste sich die gleiche Schelte anhören.

Jetzt bekam der dritte Schüler Pfeil und Bogen vom Meister und wieder die gleiche Anweisung. Dieser Schüler nahm sich volle zwei Stunden Zeit für die Meditation und ließ seinen Geist völlig eins werden mit dem Ziel, dem linken Auge des Vogels. Dann gab er das Zeichen, dass er bereit war. Der Meister fragte: »Siehst du den Vogel auf dem Baum?« Der Schüler antwortete: »Was für einen Baum?« Weiter fragte der Meister: »Siehst du den Vogel?« Und wieder kam als Antwort: »Was für einen Vogel?« Jetzt lächelte der Lehrer und fragte: »Was siehst du denn?« Ohne das geringste Schwanken im Blick sagte der Schüler: »Meister, ich sehe nur ein Auge, sonst nichts.« »Klasse«, sagte der Meister, »schieß.« Und natürlich durchbohrte der Pfeil dieses Einzige, das noch im Gewahrsein des Schülers vorhanden war.

Diese Geschichte schildert treffend, wie man die dritte Stufe des Ānāpānasati erreicht, die Erfahrung des ganzen Atems. Wie der dritte Schüler sich ganz und gar auf das Ziel sammelte, so konzentrieren Sie Ihre gesamte Aufmerksamkeit auf die dritte Stufe des Ānāpānasati. Wenn Sie dort angekommen sind und jemand Sie fragte: »Hörst du Geräusche?«, dann würden Sie antworten: »Was denn für Geräusche?« »Spürst du den Körper?« »Welchen Körper?« »Was siehst du?« »Nur den Atem, wie er gerade geschieht.« Klasse.

Vierter Schritt: Den Atem ruhig werden lassen

Wenn Sie zwanglos eins sind mit dem Atem, wird er ganz von allein ruhig werden. Kaum noch etwas kann Ihr Vorankommen behindern, und Sie erleben die Empfindungen jedes Augenblicks als immer weicher und glatter werdend – wie ein Stück raues Tuch, das sich in feinen Satin verwandelt. Oder Sie fördern diese Entwicklung, indem Sie die innere Stille kurz unterbrechen und sich »Ruhig, ruhig, ruhig« sagen. Dann kehren Sie zum stillen, ausschließlichen Erleben des Atems zurück. Damit haben Sie Ihren Torhüter eingewiesen, wie in Kapitel 5 dargestellt.

Wenn Sie vorzeitig zum vierten Schritt übergehen, werden Sie in einen trägen und dumpfen Zustand geraten. Ein wildes Pferd muss man erst einmal einfangen, bevor man es zähmen kann, und im gleichen Sinne müssen Sie sich erst einmal des ganzen Atems versichert haben (dritter Schritt), bevor Sie ihn zur Ruhe bringen können.

Wer den dritten Schritt mit schierer Willenskraft getan hat, wird feststellen, dass der Atem einfach nicht ruhig oder weich werden will. Man hat auf etwas hingearbeitet, anstatt loszulassen, und jetzt geht überhaupt nichts mehr. Eine Blume hält man mit sanftem Griff, sonst beschädigt man sie. Zartes verlangt zarte Berührung. Sie brauchen einen sehr fein abgestimmten Geist, um den ruhigen Atem über längere Zeit im Zentrum Ihrer Achtsamkeit zu halten. Diese feine Aufmerksamkeit ist nur durch sanftes und beharrliches Loslassen zu gewinnen – Gewaltanwendung und Willenskraft nützen hier gar nichts.

Greifen wir zur Verdeutlichung noch einmal auf den Tischler zurück, diesmal mit der Säge in der Hand: Wenn er ein Werkstück zu sägen beginnt, hat er das gesamte Sägeblatt vom Griff bis zur Spitze im Blick. Beim Sägen verengt sich seine Konzentration immer mehr auf den Kontaktpunkt der Säge mit dem Holz. Der Griff und die Spitze des Sägeblattes entschwinden seinem Blick. Nach einer Weile nimmt er nur noch den einen Sägezahn wahr, der gerade ins Holz schneidet, alle Zähne davor und dahinter liegen außerhalb seines Wahrnehmungsbereichs. Er weiß nicht und braucht auch nicht zu wissen, ob sich dieser eine Zahn am Anfang, in der Mitte oder am Ende des Sägeblattes befindet. Alle diese Kenntnisse sind hier transzendiert.

Im gleichen Sinne wissen Sie auf der vierten Stufe nur noch um den winzigen Abschnitt des Atemzyklus, der in diesem Sekundenbruchteil aktuell ist. Sie wissen einfach nicht mehr (und fragen sich auch nicht), ob er zum Einatmen oder zum Ausatmen gehört, ob er am Anfang, in der Mitte oder am Ende liegt. Ihr Atem wird so ruhig, Ihre Aufmerksamkeit so fein, dass Sie nur noch diesen Augenblick des Atmens wahrnehmen.

Fünfter und sechster Schritt: Freude und Glück beim Atmen

Im fünften Schritt des Ānāpānasati erleben Sie beim Atmen Freude *(Pīti)* und im sechsten Schritt Glück *(Sukha)*. Da Freude und Glück nicht ganz leicht zu unterscheiden sind und in der Regel ohnehin gemeinsam auftreten, behandle ich sie hier zusammen.

Während Ihre ununterbrochene Aufmerksamkeit den ruhiger werdenden Atem betrachtet, stellen sich Freude und Glück auf ganz natürliche Weise ein wie das goldene Licht der Morgendämmerung am östlichen Horizont. Das wird nach und nach, aber ganz ohne Ihr Zutun geschehen, denn Ihre gesamte Energie fließt jetzt dem Erkennenden zu und nicht dem Macher. Sie tun ja auch wirklich gar nichts, Sie betrachten nur. Dass Sie nichts tun, ist daran zu erkennen, dass Ihr Atem vollkommen still wird. So sicher, wie am frühen Morgen das erste Tageslicht am Horizont aufglüht, werden Freude und Glück irgendwann in Ihrem Geist auftauchen, wenn Sie nur still beim ruhigen Atem bleiben. Wenn geistige Energie dem Erkennenden zuströmt, gewinnt die Achtsamkeit unwiderstehliche Kraft, und diese mit Energie aufgeladene Achtsamkeit wird als Pīti-Sukha erlebt, als Freude und Glück.

Wenn jemand die vierte Stufe der stetigen Achtsamkeit auf den ganz ruhig gewordenen Atem erreicht, aber nichts von Glück oder Freude spürt, sage ich: »Nur die Ruhe!« Verderben Sie den natürlichen Gang der Dinge nicht durch Ungeduld. Wenn Sie an dieser Stelle irgendwie nachzuhelfen versuchen, verzögern oder verhindern Sie nur, dass sich Glück und Freude einstellen. Lassen Sie die Erfahrung des stetigen ruhigen Atmens noch tiefer werden. Sind Sie wirklich ganz nah am ruhigen Atem, oder haben sich doch Abschweifungen eingeschlichen? Vielleicht ist Ihre Achtsamkeit zwar stetig geworden, aber nicht strikt genug auf den Atem beschränkt. Ist Ihr Atem wirklich schon so ruhig, wie er werden kann? Vielleicht müssen Sie ihm nur noch mehr Zeit geben. Dies ist ein natürlicher Prozess, in den Sie überhaupt nicht eingreifen können. Wenn die Achtsamkeit gelassen und ununterbrochen beim Atem verweilt und der Atem selbst ruhiger und ruhiger wird, kommen irgendwann Freude und Glück – immer.

Sie werden sich hier leichter tun, wenn Sie Pīti-Sukha frühzeitig ausmachen können, und dazu muss Ihnen das, wonach Sie Ausschau halten, schon vertraut sein. Das Glück und die Freude, die aus der Stille kommen, sind anfangs kaum wahrnehmbar subtil. Stellen Sie sich jemanden vor, der normalerweise nur Hardrock hört und jetzt in einem Mahler-Konzert sitzt und nicht recht begreift, weshalb die Leute für so etwas eine Menge Geld bezahlen. Es bleibt ihm irgendwie schleierhaft. Oder nehmen Sie jemanden, der sich immer nur im Schnellimbiss sättigt und jetzt zum ersten Mal in einem Fünfsternerestaurant sitzt und dieser Kochkunst nichts abgewinnen kann, weil sein Geschmacksempfinden viel zu undifferenziert ist. Je länger Sie meditieren, desto mehr werden Sie zum »Connaisseur« dieser stillen Geistesverfassung und spüren immer früher, wie diese Freude und dieses Glück sich anbahnen.

Mit dem fünften und sechsten Schritt des Ānāpānasati sind Sie genau an der Stelle, die ich in meiner Einführung in die Grundmethode der Meditation als das volle anhaltende Gewahrsein des schönen Atems beschrieben habe. Mit »Schönheit des Atems« umschreibe ich diese Erfahrung von Freude und Glück. Der Atem erscheint einem hier also so unendlich still und schön, schöner als ein Garten im Frühling oder ein Sonnenuntergang im Sommer, und man fragt sich, ob man überhaupt je wieder etwas anderes betrachten möchte.

Siebter Schritt: Den Atem als ein Geist-Objekt erleben

Wenn Freude und Glück weiter zunehmen und der Atem immer noch schöner wird, erreichen Sie einen Punkt, wo der Atem gänzlich zu verschwinden scheint. Davon war im zweiten Kapitel bereits die Rede, als ich sagte, dass der Atem vom schönen Atem abzufallen scheint und nur »schön« übrig bleibt. Sie erinnern sich an den Vergleich mit der Grinsekatze, die langsam verschwindet, bis nur noch ihr Grinsen da ist. Das ist der Übergang vom fünften und sechsten Schritt –

Freude und Glück bei der Erfahrung des Atems – zur siebten Stufe, auf der wir den Atem nurmehr als Geist-Objekt erleben.

Wenn ich diesen Übergang verständlich machen möchte, gehe ich von der vom Buddha eingeführten Aufteilung der bewussten Erfahrung in die sechs Grundlagen der Sinne (SN 35) aus: sehen, hören, riechen, schmecken, berühren und das Geistesvermögen. In den frühen Stadien der Meditation löst man sich vom Sehen, Hören, Riechen und Schmecken so weit, dass diese vier Sinnesgrundlagen für eine Weile völlig ausgeschaltet sind. Dann fahren Sie auch die Aktivität des fünften Sinnes, des Berührungsempfindens, bis auf einen Rest zurück, indem Sie nur noch auf die »Berührung« (Körperempfindung) des Atems und auf sonst überhaupt nichts mehr achten. Die sechste Sinnesgrundlage, der Geist, bleibt die ganze Zeit aktiv. Beim Übergang zur siebten Stufe versiegt nun auch das Berührungsempfinden, und der Atem wird nur noch von der sechsten Sinnesgrundlage, dem Geist, wahrgenommen.

Stellen Sie sich einen alten Freund vor, vielleicht einen bärtigen Wuschelkopf, den Sie immer nur in den gleichen alten Klamotten kennen. Dann wird er buddhistischer Mönch. Wenn Sie ihm zum ersten Mal im Kloster begegnen, erkennen Sie ihn vielleicht gar nicht in seinen Mönchsgewändern und mit kahl geschorenem Kopf. Aber es ist trotzdem derselbe alte Freund. Er erscheint Ihnen in dieser Umgebung nur anders, das ist alles. Auch der Atem, Ihr alter Freund, kommt normalerweise in lauter Berührungsempfindungen »gekleidet« daher. Sie erkennen ihn hauptsächlich durch die fünfte Sinnesgrundlage. Im siebten Schritt des Ānāpānasati ist Ihr Atem der Welt der fünf Sinnesgrundlagen, insbesondere der fünften, entwachsen und nur noch durch den sechsten Sinn als Geist-Objekt zu erkennen. Deshalb bezeichnete der Buddha diesen Schritt als Erfahrung des *Citta-Sankhāra* oder Geist-Objekts.

Wenn Ihr Atem also bei dieser Übung verschwindet, können Sie beruhigt davon ausgehen, dass es so sein soll; stören Sie den Ablauf nicht durch Versuche, die frühere Wahrnehmung des Atems wiederherzustellen. Fragen Sie sich lieber, was übrig bleibt. Wenn Sie genau nach Anleitung vorgegangen sind, verschwindet der Atem (nur scheinbar natürlich), nachdem Freude und Glück eingekehrt sind – und was folglich jetzt bleibt, sind Freude und Glück. Anfangs ist dieses subtile Objekt schwer zu erkennen, Ihre Achtsamkeit muss sehr still und feinfühlig sein; aber mit wachsender Erfahrung wird Ihnen alles immer vertrauter, und dann werden Sie erkennen, dass diese Freude und dieses Glück Ihr alter Freund, der Atem, sind, nur dass Sie ihn jetzt als ein Geist-Objekt wahrnehmen.

Wenn es Ihnen schwerfällt, bei diesem Geist-Objekt zu bleiben, haben Sie wahrscheinlich die Schritte fünf und sechs, Freude und Glück beim Atmen, nicht intensiv genug erlebt. Bemühen Sie sich um einen *sehr* schönen Atem mit haufenweise Freude und Glück, bevor Sie die fünfte Sinnesgrundlage versiegen lassen. Dann wird das verbleibende Geist-Objekt stärker und deutlicher für Sie sein. Wenn Sie jedoch viel geübt haben, werden Sie wissen, was Sie im siebten Schritt suchen. Ihre Achtsamkeit kann dann auch sehr subtile Formen von Freude und Glück halten. Deshalb können Sie die fünfte Sinnesgrundlage dann früher loslassen, und das verbleibende schwächere Geist-Objekt wird trotzdem ausreichen.

Achter Schritt: Ruhe einkehren lassen

Hier und bei den folgenden Schritten der Meditation kann es vorkommen, dass man vor lauter Freude und Glück ganz aufgeregt wird und dadurch die Stille verloren geht. Deshalb lehrte der Buddha im achten Schritt des Ānāpānasati, wie man in die geistige Erfahrung des Atems Ruhe einkehren lässt.

Wenn Anfänger (aber mitunter auch alte Hasen) erste Glücksgefühle erleben, lassen sie sich zu dem hinreißen, was ich Wow!-Reaktion nenne: »O Mann! Endlich! Wahnsinn!« Und sofort verziehen sich die Glücksgefühle wieder. Zu viel Aufregung.

Es kann aber auch sein, dass sich plötzlich Angst regt, wenn Glücksgefühle auftauchen: »Nein, das geht zu weit! Das ist ja richtig unheimlich! Ich und Glück ...?« Und wieder verabschieden sich die Glücksgefühle. Angst zerstört die Stille.

Seien Sie also auf der Hut vor Aufregung und Angst, die sich in diesem Stadium gern zeigen. Versäumen Sie nie, die geistige Erfahrung des Atems ruhig zu halten. Diese Freude und dieses Glück verdanken sich dem Frieden, der Stille. Bleiben Sie also bei der Grundlage solcher Glücksgefühle. Bleiben Sie in der Stille, sonst können die Glücksgefühle nicht bleiben.

Ajahn Chahs berühmte Erzählung vom »stillen Waldteich« macht verständlich, worum es hier geht. Darüber haben auch andere schon geschrieben, aber immer nur in Auszügen. Ich habe den Meister diese Geschichte so erzählen hören:

Wenn er zum *Tudong*, der »Waldpilgerschaft«, durch die Dschungel und Wälder Thailands wanderte, versuchte er am späteren Nachmittag immer irgendein Gewässer zu finden, in dem er baden konnte. Nach einem Tag im Dschungel ist man verschwitzt und würde sich ohne Bad die ganze Nacht schmutzig und klebrig fühlen. Trinken musste er natürlich auch. Deshalb suchte sich Ajahn Chah einen Tümpel, einen Bach oder eine Quelle. Wenn er etwas Geeignetes gefunden hatte, richtete er sich in der Nähe sein Nachtlager ein.

Wenn er getrunken, gebadet und alles hergerichtet hatte, setzte er sich manchmal ein paar Schritte vom Wasser entfernt zur Meditation. Es kam vor, so erzählte er, dass er mit geöffneten Augen so still saß, dass er allerlei Getier aus dem Dschungel kommen sah. Alle diese Wesen wollten auch trinken und baden. Sie kamen nur, wenn er wirklich sehr, sehr still saß, denn Dschungeltiere sind überaus scheu und fürchten uns Menschen weitaus mehr als wir sie. Wenn Sie aus dem Unterholz kamen, sahen sie sich erst einmal um und prüften die Witterung. Und wenn ein Tier ihn wahrnahm, verschwand es sofort wieder. Saß er jedoch vollkommen still, konnten die Tiere ihn nicht hören, ja offensichtlich nicht einmal riechen. Dann kamen sie an die Tränke. Manche spielten sogar im Wasser, als gäbe es ihn gar nicht, als wäre er unsichtbar. Und selten, wenn er besonders still geworden war, kamen nach den bekannten Tieren sehr sonderbare Wesen, die er nicht kannte und noch nie gesehen hatte. Auch seine Eltern hatten ihm nicht von diesen Tieren erzählt. Auch sie kamen zum Trinken, aber dazu musste er absolut still sein.

Das ist ein schönes Gleichnis dessen, was in tiefer Meditation geschieht. Das Gewässer steht für den Geist. Bei diesem achten Schritt des Ānāpānasati sitzen Sie einfach da und betrachten ihn. Sie geben keinerlei Anweisungen, sonst wären Sie nicht still. Besondere »Kreaturen« – Nimittas und Jhānas – werden sich nur nähern, wenn Sie absolut still bleiben. Sie sehen sich um und schnuppern. Und wenn sie die Luft rein finden, kommen sie näher und spielen direkt vor Ihnen. Wenn Sie auch nur ein Augenlid bewegen, verschwinden sie wieder. Sie bleiben nur da, wenn Sie absolut still sind. Zuerst kommen die ganz gewöhnlichen, dann die sehr schönen und zuletzt die sonderbaren und wunderbaren. Diese Letzteren sind höchst erstaunliche Erfahrungen, für die Sie keine Namen haben, deren Existenz Sie nicht einmal vermutet hätten, weil sie so fremdartig, so beglückend, so rein sind. Das sind die Jhānas.

Dieses von Ajahn Chah verwendete Bild zeigt die Tiefe seiner Weisheit, seines Wissens um den Geist. Der Geist funktioniert tatsächlich so, und in diesem Wissen liegt ungeheure Kraft. Die außergewöhnlichen Jhānas können sich zeigen, wenn Sie Freude und Glück wach werden lassen, wenn Sie klar sehen, dass Freude und Glück einfach die geistige Erfahrung des Atems sind, und wenn es Ihnen gelingt, in diese Betrachtung Ruhe einkehren zu lassen.

Neunter Schritt: Den Geist erfahren

Im neunten Schritt des Ānāpānasati geht es um ein sehr wichtiges Wesen, das den stillen, schweigenden Geist besucht, ein Nimitta. Der Schritt heißt *Citta-Paṭisaṁvedī*, »den Geist erfahren«. Erst auf dieser Stufe lässt sich mit Recht sagen, dass der Geist erkannt wird. Es gibt ja, was unseren Geist angeht, allerlei Theorien und Vorstellungen, die von Wissenschaftlern zum Teil auch experimentell überprüft wurden. Dann schreibt man Bücher darüber. Wir befinden uns hier jedoch an der einzigen Stelle, an der man den Geist tatsächlich erfahren kann.

Und zwar geschieht das über ein Nimitta, das eine Spiegelung des Geistes darstellt. Der Geist ist das, was erkennt. Aber kann das Erkennende sich selbst erkennen? Das Auge sieht, aber kann es sich selbst sehen? Nur als Spiegelbild. Was Sie auf dieser Stufe der Meditation sehen, das Nimitta, ist ein echtes Spiegelbild des Geistes. Sie blicken in einen von allem anhaftenden Staub und Schmutz gesäuberten Spiegel, und jetzt, endlich, sehen Sie sich selbst. Sie können den Geist nur durch ein Nimitta oder Jhāna direkt wahrnehmen.

Wenn ein Nimitta erscheint, ist es so fremdartig, dass man nicht weiß, wie man es beschreiben sollte. Sprache ist auf Vergleiche angewiesen: Etwas ist hart wie Stein oder weich wie Gras. Ständig ziehen wir Vergleiche aus der Welt der fünf Sinne heran. Aber die Welt des Geistes ist so ganz anders, dass die Sprache uns hier im Stich lässt. Wenn Sie das erste

Mal ein Nimitta erlebt haben, denken Sie: »Du lieber Himmel, was war denn das?« Sie wissen, dass es keine Einbildung war, und doch suchen Sie jetzt vergeblich nach Worten. Wir müssen uns dann mit lahmen Vergleichen begnügen: Es ist wie ein Licht, es ist wie ein glückseliges Gefühl, es hat ein bisschen von diesem, es hat ein bisschen von jenem. Klar ist, dass es von allem, was Sie je erlebt haben, völlig verschieden ist, aber irgendwie müssen Sie es sich ja beschreiben. Deshalb sage ich immer wieder, dass man ein Nimitta mal als eine Art Licht, mal als ein Gefühl, mal als ... einen Klecks Pudding oder irgendetwas anderes erleben kann. Die Erfahrung ist immer die gleiche, aber die Umschreibungen können variieren. Bei vielen blitzt der Geist jedoch nur kurz auf und verschwindet dann wieder. Wie ein Tier, das aus dem Wald tritt. Es spürt, dass da jemand ganz aufgeregt wird, und flieht.

Manchen fällt es schwer, ein Nimitta zu sehen. Sie erreichen die Stufe der Beruhigung des schönen Atems, aber nichts passiert. Kein Licht erscheint. Sie fragen sich, was sie falsch machen. Wahrscheinlich gar nichts, wie ich Ihnen jetzt an einem eigenen Erlebnis deutlich machen möchte.

Wenn ich spät am Abend noch einmal vor meine hell erleuchtete Mönchshütte trat, war ringsum nur die tiefe Dunkelheit des Waldes. Da ich keine Taschenlampe hatte, sah ich überhaupt nichts. Ich blieb einfach stehen und wartete. Ganz langsam gewöhnten sich meine Augen an das Dunkel. Bald zeichneten sich die ersten Baumstämme ab, und wenn ich den Blick hob, sah ich die Sterne am Nachthimmel glitzern, die ganze Milchstraße.

So kann es einem mit Nimittas auch gehen. Ringsum formlose Stille, der Atem scheint zu verschwinden, und erst einmal sieht man gar nichts. Geduld. Tun Sie nichts, warten Sie ab. Bald wird sich die Achtsamkeit an dieses »Dunkel« jenseits ihres gewohnten Umfelds – des hell erleuchteten Raums der fünf Sinne – gewöhnt haben und erste vage Formen erkennen. Nach einiger Zeit können wunderschöne Nimitta-Sterne aufleuchten, und wenn man lange genug still bleibt, erscheinen die besten Nimittas so, wie die gleißende Mondscheibe hinter den Wolken hervortritt.

Zehnter Schritt: Das Nimitta leuchten lassen

An dieser Stelle können zwei Schwierigkeiten auftreten, die sich hinderlich auswirken: Das Nimitta erscheint trüb oder ist instabil. Zur Abhilfe lehrte der Buddha den zehnten und elften Schritt des Ānāpānasati: das Nimitta leuchten lassen und das Nimitta halten. »Leuchten lassen« ist mein Ausdruck für den Pāli-Begriff *Abhippamodayaṁ Cittaṁ*, wörtlich »dem Geist Freude schenken«. Je mehr Freude im Geist ist, desto klarer leuchtet das Nimitta. Um in den Jhāna-Zustand eintreten zu können, muss das Nimitta von überirdischer Schönheit sein und klarer glänzen als alles, was Sie je gesehen haben.

Sehen wir uns an, weshalb das Nimitta trüb oder sogar schmutzig erscheinen kann. Erinnern Sie sich bitte daran, dass das Nimitta einfach ein Spiegelbild Ihres Geistes ist. Wenn es also trüb erscheint, muss Ihr Geist trüb sein. Erscheint es schmutzig, muss Ihr Geist verunreinigt sein. Hier ist keine Ausrede und kein Wegerklären möglich, denn Sie bekommen Ihre geistige Verfassung hier genau so gespiegelt, wie sie ist.

An dieser Stelle zeigt sich die Bedeutung dessen, was im Buddhismus *Sīla* oder »Sittlichkeit« genannt wird. Ist der Geist durch unreines Handeln, Sprechen oder Denken verschmutzt, wird das Nimitta (falls es überhaupt erscheint) trüb und fleckig aussehen. Wenn es bei Ihnen so ist, sollten Sie Ihren Lebenswandel überprüfen und ändern. Halten Sie sich gewissenhaft an die Gebote. Achten Sie auf das, was Sie reden. Reinheit des Samādhi ist nach den Worten des Buddha nur zu erreichen, wenn zuerst Sīla, der Lebenswandel, geläutert wurde (AN VII,61).

Großzügige, mitfühlende Menschen von starkem Glauben haben im Allgemeinen das, was man ein »reines Herz« nennt. Sie sind es nach meiner Erfahrung als Meditationslehrer, die klare, strahlende Nimittas erleben. Achten Sie also nicht nur auf einen sittlichen Lebenswandel, sondern bemühen Sie sich auch um dieses reine Herz.

Doch selbst Menschen, bei denen das der Fall ist, können trübe Nimittas erfahren. Das hat meist mit einem Tiefstand ihrer geistigen Energie zu tun, der durch gesundheitliche Probleme oder Überarbeitung bedingt sein kann. Das lässt sich vermeiden, wenn man einige Zeit mit inspirierenden Meditationen zubringt, zum Beispiel über Buddha, Dhamma und Sangha. Verweilen Sie in dieser Betrachtung, bis Freude in Ihren Geist einströmt. Sollten Sie ein sehr freigiebiger Mensch sein, können Sie auch an Akte der Großzügigkeit zurückdenken und daran eine Freude finden, die Sie aufrichtet. Der Buddha nannte das *Cāgānussati*, »Betrachtung der Freigiebigkeit«. Oder widmen Sie sich für einige Zeit der Mettā-Meditation. Sobald Ihre geistige Energie wieder freudig und klar geworden ist, können Sie mit dem Ānāpānasati fortfahren.

Die bisher beschriebenen Möglichkeiten, ein Nimitta zum Leuchten zu bringen, beziehen sich auf die Phase vor der eigentlichen Ānāpānasati-Meditation. Es sind auch die wirksamsten Methoden. Sollte jedoch während der Meditation ein Nimitta auftauchen, das trüb erscheint, haben Sie noch vier weitere Möglichkeiten der Abhilfe:

Konzentration auf das Zentrum des Nimitta. Selbst bei einem trüben Nimitta wird das Zentrum etwas klarer und heller erscheinen als der Rest. Sammeln Sie sich mehr auf dieses Zentrum, und die dort herrschende Klarheit wird sich ausbreiten. Sammeln Sie sich erneut auf das Zentrum des insgesamt klarer gewordenen Nimitta, und sie werden sehen, dass dort jetzt etwas mehr klarer Glanz herrscht. Fahren Sie fort, immer wieder ins Zentrum des Zentrums zurückzugehen, und das trübe Nimitta wird schnell sehr klar und hell werden und dann vielleicht von selbst immer mehr Leuchtkraft gewinnen, die es schließlich in ein Jhāna überführt.

Schärfung der Aufmerksamkeit im Augenblick. Auch wenn das Jetzt-Gewahrsein zu den vorbereitenden Übungen des Ānāpānasati gehört, kann es doch vorkommen, dass die Aufmerksamkeit inzwischen nur noch irgendwie um den gegenwärtigen Augenblick herum verteilt ist. Ich selbst ermahne mich dann sanft, meine Sammlung auf den Augenblick noch mehr zuzuspitzen. Das macht die Achtsamkeit klarer und das Nimitta leuchtender und lässt alles Trübe verschwinden.

Ein Lächeln für das Nimitta. Das Nimitta, um es noch einmal zu wiederholen, ist das Spiegelbild Ihres Geistes. Wenn Ihr Geist lächelt, lächelt das Nimitta zurück. Es hellt sich auf. Vielleicht ist irgendein Rest Übelwollen (zweites Hindernis) der Grund für das trübe Aussehen des Nimitta. Ein Lächeln wird dieses subtile Hindernis mit sanftem Nachdruck überwinden. Wenn Sie nicht wissen, was ich mit »dem Nimitta zulächeln« meine, dann stellen Sie sich vor einen Spiegel und lächeln Sie. Jetzt nehmen Sie den geistigen Anteil dieses Lächelns, um ihn vor dem Nimitta zu wiederholen.

Rückkehr zum schönen Atem. Manchmal ist es einfach noch zu früh, um zum Nimitta überzugehen. Dann halten Sie sich besser noch ein wenig zurück und bleiben etwas länger beim schönen Atem. Sollte doch ein Nimitta auftauchen, aber trüb aussehen, dann beachten Sie es einfach nicht weiter und kehren Sie zur geistigen Erfahrung des Atems zurück. Wenn ich so vorgehe, kommt das Nimitta oft nach kurzer Zeit wieder und ist schon eine Spur heller. Ich beachte es wieder nicht. Es kommt wieder und wieder und jedes Mal heller, aber ich lasse es links liegen – bis ein wirklich prächtiges Nimitta auftaucht. Dann wende ich mich ihm voll zu.

So also können Sie ein Nimitta »leuchten lassen«, es gleichsam aufpolieren, bis es glänzend, strahlend schön ist.

Elfter Schritt: Das Nimitta halten

Instabilität hatten wir als den zweiten Makel eines Nimitta benannt, der ein Tieferwerden der Meditation verhindert. Das Nimitta bleibt nicht still stehen, sondern verschwindet schnell wieder. Dagegen lehrte der Buddha den elften Schritt des Ānāpānasati, *Samādahṁ Cittaṁ*, wörtlich »aufmerksam den Geist still machen«, was so viel wie anhaltende Aufmerksamkeit auf das Nimitta bedeutet.

Es kommt am Anfang häufig vor, dass ein Nimitta nur kurz aufblitzt und dann wieder verschwindet oder dass es sich im Gesichtsfeld des Geistes umherbewegt. Es ist instabil. Klare und starke Nimittas halten sich in der Regel länger als trübe und schwache, weshalb der Buddha das Leuchtenlassen des Nimitta vor dem Halten des Nimitta lehrte. Wenn wir das Nimitta zum Leuchten gebracht haben, genügt das manchmal schon, um es auch zu stabilisieren; es wird so strahlend und schön, dass es die Aufmerksamkeit über längere Zeit zu fesseln vermag. Es kommt aber vor, dass selbst ein strahlendes Nimitta instabil wird, und dann brauchen wir Hilfen, um die Aufmerksamkeit beim Nimitta halten zu können.

Mir half dabei die Erkenntnis, dass das Nimitta einfach das Spiegelbild seines Betrachters war, des Geistes. Wenn das Spiegelbild sich bewegt, kann das nur heißen, dass der Betrachter sich bewegt – ganz so wie vor einem realen Spiegel: Wenn Sie sich bewegen, bewegt sich das Spiegelbild. Und solange Sie sich bewegen, hat es keinen Zweck, das Spiegelbild durch Festhalten des Spiegels stabilisieren zu wollen. Wenden Sie sich lieber dem zu, der das Spiegelbild sieht, und bringen Sie ihn zur Ruhe. Dann wird sich auch sein Spiegelbild stabilisieren und von wunderbarer unbewegter Stetigkeit sein.

Auch Instabilität wird meist von Angst oder Aufregung erzeugt. Sie reagieren zu stark auf das Nimitta, anstatt es passiv zu betrachten. Das erste Auftauchen eines Nimitta ist wie die Begegnung mit einem Wildfremden. Das kann beunruhigend wirken, solange man nicht einzuschätzen vermag, was das für ein Mensch ist und wie er sich wohl verhalten wird. Sobald Sie ihn kennengelernt haben, können Sie sich in seiner Gegenwart entspannen. Es ist ein guter Freund geworden, mit dem Sie ganz ungezwungen umgehen. Die Überreaktion tritt nicht mehr auf. Sie können es auch mit der Situation eines Kindes vergleichen, das Rad fahren lernt. Bei den ersten Versuchen, mir jedenfalls ging es so, umklammert es den Lenker so krampfhaft, dass die Knöchel weiß hervortreten. Ich bin anfangs immer wieder gestürzt, weil ich so verkrampft war. Es kostete mich einiges an Schürfwunden, bis ich begriff, dass die Balance mir umso leichter fiel, je entspannter ich war. Auch beim Meditieren lernen Sie bald, das Nimitta nicht mehr kontrollieren zu wollen. Sie entspannen sich und stellen fest, dass Sie das Nimitta umso besser halten können, je mehr Sie von ihm ablassen.

Ein zweites Mittel, das ich gegen diesen Kontrollwahn entwickelt habe, ist an die Situation beim Autofahren angelehnt. Wenn ein klares, leuchtendes Nimitta erscheint, händige ich ihm die Schlüssel aus und sage: »Du fährst.« Ich vertraue mich ihm ganz an. Ich versuche sogar, mein Vertrauen zu visualisieren und es dann buchstäblich dem Nimitta zu geben. Mir ist nämlich klar, dass da ein letzter Rest von »Macher« ist, der doch noch alles verderben möchte: der Aufpasser. Mit diesem kleinen Trick erleichtere ich mir das komplette Abgeben der Kontrolle. Und an diesem Punkt komme ich zum Stillstand. Stehe ich still, steht das Nimitta auch still.

Wenn Sie mit Ihrer Aufmerksamkeit für eine Weile bei dem Nimitta geblieben sind, wird es noch klarer und leuchtender und sehr stark. Gute Nimittas erkennen Sie daran, dass sie in den schönsten Farben strahlen, die Sie je gesehen haben. Ein blaues Nimitta ist nicht einfach blau, sondern so unglaublich blau, dass Sie es schier nicht fassen können. Die guten – ich sollte vielleicht besser sagen die nützlichen – Nimittas sind außerdem sehr stabil, beinahe regungslos. Wenn Ihnen solch ein schönes und stabiles Nimitta begegnet, stehen Sie am Eingang zur Jhāna-Welt und blicken hinein.

Zwölfter Schritt: Den Geist befreien

Der zwölfte Schritt des Ānāpānasati heißt *Vimocayaṁ Cittaṁ*, »den Geist befreien«. Was man hier erlebt, wird je nach Perspektive auf zweierlei Weise beschrieben: Entweder man sinkt oder taucht in das Nimitta ein, oder man hat das Gefühl, von diesem Nimitta mit seinem strahlenden Licht und den ekstatischen Gefühlen völlig umschlossen zu werden. Aber nicht *Sie* tun das, sondern es geschieht von selbst, sobald Sie von allem Tun völlig abgelassen haben.

Der Zugang zum Jhāna-Zustand liegt in der Befreiung des Geistes. Die Jhānas sind nach den Worten des Buddha Stufen des *Vimokkha*, der Befreiung (DN 15,35). Dieser Ausdruck wird auch für die Entlassung von Strafgefangenen nach verbüßter Strafe verwendet. Sie kennen das Wort vielleicht in seiner Sanskritform *Moksha*, das die gleiche Bedeutung hat. Der Geist ist jetzt frei, frei vom Körper und seinen fünf Sinnen. Das heißt nicht, dass der Geist irgendwo in einer Art außerkörperlichen Erfahrung herumschwebt. Sie wissen einfach um keine Lokalisierung im Raum mehr, weil die Raumerfahrung durch die fünf Sinne bedingt ist. Der Geist ist jetzt frei davon. Sie wissen nichts mehr von all dem, was mit Ihrem Körper geschieht. Sie hören nichts und Sie können nichts sagen. Sie sind völlig in Glückseligkeit aufgegangen und sind doch vollkommen achtsam, still, wie ein Berg. An diesen Zeichen ist abzulesen, dass der Geist frei wird. Sie werden es nicht übertrieben finden, wenn ich sage, dass es die erstaunlichste und eindringlichste Erfahrung Ihres Lebens sein wird.

Wenn Sie ein paar Jhāna-Erfahrungen gemacht haben, werden Sie wahrscheinlich Mönch oder Nonne werden wollen. Die Welt hat Ihnen immer weniger zu bieten. Beziehungen, Kunst, Musik, Film, Sex, Ruhm, Reichtum – all das wirkt blass und unwesentlich gegen die Jhānas und das Glück eines befreiten Geistes. Und wir finden hier mehr als einfach Glückseligkeit. Es tun sich auch ungeahnte philosophische Tiefen darin auf. Wenn Sie ein paar Stunden im Jhāna-Zustand waren, dürfen Sie sich als Mystiker bezeichnen, falls Ihnen daran liegt. Sie haben etwas erlebt, was in allen religiösen Traditionen als mystische Erfahrung bezeichnet wird, etwas, das ganz außerhalb des Gewohnten liegt. Der Buddha nannte es *Uttari-Manussa-Dhamma* (MN 31,10), etwas, das die gewöhnliche menschliche Erfahrung hinter sich lässt. Er nannte es auch *Mahaggata-Citta*, den »groß gewordenen Geist«. Außerdem fand er das Glück des Jhāna-Zustands dem der Erleuchtung so ähnlich, dass er es *Sambhodi-Sukha* (MN 66,21) nannte. Dorthin reicht nichts Unreines, weshalb Māra, der Herr der Unterwelt, hier nichts ausrichten kann. Solange Sie sich hier aufhalten, sind Sie erwacht und frei.

Die ersten zwölf Schritte des Ānāpānasati, gewissenhaft ausgeführt, öffnen Ihnen also den Zugang zum Jhāna.

Rückkehr aus dem Jhāna

Die letzten vier im *Ānāpānasati-Sutta* benannten Schritte betreffen den Meditierenden, der gerade aus einem Jhāna-Zustand auftaucht. Wenn Sie das erste Mal in einem Jhāna waren, ist es ganz natürlich, dass Sie sich hinterher staunend fragen, was das wohl war. Gehen Sie das Erlebnis am besten gleich noch einmal durch. Vergegenwärtigen Sie sich die Einzelheiten, auch wenn Sie keine Worte dafür finden: Wie kam es dazu, was habe ich Besonderes getan, wie habe ich mich im Jhāna gefühlt, warum hat sich das so angefühlt, wie fühle ich mich jetzt, was hat es mit diesem Glücksgefühl auf sich? Solche Überlegungen werden tiefe Einsichten zutage fördern.

»Loslassen« ist, wie Sie jetzt auch sehen werden, die einzig wirklich treffende Antwort auf die Frage, wie es zum Jhāna-Zustand kommt. Sie haben zum ersten Mal richtig losgelassen. Nicht von dem, *woran* Sie haften, sondern von dem, der für dieses Haften verantwortlich ist. Sie haben den Macher losgelassen, man könnte auch sagen: das Ich. Kaum vorstellbar, wie das Ich das Ich loslassen soll, aber durch diese methodische Schrittfolge ist es Ihnen wahrhaftig gelungen. Und wie herrlich das ist!

Wenn Sie sich die Erfahrung in allen Einzelheiten vergegenwärtigt haben, gehen Sie entweder zum Satipaṭṭhāna (den »vier Blickfeldern der Achtsamkeit«, siehe nächstes Kapitel) oder direkt zu den reflektierenden letzten vier Schritten des Ānāpānasati über.

Dreizehnter Schritt: Gedanken über Vergänglichkeit

Der erste Gegenstand Ihres Reflektierens ist *Anicca*, meist mit »Vergänglichkeit« übersetzt. Es bedeutet aber mehr als das. Sein Gegenteil ist *Nicca*, womit man Dinge beschreibt, die regelmäßig auftreten oder beständig sind. Im Vinaya zum Beispiel wird regelmäßig bereitgestellte Almosenspeise – etwa von jemandem, der jeden Dienstag Lebensmittel in ein Kloster bringt – als »Nicca-Speise« (Vin II,4,4,6) bezeichnet. Und wenn das, was immer so war, plötzlich aufhört, haben wir Anicca. Nach tiefer Meditationserfahrung kommt es nun darauf an, sich zu vergegenwärtigen, dass im Jhāna-Zustand etwas verschwunden ist, was vorher derart beständig war, dass wir es nie bemerkt haben: das, was wir »Ich« nennen. Vermerken Sie das bitte sehr deutlich, denn es wird Sie von der Wahrheit des Nicht-Ich *(Anattā)* überzeugen, vielleicht so tief, dass es Sie an die Stelle führt, die man »Strom-Eintritt« nennt.

Vierzehnter Schritt: Nachdenken über das Schwinden der Dinge

Wenn Gedanken über Anicca es nicht tun, haben wir noch *Virāga*, das »Verblassen« oder »Schwinden« der Dinge, worunter manchmal Sachlichkeit oder Nüchternheit verstanden wird. Es hat diese beiden Bedeutungsebenen, aber mir sagt der Ausdruck »Schwinden« am meisten. Die Dinge verschwinden einfach. Man hat beim Eintritt ins Jhāna so vieles schwinden sehen, auch das, was einem so nah war, dass man es für einen Wesensbestandteil der eigenen Identität gehalten hat. All das ist im Jhāna-Zustand weg. Man erlebt das Schwinden seiner selbst.

Fünfzehnter Schritt

Die dritte Betrachtung nach dem Auftauchen aus dem Jhāna sollte *Nirodha* gewidmet sein, dem »Aufhören« oder »Erlöschen«. Etwas, das vorher da war, ist jetzt ganz und gar verschwunden. Es ist zu Ende, es ist weg, sein Platz ist leer. Solche Leerheit ist nur in tiefer Meditation erfahrbar. So vieles von Ihrer Welt ist zu Ende, Sie befinden sich in einer völlig anderen Art von Raum.

Das Aufhören ist auch die dritte der vier edlen Wahrheiten. Das Ende des Leidens wird Aufhören genannt. Die Bedingung dieses Aufhörens ist das Loslassen. Sie haben tatsächlich losgelassen. Dukkha, das Leiden, ist zu Ende – größtenteils jedenfalls, sagen wir zu neunundneunzig Prozent. Und was bleibt? Das Gegenteil von Dukkha: Sukha. Die Beendigung des Leidens ist Glück. Deshalb sollen Sie sich klarmachen, dass diese Jhānas die glückseligsten Erfahrungen sind, die Sie je gemacht haben. Und wenn Sie ein wenig Weisheit oder Intelligenz besitzen, werden Sie erkennen, dass die Glücksgefühle nur da sein können, weil so viel Dukkha aufgehört hat.

Sie erleben Glück und kennen den Grund. Stellen Sie sich vor, Sie hätten seit Monaten eine furchtbare Migräne, und jetzt kommt jemand mit einem gerade erst entwickelten neuen Medikament und sagt, es wirke bei manchen, aber nicht bei jedem. Sie nehmen es, und ... es wirkt! Ihre Migräne ist weg! Wie wäre das? Wären Sie nicht überglücklich? Sie würden außer sich sein vor Freude. Sie würden sogar weinen vor Glück. Das Ende der Schmerzen ist Glück. Warum sind Schulkinder so erlöst, wenn gegen Ende des Schuljahres alles für die Noten Relevante gelaufen ist? Weil eine Menge Leid endlich vorbei ist. Das Glück in der Welt ist oft ein Maß für das, was an Leiden vorausging. Wenn Sie die Hypothek auf Ihr Haus endlich abbezahlt haben, fühlen Sie sich so befreit. All die Plackerei über Monate und Jahre belastet Sie jetzt nicht mehr, sie ist weg.

Sechzehnter Schritt: Nachdenken über das Loslassen oder Preisgeben

Die letzte Betrachtung des *Ānāpānasati-Sutta* gilt dem schönen Wort *Paṭinissagga* oder »Preisgeben«. Hier wird aber nichts Äußeres hergegeben, sondern das, was innen ist. Bei vielen besteht das Missverständnis, im Buddhismus gehe es darum, äußeren Dingen zu entsagen, aber Paṭinissagga ist das Loslassen der inneren Welt, des Machers und sogar des Erkennenden. Wenn Sie sehr genau Acht geben, werden Sie sehen, dass im Jhāna nicht nur die Außenwelt losgelassen wird, sondern auch die Innenwelt, vor allem der Macher, der Wille, der Kontrolleur. Diese Einsicht zieht so viel Glück, Reinheit, Freiheit und Seligkeit nach sich. Sie haben den Weg zur Beendigung des Leidens gefunden.

So also hat der Buddha das Ānāpānasati dargelegt. Es ist eine umfassende Praxis, an deren Beginn Sie einfach an einem ruhigen Platz auf einer bequemen Unterlage sitzen, Ihren Atem betrachten und nur auf das achten, was unmittelbar gegenwärtig ist. Schritt für Schritt – und in Schritten, von denen Sie sich nicht überfordert fühlen – nähern Sie sich diesen tiefen, beglückenden Zuständen an, die Jhāna genannt werden.

Am Ende einer solchen Erfahrung haben Sie vier Dinge, über die Sie nachdenken können: Anicca, die Vergänglichkeit oder Unsicherheit der Dinge, Virāga, das Schwinden der Dinge, Nirodha, das Aufhören des Ich, und Paṭinissagga, das Preisgeben von allem, was »hier drinnen« ist. Wenn Sie nach dem Jhāna über diese Dinge nachdenken, wird etwas geschehen. Ich vergleiche Jhāna gern mit Schießpulver und das Nachdenken mit einem Streichholz. Wenn das Streichholz brennt und in die Nähe des Schießpulvers kommt, wird es einen Knall geben. Das ist nur eine Frage der Zeit.

Mögen Sie alle diesen Knall namens Erleuchtung erleben!

8 DIE VIER BLICKFELDER DER ACHTSAMKEIT

In diesem Kapitel möchte ich das Satipaṭṭhāna oder die vier Blickfelder der Achtsamkeit darstellen und auf ihre Bedeutung für die bisher behandelten Stufen der Meditationspraxis eingehen.

Zunächst einmal ist Satipaṭṭhāna keineswegs der einzige Weg zu Erleuchtung, wie manche etwas übereifrig behaupten. Nach den Worten des Buddha gibt es nur einen Weg zur Erleuchtung, nämlich den edlen achtfachen Pfad (Dhp 273-74). Satipaṭṭhāna ist das siebte Glied des achtfachen Pfades. Wer einen »einfachen« Pfad beschreitet, der beispielsweise nur aus Satipaṭṭhāna besteht und die anderen Glieder auslässt, wird nicht zur Erleuchtung kommen. Wer ein Brot ausschließlich aus Mehl backen möchte, wird nichts zu essen bekommen.

Deshalb erläutere ich das Satipaṭṭhāna hier im Zusammenhang mit dem edlen achtfachen Pfad und werde zeigen, inwiefern dessen übrige Glieder für die Satipaṭṭhāna-Praxis notwendig sind.

Manche Autoren vertreten auch die Meinung, die Satipaṭṭhāna-Praxis sei urbuddhistischer Natur, die Bahn brechende Entdeckung des Buddha, die seine Erleuchtung und die seiner Schüler ermöglicht habe. Mir leuchtet das nicht ein. Satipaṭṭhāna ist die Sammlung der Achtsamkeit auf den Körper, auf Gefühle, auf Geisteszustände und so weiter. Das haben intelligente und wissbegierige Menschen aller Völker und Religionen schon immer so oder so ähnlich gemacht, um die Zusammenhänge in der Natur zu verstehen.

Das forschende Betrachten gibt es keineswegs nur im Buddhismus.

Was jedoch im Buddhismus seinen Ursprung hat, ist die Jhāna-Praxis. Jhāna verlangt eine sehr ausgewogene Lebensweise, die »Mittlerer Weg« genannt wird (siehe dazu das *Mahāsaccaka-Sutta*, MN 36,31-33). Diesen vom Buddha eingeführten Mittleren Weg sahen die Menschen seiner Zeit, Asketen und Weltmenschen gleichermaßen, mit einigem Missvergnügen an. Seine fünf Asketen-Freunde beispielsweise kehrten ihm entrüstet den Rücken, als er das Asketendasein aufgab und den Mittleren Weg einschlug. Die Entdeckung des Buddha bestand darin, die Jhāna-Erfahrung zu nutzen, um dem Forschen in die Tiefe, der Achtsamkeit, einen entscheidenden Impuls zu geben.

Vorbereitung auf das Satipaṭṭhāna

Für *Satipaṭṭhāna* findet man meist die Übersetzung »Grundlagen der Achtsamkeit«. Treffender und aussagekräftiger finde ich die Übersetzung »Blickfelder der Achtsamkeit«. Hier erhält der Meditierende Anweisungen, wohin er seine Achtsamkeit richten soll. Wenn wir uns die Achtsamkeit als einen Lichtkegel denken, dann zeigt Satipaṭṭhāna dem Meditierenden, wohin dieser Lichtkegel zu richten ist, um erleuchtende Wahrheiten aufzudecken.

In den beiden überlieferten Fassungen des *Satipaṭṭhāna-Sutta* (DN 22; MN 10) hören wir den Buddha sagen: »Wer das Satipaṭṭhāna sieben Tage lang auf diese Weise entwickelt«, das heißt so, wie es im Sutta dargelegt ist, der werde entweder volle Erleuchtung finden oder zumindest die Stufe des »Niewiederkehrers« (der nicht mehr als Mensch wiedergeboren wird, sondern in einer höheren Welt den Erleuchtungsweg zu Ende geht) erreichen. Was ist dann aber mit den vielen Buddhisten, die so manche siebentägige oder längere Meditationsklausur hinter sich haben und doch unerleuchtet sind? Lasten Sie das bitte nicht dem Buddha an! Gehen Sie lieber noch einmal zu den Worten des Buddha zurück: »Wer das Satipaṭṭhāna sieben Tage lang *auf diese Weise* entwickelt ...« Die Erleuchtung tritt bei diesen Leuten nicht ein, weil Satipaṭṭhāna nicht auf die richtige Weise entwickelt wird. Sie gehen vor wie so mancher, der irgendein teures Hightech-Gerät für den Haushalt erwirbt, es hastig auspackt, zusammensetzt, einstöpselt, anschaltet – puff! Erst dann wird die Bedienungsanleitung gelesen. Sollten wir das nicht lieber vorher tun? Wenn Buddhisten nicht Erleuchtung finden, liegt es daran, dass sie Satipaṭṭhāna nicht nach Gebrauchsanleitung praktizieren.

Der Buddha lehrte zwei Arten des Satipaṭṭhāna. Bei der ersten Form spielt Jhāna eine tragende Rolle. Dieser Weg ist darauf angelegt, in kurzer Zeit zur Erleuchtung zu führen. Die zweite Art, ohne Jhāna, erlaubt wertvolle Einsichten – insbesondere solche, durch die wir uns dem Loslassen und damit dem Jhāna annähern –, ist jedoch nicht als Erleuchtungsweg gemeint. Beide Formen sind in den Suttas erwähnt. Ich möchte hier vor allem auf die erste Form der Satipaṭṭhāna-Praxis eingehen.

Die Bedeutung des Jhāna für die Satipaṭṭhāna-Praxis

Zur Praxis des Satipaṭṭhāna muss man zunächst »alle weltlichen Begierden und Kümmernisse von sich weisen«. So die übliche, aber leider untaugliche Übersetzung des Sutta-Texts, der auf Pāli so lautet: *Vineyya loke Abhijjhā-domanassam.* Sie wurde vor über hundert Jahren durch Professor Rhys Davids in bester Absicht eingeführt und hat sich leider erhalten. Die Übersetzung bleibt nicht nur unklar, was die praktische Umsetzung angeht, sie ist einfach fehlerhaft und daher irreführend. Hier liegt der Grund, weshalb moderne westliche Buddhisten das »Bedienungshandbuch« missverstehen und dann meinen, Satipaṭṭhāna funktioniere bei ihnen irgendwie nicht.

Wie den Kommentaren zu entnehmen ist, bedeuten die Worte des Sutta eigentlich, dass »die fünf Hindernisse vorübergehend abgelegt« werden. Diese Übersetzung entspricht dem Gebrauch der Pāli-Begriffe anderswo in den Suttas. Das Ablegen der fünf Hindernisse ist demnach eine Vorbedingung der Satipaṭṭhāna-Praxis. Dieser Teil der Bedienungsanleitung wird aber nicht angewandt, und dann kann Satipaṭṭhāna natürlich nicht das Versprochene liefern.

Jhāna wirkt nun so, dass es die fünf Hindernisse beseitigt, zumindest vorübergehend. Dazu ein Zitat aus dem *Naḷakapāna-Sutta* (MN 68,6): »Im Nicht-Erlangen des Jhāna besetzen die fünf Hindernisse den Geist und bleiben. Im Erlangen des Jhāna besetzen die fünf Hindernisse den Geist nicht und bleiben nicht.« Wer den Jhāna-Zustand kennt, der weiß, wie stark und wie leicht zu halten die Achtsamkeit anschließend ist. Es liegt daran, dass die fünf Hindernisse hier nicht gegeben sind.

Ich erinnere mich an meine Studienzeit und die Abende und Nächte mit den Mädchen. Bei den Partys musste immer gedämpftes Licht herrschen. Ein gemeinsames abendliches Essen war bei Kerzenschein am schönsten. Und beim Knutschen am Fluss brauchte man nichts als das silbrige Mondlicht. Mir fiel auf, dass Romantik offenbar Schummerlicht braucht. Dunkel genug, um nicht so genau zu sehen, mit wem ich da eigentlich zugange war.

Schwache Achtsamkeit ist wie diese abendlichen Unternehmungen. Man sieht nicht sehr viel. Vielleicht nur Umrisse. Manchen ist diese schwache Achtsamkeit gerade recht. Sie wollen gar nicht so genau sehen, wie die Dinge wirklich sind. Achtsamkeit würde Wahrheiten über das Leben zutage fördern, denen man sich nicht stellen möchte. So viele Menschen möchten lieber von ihren Fantasien erfüllt sein oder unter Drogen und Alkohol stehen. Andere retten sich in die schiere Geschäftigkeit. Nur wenige sind aufrichtig und mutig genug für Achtsamkeit.

Die Kraft der Achtsamkeit

Wenn Achtsamkeit wie Licht ist, dann macht Meditation dieses Licht immer heller. Als junger Mönch im Wat Pa Nanachat im nordöstlichen Thailand übte ich in der Halle gern das Meditieren im Gehen und fand dabei Frieden. Ich hielt den Blick stets gesenkt, sodass er etwa zwei Meter vor mir über den Betonboden strich. Dann musste ich stehen bleiben. Ich traute meinen Augen nicht, aber der triste Betonboden wandelte sich zu einem Bild von unfassbarer Schönheit. Die Grautöne zusammen mit der Oberflächenstruktur erschienen mir auf einmal als das Schönste, was ich je gesehen hatte. Ich dachte schon, man müsste dieses Stück Boden ausschneiden und an die Tate Gallery in London schicken – ein Kunstwerk! Ein, zwei Stunden später war es wieder ein absolut gewöhnliches und nichts sagendes Stück Betonboden.

Diese Verwandlung, Sie werden so etwas vielleicht auch schon erlebt haben, war ein Augenblick gesteigerter Achtsamkeit – ich spreche hier gern von »Power-Achtsamkeit«. Dabei ist unser Geist wie ein sehr starker Suchscheinwerfer, der viel tiefer als sonst in die Dinge eindringt, die vor unseren Augen sind. Gewöhnlicher Beton wird zum Kunstwerk. Ein Grashalm leuchtet wie von innen heraus in den wunderbarsten Grüntönen auf. Ein Zweig verwandelt sich in ein ganzes Universum atemberaubender Formen, Farben und Strukturen. Das Banale wird tiefgründig, das belanglos Alltägliche himmlisch, wenn die sprühende Energie der Power-Achtsamkeit es erfasst.

In solchen Augenblicken sind nämlich die fünf Hindernisse ausgeschaltet. Die fünf Hindernisse »schwächen die Weisheit«, wie es in den Suttas heißt. Wenn sie nicht da sind, ist es wie der Blick durch eine blitzblank geputzte Windschutzscheibe oder das Hören mit gründlich ausgeputzten Ohren oder das Denken mit einem Geist, aus dem der Nebel gewichen ist. Wenn Sie den Unterschied zwischen Power-Achtsamkeit und schwacher Achtsamkeit einmal selbst erlebt haben, werden Sie wissen, weshalb Jhāna vor der Satipaṭṭhāna-Praxis kommen muss.

Jhāna generiert »Superpower-Achtsamkeit« – stärker als der stärkste Suchscheinwerfer, hell wie eine Sonne. Wenn Sie auf Erleuchtung aus sind, können Sie sich nicht mit weniger als dieser von Jhāna erzeugten Superpower-Achtsamkeit zufriedengeben. Wer je den Zustand nach einem Jhāna erlebt hat, wird wissen, warum das so ist. Sie können es so betrachten: Schwache Achtsamkeit ist so, als würden Sie mit einem Teelöffel ein großes Loch graben wollen; in der Power-Achtsamkeit würden Sie dann immerhin schon mit einem Spaten arbeiten; in der Superpower-Achtsamkeit steht Ihnen ein riesiger Löffelbagger zur Verfügung, der bei jedem Zulangen mehr bewegt, als Sie mit einem Löffel in Jahren bewältigen würden.

Der tausendblättrige Lotos

Ich möchte jetzt zeigen, wie die anhaltende Achtsamkeit auf einen einzigen Gegenstand Ihre Natur aufdeckt, die Natur Ihres Geistes und Körpers. Dazu greife ich auf das Bild des tausendblättrigen Lotos zurück.

Sie erinnern sich: Der Lotos schließt in der Nacht alle seine Blütenblätter. Wenn am Morgen die ersten wärmenden Sonnenstrahlen auf die Blüte fallen, geben sie der Blume das Zeichen, ihre Blütenblätter zu öffnen. Es dauert eine ganze Zeit, bis sich so viel Wärme bildet, dass die Blütenblätter der äußeren Schicht sich entfalten. An wolkigen oder dunstigen Tagen dauert es noch viel länger. Sind die äußeren Blätter geöffnet, erreicht die Sonnenwärme die nächste Schicht, deren Blütenblätter sich ebenfalls innerhalb einiger Minuten öffnen, sofern die Sonne gleichmäßig scheint. Jetzt empfängt die darunterliegende dritte Schicht die Wärme, und auch diese Blütenblätter gehen langsam auf. Eine Lotosblüte besteht aus etlichen Schichten von Blütenblättern, und es kann lange dauern, bis alle geöffnet sind. Ein tausendblättriger Lotos braucht viel anhaltende Sonnenwärme, bis alle Blütenblätter sich geöffnet haben und das Kleinod im Herzen der Blüte preisgeben.

Im Satipaṭṭhāna steht der tausendblättrige Lotos für diesen Körper-Geist, der Sie sind, wie Sie eben jetzt irgendwo sitzen und diese Seite lesen. Die Sonne ist die Achtsamkeit. Sie müssen sich diesem Körper und Geist über lange Zeit mit Power-Achtsamkeit zugewandt haben, bis auch die innersten Blütenblätter geöffnet sind. Wenn die fünf Hindernisse wirksam sind, kommt es zu keiner Einsicht, ganz so, wie die Sonne den Lotos nicht wärmen kann, wenn sie von Wolken oder Dunst verdeckt wird.

Wenn Sie sich diesem Körper und Geist nicht lange und anhaltend genug mit Achtsamkeit zugewandt haben, sehen Sie nur äußere Blütenblätter. Gelingt es Ihnen jedoch, Körper und Geist kontinuierlich in Ihrer Power-Achtsamkeit zu halten, werden Sie ganz andere Dinge zu sehen bekommen. Sie glaubten zu wissen, was Sie sind, aber jetzt geht Ihnen auf, dass das reine Einbildung war und Sie in Wirklichkeit sehr wenig wissen. In stetiger Achtsamkeit auf Körper und Geist kommt die Wahrheit nach und nach ans Licht.

Je länger Sie so meditieren, desto mehr alte Gewissheiten lösen sich auf. Diese überholten Vorstellungen – wer Sie zu sein glaubten, wofür andere und dann auch Sie selbst sich hielten – sind die äußeren Blütenblätter. Sie öffnen sich und geben den Blick auf tiefere Wahrheiten frei. Bezeichnungen und Ideen sind nichts als alte Konditionierung, oberflächliche Beschreibung, die nur die tiefere Wahrheit verbergen. Jetzt biegen sich diese äußeren Blütenblätter zur Seite, und Sie sehen nie gesehene Dinge, für die Sie keine Namen haben, weil sie mit nichts jemals Gelerntem übereinstimmen. Wir nehmen im Allgemeinen nur das wahr, was wir in der Schule oder daheim gelernt haben. »Kuh«, »Hund«, »Mönch«, »Polizist« – lauter unzutreffende Aufkleber, die wir den Dingen in der Außenwelt zu verpassen gelernt haben. »Gedanke«, »Gefühl«, »Bewusstsein« oder »Ich« – wiederum lauter unzutreffende Aufkleber, die wir für sogenannte innere Dinge verwenden, weil es uns so beigebracht worden ist. Es ist eine antrainierte Wahrnehmung, die die Wahrheit in Wirklichkeit nur verschleiert.

Wir sprechen hier vom »tausendblättrigen Lotos«, weil es buchstäblich tausend Wirklichkeitsebenen aufzudecken gilt. Meditationspraxis bedeutet, dass man viele, viele Stunden sitzt und immer wieder auf neue Schichten der Verblendung und der falschen Vorstellungen von sich und der Welt stößt. Die Wurzel allen Leidens ist nach den Worten des Buddha *Avijjā*, die »Verblendung« oder »Unwissenheit«, und er sagte nicht, dass sie leicht zu überwinden sei. Avijjā wird gleichsam in Schichten abgetragen – so, wie eine Lotosblüte sich öffnet.

Eine Gefahr, vor der in den Suttas gewarnt wird, ist die Überschätzung des eigenen spirituellen Entwicklungsstands. Wenn Power-Achtsamkeit über längere Zeit auf Körper und Geist ausgerichtet bleibt, kann es zu tiefen Einsichten kommen. Sagen wir, die Sonne habe die Lotosblüte so weit erwärmt, dass sich neunundvierzig Blütenblätter geöffnet haben und Sie das fünfzigste sehen können. Dieses fünfzigste Blatt ist so schön und von solcher Tiefe, dass wir in unserer verständlichen Begeisterung meinen, wir wüssten jetzt endlich, was es mit dem Herzen des Lotos auf sich hat. Nein, tut mir Leid, da liegen noch neunhundertfünfzig Blütenblätter vor Ihnen. Also Vorsicht: Das ist noch nicht die volle Erleuchtung.

Wenn sich das tausendste Blütenblatt öffnet, so schön, so jenseits von allem Bekannten, sehen Sie endlich das sagenhafte Juwel im Herzen des Lotos. Was wird das wohl sein – ein Diamant, ein Rubin? Nein, es ist Leere. Sie erblicken die unschätzbare Kostbarkeit der Leere im innersten Kern dessen, was Sie sind, und damit hätten Sie nie im Leben gerechnet. Daran erkennen Sie, dass dieses Innerste nicht einfach eines von vielen Blütenblättern ist. Leere ist mit nichts Bisherigem zu vergleichen. Nichts! Um dahin zu kommen, muss normalerweise eine aufs Äußerste zugespitzte Achtsamkeit über lange Zeit auf ihren Gegenstand gerichtet bleiben.

Worum es beim Satipaṭṭhāna geht

Noch etwas ist sehr wichtig, bevor man mit dem Satipaṭṭhāna beginnt: zu wissen, um was es dabei geht. Wenn man den Zweck einer Praxis kennt, versteht man leichter, wie dabei vorzugehen ist. Eine klare Zielvorstellung erhöht die Wahrscheinlichkeit des Ankommens.

Beim Satipaṭṭhāna geht es um Anattā: sehen, dass es kein Ich gibt und folglich nichts, was zu ihm gehört. In den Texten lesen wir: »Solche Achtsamkeit wird weit genug ausgebildet, um zu erkennen, dass da nur ein Körper, Gefühle, ein Geist und Geist-Objekte sind« und diese nicht ich oder mein Ich sind und nicht mir gehören. (So jedenfalls übersetze ich diese wiederkehrende Wendung in den Suttas.)

Wenn Sie sich vor Augen halten, dass es im Satipaṭṭhāna darum geht, den Wahn des Ich und des »mein« zu durchschauen, also Anattā oder »die Leere im Herzen des Lotos« zu sehen, dann wird auch klar, wie die Meditationspraxis aussehen muss. Sie verstehen jetzt auch, weshalb der Buddha lediglich vier »Blickfelder der Achtsamkeit lehrte – Körper, Gefühle, Geist und Geist-Objekte. Das sind die Bereiche, in denen es am ehesten zur Vorstellung von »ich« und »mein« kommt.

Im Satipaṭṭhāna wird demnach Superpower-Achtsamkeit auf jedes dieser vier Objekte gerichtet, um die Illusion eines Ich zu zerstreuen. Sie haben sich viel zu lange etwas vorgemacht. Sie haben sich mit dem Körper identifiziert. Sie haben geglaubt, Ihre Gefühle seien wirklich *Ihre* und daher Ihrer Kontrolle unterworfen. Sie haben den Geist, den Erkenntnisprozess, als Ihr Ich angesehen und sich an seine Objekte geklammert, weil Sie davon ausgingen, dass sie für Ihr Leben wichtig sind.

Zusammenfassung der vorbereitenden Schritte

Stellen wir die für eine erfolgreiche Satipaṭṭhāna-Praxis notwendigen vorbereitenden Schritte noch einmal zusammen:

1. *Vineyya loke Abhijjhā domanassam* – die fünf Hindernisse durch Jhāna-Erfahrung überwinden.
2. *Satimā* – die aus Jhāna gewonnene Superpower-Achtsamkeit von sich Besitz ergreifen lassen.
3. *Atāpi* – diese Superpower-Achtsamkeit entschlossen im Blickfeld halten.
4. *Sampajāno* – den Zweck des Satipaṭṭhāna im Blick behalten: Erkenntnis des Nicht-Ich.

Jetzt möchte ich die Praxis des Satipaṭṭhāna für jedes der vier Blickfelder darstellen.

Betrachtung des Körpers

Die *Satipaṭṭhāna-Suttas* benennen vierzehn Bereiche für die Sammlung der Achtsamkeit auf den Körper. Diese sind zu den folgenden sechs Gruppen zusammengefasst: 1) Atem, 2) Körperhaltung, 3) körperliche Aktivität, 4) Zusammensetzung des Körpers, 5) der Körper unter dem Gesichtspunkt der vier Elemente und 6) die neun Leichen-Betrachtungen. Ich möchte hier alle Punkte außer dem fünften kurz erörtern.

Der Atem

Im indischen Denken gilt der Atem (Sanskrit *Prāṇa*) als die Lebensessenz des Menschen. Im Pāli haben wir sogar ein und dasselbe Wort für »Tier« und für »Atem«: *Pāṇa*. Das ist ähnlich wie mit dem lateinischen Wort *Animal* für »Tier«; es ist von *Animus*, »Lebenshauch, Seele« abgeleitet und bedeutet demnach eigentlich »beseeltes« oder »atmendes Wesen«. In der Antike wurde der Atem offensichtlich als so zentral angesehen, dass er praktisch gleichbedeutend mit Leben und Seele war.

Durch anhaltende intensive Achtsamkeit auf den Atem kann man ihn als »leer« erfahren, als etwas, das einfach geschieht, ohne dass jemand das Atmen »tut«. In tiefen Jhāna-Zuständen (viertes Jhāna) kann der Atem sogar völlig verschwinden, ohne dass das Leben im Geringsten gefährdet wäre.

Bei meinem Lehrer Ajahn Chah setzte während seiner langen Krankheit oftmals der Atem aus. Einmal war ein neuer Mönch zum Pflegedienst eingeteilt worden, den das zutiefst beunruhigte. Er wusste zwar, dass der Meister irgendwann sterben würde, aber es sollte nicht ausgerechnet während seiner Schicht geschehen. Der in dieser Nacht verantwortliche Mönch versicherte ihm, dieser scheinbare Atemstillstand sei schon oft vorgekommen und lediglich eine Zeichen tiefer Meditation. Aber der Pflegermönch war doch nicht restlos beruhigt und nahm in den Stunden, in denen er keine Atemtätigkeit feststellen konnte, alle paar Minuten Blutproben, um die Sauerstoffsättigung zu prüfen, denn solange der Sauerstoffgehalt ausreicht, besteht keine Gefahr für den Körper. Dabei stellte er fest, dass der Sauerstoffgehalt des Blutes konstant blieb, auch wenn der Meister für längere Zeit nicht atmete. Im Jhāna verlangsamt sich der Stoffwechsel so drastisch, dass man so gut wie keine Energie verbraucht. Man braucht dann nicht zu atmen.

Warum keucht man normalerweise, wenn man aufgeregt ist? Warum ringen Sterbende nach Luft? Vielleicht haften wir tiefer an unserem Atem, als uns in der Regel bewusst ist. Satipaṭṭhāna legt Anhaftungen frei, mit denen Sie niemals gerechnet hätten. Und sollten Sie das Aufhören des Atems erleben, werden Sie spätestens dann wissen, dass er gar nicht Ihnen gehört. Von dieser Einsicht her kann sich das Haften am Atem lösen.

Haltungen und Aktivitäten des Körpers

Wenn wir irgendetwas verstehen wollen, fragen wir zunächst, woraus es besteht und wie es sich verhält. Wir wollen diesen Körper verstehen und fragen, was er tut. Gehen, stehen, liegen, sitzen – mache *ich* das? Nein, das ist eine Illusion, in Wirklichkeit macht das alles der Körper.

Viele Hochleistungssportler, hervorragende Künstler oder in der Meditation weit Fortgeschrittene berichten von einem Zustand der Ichlosigkeit, der gern »Eintritt in die Zone« genannt wird. Ich habe einmal eine berühmte indische Tänzerin gefragt, was sie zu ihren überragenden Leistungen im klassischen Tanz befähige, und sie antwortete, sie übe und übe, aber am Beginn der Vorstellung vergesse sie ganz bewusst alles, was sie je gelernt habe. Sie »geht einfach aus dem Weg« und lässt sich vom Tanz selbst leiten. Das ist die klassische Schilderung des Eintritts in die Zone. In der Zone bewegt sich die Sportlerin mühelos, graziös und fehlerlos. Und ein Meditierender in der Zone kann zusehen, wie der Samādhi ohne jegliches Zutun seinerseits tiefer, voller und schöner wird. Man erlebt all das als etwas, das einfach geschieht und von niemandem getan wird. Das versteht man unter Anattā oder Nicht-Ich.

Sie betrachten die Haltungen und Aktivitäten des Körpers mit Superpower-Achtsamkeit und gelangen in eine Zone, in der schnell klar wird, dass alles körperliche Geschehen von Bedingungen und Ursachen abhängt, aber nicht vom Ich gesteuert wird. Von da an müssen Sie alles, was den Körper betrifft, nicht mehr gar so sehr unter Kontrolle haben. Sie lösen sich davon und leben unbeschwerter.

Manche Lehrer hängen dem Irrglauben an, die Achtsamkeit müsse immer auf das Geschehen im gegenwärtigen Augenblick ausgerichtet sein. Aber das Pāli-Wort für Achtsamkeit, Sāti, bedeutet auch »Erinnerung«. Superpower-Achtsamkeit kann sich auch auf einen viele Augenblicke zurückliegenden Gegenstand richten, in ihn eindringen, ohne dass er verschwindet, und seine Wahrheit aufdecken.

So gibt es im *Satipaṭṭhāna-Sutta* beispielsweise die Übung der Achtsamkeit »auf den Schlaf«. Nicht einmal Erleuchtete sind sich ihrer selbst bewusst, wenn sie schlafen – was also bedeuten diese Worte? Manche Übersetzer haben das Problem durch die Annahme zu lösen versucht, es sei Achtsamkeit beim Einschlafen gemeint. Der Wortlaut des Sutta ist jedoch eindeutig, denn auch im Pāli werden für »im Schlaf« und »beim Einschlafen« ganz unterschiedliche Ausdrücke verwendet. Achtsamkeit auf den Schlaf bedeutet einfach, dass man gegenwärtige Achtsamkeit auf eine zurückliegende Schlaferfahrung richtet. Es ist eine Achtsamkeit, die sich etwas Vergangenes zum Gegenstand nimmt. Vielleicht klingt das für Sie im Moment nach Haarspalterei, aber es wird noch sehr wichtig, wenn es um die Sammlung der Achtsamkeit auf den Geist (Citta) geht.

Die Zusammensetzung des Körpers

Als ich ungefähr elf Jahre alt war, kam im Fernsehen (damals noch schwarzweiß) einmal eine Sendung, in der chirurgische Operationen mit viel Sinn fürs blutige Detail gezeigt wurden. Meine Eltern und mein Bruder mussten aus dem Zimmer gehen; ich durfte weiter zuschauen, da es sich um ein Bildungsprogramm handelte. Mich faszinierte es, diesen Körper einmal von innen zu sehen.

Noch viele Jahre später, als ich Mönch in Thailand und Australien war, sah ich gern bei Autopsien zu. Ich finde es interessant, dass der bloße Gedanke an so etwas den meisten Menschen abwegig erscheint und dass sie ohnmächtig werden, wenn sie doch einmal bei einer Autopsie dabei sind. Wir alle haben in der Schule Biologie gehabt, und doch möchten wir lieber nicht so genau über die Natur unseres Körpers Bescheid wissen. Würden wir sonst beim Anblick der Innereien eines menschlichen Körpers in Ohnmacht fallen oder würgen?

Wir haften so sehr an diesem Körper, und dieser Wahn bringt so viel Leid mit sich. Wenn man die Zusammensetzung des Körpers zum Gegenstand der Achtsamkeit macht, kann man diese Schranke der Angst und des Nicht-sehen-Wollens durchbrechen und den Körper einfach so sehen, wie er tatsächlich ist. Einfach ein Körper. Dies und das irgendwie verbunden und dann zerfallend, weder schön noch hässlich, weder stark noch schwach. Der Körper ist einfach etwas in der Natur, nicht etwas, das Ihnen oder zu Ihnen gehört. Können Sie ihn für alle Zeiten fit und gesund erhalten? Können

Sie sein Sterben verhindern? Wer also ist Besitzer Ihres Körpers? Liegt es nicht auf der Hand, dass er der Natur und nicht Ihnen gehört?

Wenn Sie die Wahrheit des Körpers ganz erfasst haben, ist das daran zu erkennen, dass mit dem Gedanken an Ihren eigenen Tod keine Ängste mehr verbunden sind. Auch Ihre Reaktion auf den Tod irgendeines geliebten Menschen ist ein Indikator für die Tiefe Ihrer Einsicht. Wenn Sie einen Anruf erhalten, in dem Ihnen mitgeteilt wird, dass dieser Mensch gerade bei einem Verkehrsunfall ums Leben gekommen ist, und Sie sich dann sagen können: »Ja, mit irgendetwas Derartigem war zu rechnen« – wenn Ihre Reaktion so oder ähnlich ausfällt, haben Sie sich vom Haften am Körper befreit.

Die Leichenmeditation

Die Leichenmeditation vereinigt diese beiden Betrachtungen der Zusammensetzung und der Aktivitäten des Körpers. Sie erzeugt anfangs Widerwillen, später Einsicht und zuletzt Freiheit – eine durchschlagend wirksame Meditation.

Eine Verkehrsleiche wird abgedeckt und so schnell wie möglich einem Bestattungsunternehmen übergeben, das die Leiche wieder einigermaßen ansehnlich herrichtet. Danach sieht Onkel Georg wie selig schlafend und gar nicht wie mausetot aus. Wir wollen eine Leiche nicht als eben das sehen: eine Leiche. Eine Illusion, sei sie noch so durchschaubar, ist uns lieber. Das hat einen Nachteil: Es kann sehr kostspielig werden. Je länger wir die Auseinandersetzung mit dem Tod hinausschieben, desto mehr Leid wird mit ihm verbunden sein.

Wenn wir Superpower-Achtsamkeit auf eine Leiche oder das klare Erinnerungsbild einer Leiche richten, öffnet sich dieser tote Körper wie ein tausendblättriger Lotos und gibt die unter der Oberfläche verborgene Wahrheit frei. Die Leiche sagt uns, dass eben dies unserem eigenen Körper bevorsteht – er wird alt, er funktioniert nicht mehr, er stirbt. Das ist Ihrem Körper und allen Körpern bestimmt. Solche Einsicht lässt diesen gegenwärtigen Körper weniger wichtig werden und dämpft das Verlangen nach einem neuen. Wenn Sie gesehen haben, wie ein Leichnam zerfällt und in seinen Naturzustand zurückkehrt, werden Sie nicht mehr daran zweifeln, dass die Natur Besitzerin aller Körper ist. Sie werden nicht mehr an Ihrem eigenen Körper und nicht mehr an dem Ihres Partners hängen oder den Tod fürchten. Und wenn diese Einsicht ganz in die Tiefe dringt, werden Sie keine weitere Geburt in einem neuen Körper erleben.

Betrachtung des Fühlens

Das zweite Blickfeld der Achtsamkeit ist *Vedanā*, das Fühlen. Wir müssen diesen Begriff noch etwas näher betrachten, denn »Fühlen« oder »Gefühl« ist keine wirklich adäquate Übersetzung. Mit Gefühlen können sowohl seelische Befindlichkeiten als auch Körperempfindungen gemeint sein. Das Pāli-Wort Vedanā bezeichnet dagegen Qualitäten *aller* durch die fünf Sinne und den Geist vermittelten Erfahrung. Diese Qualitäten sind: angenehm, unangenehm oder irgendetwas dazwischen.

Wir haben die unterschiedlichsten Ausdrücke für den angenehmen oder unangenehmen Charakter von Sinneseindrücken. In Bezug auf etwas Gesehenes kann Vedanā »schön«, »hässlich« oder »mittelmäßig« lauten. Bei Lauten und Tönen kann Vedanā »wohlklingend«, »misstönend« oder »uninteressant« sein. Im Hinblick auf Körperempfindungen ist Vedanā »schmerzhaft«, »lustvoll« oder »unbestimmt«. Das Angenehme, das Schönem, Klangvollem und Lustvollem gemeinsam ist, heißt *Sukha-Vedanā* oder »wohliges Gefühl«; das Gegenteil, nämlich alles Hässliche, Misstönende und körperlich Schmerzhafte, wird *Dukkha-Vedanā* oder »unangenehmes Gefühl« genannt. Was weder angenehm noch unangenehm ist, heißt »neutrales Gefühl«.

Das Schöne oder Hässliche, Lustvolle oder Schmerzhafte kann nun aber nicht in den Dingen liegen, die wir so erleben, denn sonst würden wir alle dasselbe als schön oder hässlich empfinden. Das Angenehme, Unangenehme und Neutrale wird der Wirklichkeit vielmehr durch unseren konditionierten Geist angehängt. Deshalb möchte ich noch einmal betonen: Vedanā ist eine jede bewusste Erfahrung begleitende Qualität und Einschätzung als angenehm, unangenehm oder irgendetwas dazwischen.

Wenn Ihre Achtsamkeit stark und stabil ist, können Sie gegenwärtiges und vergangenes Vedanā untersuchen, ohne dass sich Wünsche und Abneigungen störend einmischen. Solange der Samādhi schwach ist und die fünf Hindernisse wirksam sind, reagiert der Geist auf unangenehmes Vedanā mit Aversion und auf angenehmes mit Begehren. So entsteht heftige Bewegung, und die Wahrheit wird in der gleichen Weise entstellt, wie der Wind Wellen im Wasser entstehen lässt und man die Fische unter der Oberfläche nicht mehr richtig erkennen kann. Auch das zeigt, wie wichtig die Jhāna-Erfahrung vor dem Satipaṭṭhāna ist. So kann man die fünf Hindernisse, vor allem das Begehren und Übelwollen, in Schach halten, um das Vedanā vollkommen leidenschaftslos zu betrachten.

Die Vedanā-Nullsumme

Der stille und von allem Mögen und Nichtmögen freie Geist sieht, dass Sukha-Vedanā (unangenehmes Gefühl) nur eine Pause zwischen zwei Erfahrungen von Dukkha-Vedanā (unangenehmes Gefühl) ist. Es wird sogar erkennbar, dass die Intensität schöner Gefühle direkt durch den Grad der vorausgehenden Unannehmlichkeiten bedingt ist und das im Dukkha-Vedanā erlebte Ungemach sich nach dem vorausgegangenen Glück bemisst.

In einem Buch über Inhaftierung und Folterung als politischer Gefangener im Argentinien der Siebzigerjahre schreibt der Autor, seine schlimmsten Erfahrungen seien nicht die Schläge oder die Elektroschockbehandlungen auf einer von den Wärtern »Susan« genannten Foltermaschine gewesen.[5] Der schlimmste Augenblick kam erst nach Monaten der Gefangenschaft, als seine Peiniger ihm einen Brief seiner Frau aushändigten. Um irgendwie mit der grauenhaften und hoffnungslosen Gegenwart fertig zu werden, hatte er seine Erinnerungen an die glücklichen Jahre vor der Gefangennahme praktisch gelöscht. Mit dem Brief kamen all die Erinnerungen an Frau und Familie wieder hoch und machten seine qualvolle Lage noch dunkler und unerträglicher. Er verfluchte seine Frau wegen dieses Briefs, und sein stummer innerer Aufschrei war lauter als die Schreie, die sich ihm unter der Folter entrungen hatten. Hier wird es ganz deutlich: Schmerz und Unbehagen sind dem verlorenen Glück proportional.

Vedanā gehört nicht zur Person

Vedanā unterliegt demnach eindeutig Bedingungen, etwa so, wie die Nacht den Tag und wie der Tag die Nacht bedingt. Es ist einfach ein Wechselspiel der Natur. Sie können Vedanā nicht beherrschen, niemand kann es. Vedanā ist nicht ich und nicht mein. Wenn Sie durch Achtsamkeit erkannt haben, dass Vedanā einfach Vedanā und von niemandem beherrschbar ist, werden Sie gelassener gegenüber Lust und Schmerz. Sie sehen klar, dass es weder dauerhafte Lust noch bleibenden Schmerz geben kann. Deshalb ist ein Himmel auf Erden nicht möglich, sondern bloßes Wunschdenken; aber so etwas wie ewige Verdammnis kann es aus dem gleichen Grund auch nicht geben.

Dieses zweite Blickfeld der Achtsamkeit soll demnach die Einsicht fördern, dass Vedanā nicht zu mir gehört, dass Lust und Schmerz einfach umeinander wirbeln wie zwei nicht zu trennende Tänzer auf dem Tanzboden des Saṃsāra. Alles Begehren wird sinnlos. Und wenn das Begehren endlich preisgegeben ist, herrscht Freiheit von Glück und Schmerz.

Betrachtung des Geistes

Dieses dritte Blickfeld der Achtsamkeit, Betrachtung des Citta oder Geist-Bewusstseins, erweist sich in der Praxis als besonders schwierig. Bei den meisten Menschen ist die Meditation nicht weit genug entwickelt, um das Geist-Bewusstsein auch nur zu sehen. Es ist wie ein gänzlich unter Kleidungsstücken verborgener Herrscher: Die Stiefel gehen bis zu den Knien hinauf, die Beinkleider reichen von der Taille bis zu den Waden, der Umhang bedeckt vom Hals abwärts Rumpf, Arme und Oberschenkel, Hände und Unterarme stecken in Handschuhen, und über den Kopf ist der Helm gestülpt. Den Herrscher selbst sieht man nicht. Genauso ist das Geist-Bewusstsein so völlig in die fünf Körpersinne Sehen, Hören, Riechen, Schmecken und Berühren eingehüllt, dass man es darunter nicht erkennt.

Wer den Herrscher sehen will, muss ihm die Kleidung abnehmen. Um Citta zu sehen, müssen wir es der fünf Sinne entkleiden. Und das ist die Aufgabe des Jhāna. Es hat demnach keinen Sinn, sich mit diesem dritten Blickfeld der Achtsamkeit zu befassen, solange man noch kein Jhāna erfahren hat. Wie soll man Citta betrachten, wenn man es noch gar nicht gesehen hat? Das ist, als wollte man den Herrscher betrachten, wenn von ihm nichts als seine Kleidung zu sehen ist.

Um Citta zu erforschen, müssen Sie ähnlich vorgehen wie ein Wissenschaftler, der beispielsweise die stofflichen Eigenschaften des Goldes ermitteln möchte. Zunächst einmal muss er sicherstellen, dass er wirklich reines Gold ohne Beimischung anderer Elemente vor sich hat. Im gleichen Sinne müssen Sie vor Ihrer Citta-Betrachtung sicherstellen, dass keine Beimischungen anderer Bewusstseinsformen mehr vorhanden sind: Die fünf Formen des Sinnesbewusstseins müssen abgestellt sein. Und das ist wie gesagt nur in der Phase unmittelbar nach einer Jhāna-Erfahrung möglich. Dann nämlich kann sich die Superpower-Achtsamkeit das eben im Jhāna-Zustand erlebte reine, von den fünf Sinnen abgelöste Citta zum Gegenstand ihrer Betrachtung machen. Nur so kann erkennbar werden, dass Citta eigentlich Anattā ist, dass es entstehen und vergehen kann, dass es weder ich noch mein, weder Gott noch kosmisches Bewusstsein ist, sondern einfach Citta – eine Flamme, die brennt, weil Brennstoff da ist.

Wohin geht Citta nach der Erleuchtung?

Eine Flamme braucht etwas Brennbares. Bei einer brennenden Kerze wirken Hitze, Wachs und Docht zusammen. Fehlt eines der drei, kann keine Flamme mehr brennen. Nimmt der Wind die Hitze weg, erlischt die Flamme. Ist der Docht zu Ende, erlischt die Flamme. Ist das Wachs aufgebraucht, erlischt die Flamme. Die Flamme ist danach nicht anderswo, sie kommt nicht in den Flammenhimmel, wo alle guten Flammen in Ewigkeit weiterflackern. Sie geht auch nicht in die transzendente kosmische Flamme ein. Sie erlischt einfach, nichts weiter. Das Pāli-Wort für dieses Erlöschen lautet Nibbāna.

Auch Citta braucht »Brennstoff«. Die Suttas bezeichnen diesen Brennstoff als *Nāma-Rūpa*, »das Geistige und das Körperliche«. Wenn Nāma-Rūpa endet, »erlischt« auch Citta vollständig (SN 47,42). Es geht aus. Es geht nicht anderswo hin, sondern ist einfach nicht mehr. Die Überlieferung berichtet von zwei Bikkhunīs (Nonnen), Kisāgotamī und Paṭācārā, die beide beim Erlöschen eines Lämpchens volle Erleuchtung fanden (Dhp 275; Thig 116).

Die Natur des Bewusstseins

Wenn Sie Superpower-Achtsamkeit auf das reine Citta richten, zeigt sich, von welcher Art alles Bewusstsein ist. Sie sehen jetzt nämlich, dass Bewusstsein kein gleichmäßig fließender Prozess ist, sondern eine Folge klar abgegrenzter Einzelereignisse. Betrachten wir das Bewusstsein als ein Stück Sandstrand. Bildet der Sand nicht über Hunderte von Metern eine kontinuierliche Fläche? Nein, kaum sehen Sie näher hin, zeigt sich schnell, dass es sich um lauter einzelne Sandkörnchen handelt. Es gibt Leerräume zwischen ihnen, und die sind nicht mit so etwas wie »essenzieller Sandigkeit« angefüllt. So besteht auch der scheinbare Bewusstseinsstrom aus Einzelereignissen, zwischen denen nichts ist.

Um noch nähr an die tatsächlichen Verhältnisse heranzukommen, stellen Sie sich bitte eine Art wunderbaren Obstteller vor, auf dem wie aus dem Nichts ein Apfel erscheint. Dann verschwindet der Apfel vollständig, und an seiner Stelle erscheint eine Kokosnuss. Auch die Kokosnuss verschwindet, und an ihrer Stelle taucht wieder ein Apfel auf, der wieder verschwindet und durch eine weitere Kokosnuss ersetzt wird. Dann ist die Kokosnuss weg und eine Banane da, die wieder verschwindet und durch eine weitere Kokosnuss ersetzt wird, an deren Stelle, nachdem sie verschwunden ist, wieder eine Banane tritt – und so geht das munter fort, Kokosnuss, Apfel,

Kokosnuss, Mango, Kokosnuss, Orange, Kokosnuss … Sobald eines verschwunden ist, taucht ein anderes auf. Es sind immer Früchte, aber verschiedene Arten und ständig wechselnde Einzelfrüchte, und zwischen ihnen ist kein verbindendes Medium, keine »essenzielle Fruchtigkeit«. In diesem Gleichnis könnte der Apfel für ein Ereignis im Sehbewusstsein stehen, die übrigen Früchte für Ereignisse in den anderen an die fünf Körpersinne gebundenen Bewusstseinsformen. Die Kokosnüsse vertreten in diesem Bild die Ereignisse im Geist-Bewusstsein. Alle Bewusstseins-Augenblicke sind in sich selbst abgeschlossen, nichts Durchgängiges strömt hier von einem Moment zum nächsten.

Das Geist-Bewusstsein, die Kokosnuss, taucht nach jedem Ereignis in den übrigen Bewusstseinsformen auf und vermittelt so die Illusion, in der Erfahrung sei etwas Durchgängiges und Gleichbleibendes. Für einen nicht in der Meditation Geschulten scheinen alle Sinnesereignisse eine Qualität zu besitzen, die er vielleicht »Erkennen« oder »Wahrnehmen« nennen würde. Die Superpower-Achtsamkeit offenbart jedoch, dass dieses Erkennen nicht zum Sehen, Hören und so weiter gehört, sondern erst kurz danach eintritt. Und dieses Erkennen ist nicht da, wenn gerade zum Beispiel ein Seh-Ereignis stattfindet und Seh-Bewusstsein da ist. Das Seh-Bewusstsein wiederum ist nicht da, wenn gerade das Erkennen des Geist-Bewusstseins stattfindet. Für unseren wunderbaren Obstteller bedeutet das: Es sind niemals ein Apfel und eine Kokosnuss gleichzeitig auf dem Teller.

Kein Ich

In dieser Betrachtung des Bewusstseins als Abfolge isolierter Ereignisse, die nicht in etwas von Augenblick zu Augenblick Durchgehendes eingebettet sind, kann sich die Illusion eines stets und ständig vorhandenen und die Erfahrung der Welt entgegennehmenden Erkennenden nicht halten. Hier wird die letzte Zuflucht für die Illusion des Ich demontiert. Bis dahin mag es Ihnen völlig selbstverständlich gewesen sein: »Ich bin es, der/die erkennt.« Doch das Selbstverständliche erweist sich oft als Irrtum. Jetzt jedenfalls sehen Sie es einfach als »Erkennen«, als Geist-Bewusstsein – wie die Kokosnuss manchmal vorhanden und manchmal nicht. Citta ist lediglich eine Naturerscheinung mit Anfang und Ende wie alle Naturerscheinungen. Es kann nicht ich oder mein sein. Das Erkennende, Citta, wird schließlich als Anattā erkannt, als Nicht-Ich.

Wir üben Satipaṭṭhāna, um Anattā zu erkennen. Die beiden letzten Fluchtburgen der Illusion eines Ich oder einer Seele sind der Erkennende und der Macher. Wenn es etwas gibt, das Sie als die Essenz Ihres Ich ansehen, dann ist es sicher einer dieser beiden. Sie sehen sich als das, was tut, und/oder das, was erkennt. Diese beiden tief eingewurzelten uralten Wahnideen sind es, die zwischen Ihnen und der Erleuchtung stehen. Wer das auch nur einmal durchschaut hat, ist »in den Strom eingetreten«. Wer es dauerhaft durchschaut, ist ein *Arahat*, ein Heiliger.

Betrachtung von Geist-Objekten

Die Gegenstände des Geistes bilden das letzte der vier Blickfelder der Achtsamkeit. Als Geist-Objekte nennt das *Satipaṭṭhāna-Sutta*: die fünf Hindernisse, die fünf Anhäufungen, die sechs Sinne, die sieben Erleuchtungsfaktoren und die vier edlen Wahrheiten. Nach meiner Auffassung sind das repräsentative Beispiele, denen man weitere im Sutta nicht genannte Objekte wie Gedanken und Gefühlsregungen hinzufügen kann.

Betrachtung der fünf Hindernisse

Wie wir im Zusammenhang mit der Betrachtung des Fühlens (Vedanā) gesehen haben, müssen die fünf Hindernisse überwunden sein, bevor man überhaupt irgendetwas mit Gewinn betrachten kann. Aber wie soll man die fünf Hindernisse betrachten, wenn man sie schon abgelegt hat? Nun, weiter oben habe ich erwähnt, dass die Achtsamkeit sich auch Vergangenes zum Gegenstand machen kann. Achtsamkeit beinhaltet auch Erinnerungsvermögen. Superpower-Achtsamkeit kann sich deshalb zum Beispiel einem zurückliegenden Fall von Trägheit und Stumpfheit zuwenden und diese Erfahrung so lange in ihrem starken Lichtkegel halten, bis ihre wahre Natur sich zeigt. So wird Ihre Superpower-Achtsamkeit schließlich gewahren, dass Erfahrungen der fünf Hindernisse eigentlich nur projizierte Bilder sind. Sie gehören weder zu Ihnen, noch haben sie überhaupt etwas mit Ihnen zu tun, wie das folgende Beispiel verdeutlichen wird.

Ein alter Schulfreund unternahm vor Jahren eine Reise nach Jamaika. Einmal besuchte er in einer für hohe Gewaltbereitschaft bekannten abgelegenen Ortschaft ein Autokino und nahm überrascht wahr, dass die »Leinwand« aus gut einen halben Meter dickem Stahlbeton bestand. Wieso, fragte er sich, leistete man sich ausgerechnet hier etwas derart Kostspieliges? Nun, die Leute liebten Western. Und wenn die Geschichte sich bis zum unvermeidlichen großen Showdown entwickelt hatte, zog so mancher im Publikum sein Schießeisen, um mitzumischen. Wenn sie den Sheriff nicht mochten, schossen sie auf seine Projektion, oder sie ballerten wie wild auf Indianer und sonstige unliebsame Gestalten. Der Besitzer des Kinos hatte die Leute einfach nicht von diesen Schießereien abbringen können, und nachdem er mehrmals die zersiebte Leinwand hatte ersetzen lassen, entschloss er sich zu dieser schusssicheren Version.

Wenn Sie die Bilder, die auf Ihrem »Bildschirm« erscheinen, als real ansehen, werden Sie auch so manches Mal auf sie anlegen wollen. Achtsame Betrachtung wird Ihnen jedoch zeigen, dass nichts von dem etwas mit Ihnen zu tun hat. Wenn Sie Hindernisse einfach als Bilder auf der Leinwand Ihres Bewusstseins ansehen, werden sie Ihnen nie wieder zu schaffen machen. Dann sind Sie frei.

Betrachtung des Denkens

Das Denken oder innere Sprechen ist ein Geist-Objekt, das furchtbare Leiden heraufbeschwören kann. Es kann sich als Unrast, Reue, Zweifel, Begierde oder Übelwollen manifestieren. Deshalb ist das Denken eigentlich das Zentrum der fünf Hindernisse. Anhaltende pessimistische Gedanken können Depressionen nach sich ziehen, die schlimmstenfalls im Selbstmord enden. Zwanghafte angstbesetzte Gedanken können bis zum Verfolgungswahn gehen. Es liegt sicher auf der Hand, dass es nur gut sein kann, sich dem Denken unter dem Gesichtspunkt dieses vierten Satipaṭṭhāna zuzuwenden.

Und nur Superpower-Achtsamkeit wird das Blendwerk des Denkens durchschauen können. In normaler Achtsamkeit werden Sie immer noch auf das Denken hereinfallen, sich von ihm einwickeln lassen und sogar glauben, es enthalte mehr Wahrheit als die Realität selbst. Ein hungriger Mann besucht ein Restaurant und bekommt die Speisekarte. Wird er sie essen? Eher nicht, denn in diesem Fall ist leicht zu sehen, dass die Speisekarte nicht die Speise ersetzen kann. Genauso viel und genauso wenig haben Gedanken mit der Wirklichkeit zu tun.

Superpower-Achtsamkeit nimmt wahr, dass das Denken selbst im günstigsten Fall immer noch einen Schritt von der Wirklichkeit entfernt ist – und im schlimmsten Fall gar nichts mit ihr zu tun hat. Das Übelwollen verbiegt unser Denken zu Ärger, sinnliches Begehren bläht es zu Begierde auf, Unrast verknotet es zu Frustration. Nüchtern betrachtet, ist den Gedanken nicht zu trauen. Nicht einmal diesem!

Wenn Satipaṭṭhāna das Denken als das sieht, was es ist – eine Annäherung, ein Notbehelf –, werden wir unser Denken etwas gelassener betrachten. Dass diese Gelassenheit und Weisheit zunehmen, erkennen Sie an Ihrer wachsenden Fähigkeit, von Ihren Gedanken jederzeit abzulassen. Sie lernen zu schweigen, nach außen und innen. Eine der in den Suttas verwendeten Bezeichnungen für einen Erleuchteten lautet *Santamuni*, »schweigender Weiser«.

Betrachtung des Willens

Zu den wichtigen Geist-Objekten, die ich hier besprechen möchte, gehört auch *Cetanā*, der »Wille«, der bei diesem vierten Satipaṭṭhāna im Zusammenhang mit den fünf *Khandhas*, den »Daseinsgruppen« oder »Anhäufungen« betrachtet wird. Wille ist »das, was tut«, also der Macher, und der gehört wie oben erwähnt neben dem Erkennenden zu den beiden letzten Rückzugsgebieten der Ich-Illusion. Für den Weg zur Erleuchtung ist es deshalb entscheidend wichtig, dass wir den Willen, den Macher, als Anattā erkennen.

Vor langer Zeit war ich aktives Mitglied der Psychic Research Society, einer parapsychologischen Forschungseinrichtung an der Universität von Cambridge. Einmal im Jahr luden wir einen professionellen Hypnotiseur ein, der seine Künste vorführen sollte – oft sehr zum Vergnügen der Studenten. Einmal wurde ein besonders suggestibler Student in eine tiefe Trance versetzt. Dann sagte der Hypnotiseur vor allen anderen Studenten zu ihm, er werde später am Abend auf ein Signal des Hypnotiseurs hin aufstehen und die britische Nationalhymne singen; das Signal sollte darin bestehen, dass der Hypnotiseur sich ans linke Ohr griff. Dann wurde der Student aus seiner Trance geholt, und der Abend nahm seinen weiteren Verlauf, bis der Hypnotiseur sich ans Ohr griff und dieser arme Kerl wahrhaftig »God save the Queen« anstimmte. Es blieb ein Solo, aber unter ungeheurem Gelächter. Richtig faszinierend wurde es aber erst, als er gefragt wurde, weshalb er die Nationalhymne gesungen hatte: Er war nicht nur felsenfest davon überzeugt, dass es seine eigene Idee und freie Entscheidung gewesen war, sondern wusste das auch noch mit ungemein konstruiert wirkenden Gründen zu untermauern, die ihm selbst offenbar völlig plausibel erschienen. Sogar eine Gehirnwäsche kann also dem so Behandelten als sein freier Willensakt erscheinen.

Auch Sie bilden sich ja gerade ein, Sie läsen das hier aus freiem Willen. Tut mir leid, aber Sie haben darin überhaupt keine Wahl! Wille ist nicht das Handeln eines Jemand, sondern einfach das Endprodukt eines Prozesses.

Wenn sich die Superpower-Achtsamkeit einen eben erlebten Jhāna-Zustand zum Gegenstand ihrer Betrachtung macht, erkennt sie klar, dass der Wille, der »Macher«, in diesem Zustand völlig aufgehört hat. Er war über längere Zeit einfach nicht da. Bei der Betrachtung eines Zustands vollkommener Achtsamkeit, in dem sich kein Wille regt, werden Sie erkennen, dass »Wille«, »Wahlfreiheit« und der »Macher« nicht ich und nicht mein sind – sie haben nichts mit einem Ich zu tun. Alles, was Sie tun, ist nur das Ergebnis komplexer Programmierungen.

Wenn ich so vor Leuten spreche, reagieren viele verstört. Sie befürchten offenbar, dass ihnen hier etwas weggenommen werden soll, worauf sie allergrößten Wert legen: ihr Wille. Wir im Westen hängen so sehr an dieser Illusion des freien Willens, dass wir sie sogar in unseren Menschenrechtserklärungen und Verfassungen festschreiben. Sie werden vielleicht einwenden, dass es ohne freien Willen wenig sinnvoll erscheint, die Mühen eines Erleuchtungsweges auf sich zu nehmen. Aber liegt die Antwort nicht auf der Hand? Sie nehmen diese Mühen auf sich, weil es gar nicht *Ihre* Entscheidung ist!

Nur Superpower-Achtsamkeit besitzt die Kraft, alle von unseren Anhaftungen errichteten Angstbarrieren zu durchbrechen und den Willen als das zu sehen, was er tatsächlich ist. Um wieder auf unseren tausendblättrigen Lotos zurückzugreifen: Wenn die Blütenblätter, die den Macher repräsentieren, sich ganz geöffnet haben, stellen Sie überrascht fest, dass dahinter niemand ist, der all das hier tut. Wille ist Anattā. An dieser Stelle beginnt sich das Begehren zu entwirren und zu lösen.

Betrachtung der Emotionen

Unsere Seelenregungen sind das letzte der Geist-Objekte, die ich hier erörtern möchte. Emotionen sind innere Befindlichkeiten, für die wir eine Reihe von Bezeichnungen haben: deprimiert oder begeistert, schuldbewusst oder verzeihend, bekümmert oder heiter, ärgerlich oder mitfühlend und so weiter. Emotionen beuteln uns, und das kann wehtun. Sie sind Geist-Objekte, sie erscheinen auf dem Bildschirm des Bewusstseins und gehören zu diesem vierten Satipaṭṭhāna.

Als ich noch jung, aber schon Buddhist war, sah ich mir den Film *West Side Story* an. Da gibt es am Ende diese herzzerreißende Szene, in der Tony, der Held der Geschichte, auf seine geliebte Maria zuläuft, dann fällt der tödliche Schuss, und er stirbt in Marias Armen. Zum tragischen Ende dieser Liebesbeziehung singen sie gemeinsam: »There's a place for us. Somewhere a place for us.« Viele im Saal brachen dabei in Tränen aus. Weshalb weinten sie? Es war doch nur ein Film, ein Spiel von Lichtern auf einer Leinwand.

Wenn Sie sich von Emotionen blenden lassen, sehen Sie sie als wichtig und real an, als »mein«. Das hat so viel Saugkraft, dass wir mitunter sogar unerfreuliche Emotionen wie Traurigkeit geradezu suchen. Oder weshalb gehen manche Leute mit einem ordentlichen Vorrat Papiertaschentücher ins Kino, wenn sie vorher gelesen haben, dass es sich bei dem Film um einen Schmachtfetzen handelt? Sie hängen an solchen Emotionen, identifizieren sich mit ihnen, baden darin. Es ist ihnen lieber als Freiheit.

Auf Emotionen ausgerichtete Superpower-Achtsamkeit macht klar, ob Sie frei sein möchten oder nicht. Sie schert sich nicht um Ihre Vorlieben. Und Sie erkennen, dass Emotionen wie der Gesang der Sirenen sind, der Sie in Richtung Klippen lockt. Aber im Grunde sind sie einfach Geist-Objekte, die ihre Ursachen und Bedingungen haben – genauso sehr »Ihre« wie die Wetterfronten, die über Sie hinwegrauschen. Wer diese Wahrheit sieht, schüttelt die Herrschaft der Emotionen ab.

Alles, was zum Objekt des Geistes wird und auf dem »Bildschirm« des Bewusstseins erscheint – die fünf Hindernisse oder Gedanken, der Wille und Emotionen –, kann man dem unnachsichtigen, alles bis in die Tiefe ausleuchtenden Strahl der Superpower-Achtsamkeit aussetzen. Sie werden etwas finden, womit Sie niemals gerechnet hätten. Sie werden sehen, was der Buddha unter dem Bodhi-Baum sah. Es dämmert Ihnen, dass alles, was sich auf dem Bildschirm des Bewusstseins abzuspielen scheint, einfach das Spiel der Natur ist, nicht das Spiele eines Gottes oder der Seele. Hier ist ... nichts. Niemand zu Hause. Die Geist-Objekte sind leer. Sie sind Anattā, Nicht-Ich. Die Illusion ist durchschaut. Geist-Objekte beeindrucken Sie nicht mehr, Sie sind frei.

Kehren wir an den Anfang zurück: Der Buddha versprach jedem, der sieben Tage lang in der rechten Weise die vier Satipaṭṭhānas übt, er werde die Stufe des voll Erleuchteten oder wenigstens die des Niewiederkehrers erreichen. Jetzt verstehen Sie vielleicht, weshalb so viele Meditierende voller Enttäuschung wahrnehmen, dass sie auch nach mehr als sieben Tagen fortgesetzter Meditation nicht erleuchtet sind. Sie haben das Satipaṭṭhāna einfach nicht nach den Anweisungen des Buddha geübt. Probieren Sie es, machen Sie sich selbst ein Bild. Erzeugen Sie auf der Basis der Jhāna-Erfahrung Superpower-Achtsamkeit, dann wissen Sie, wie zahnlos gewöhnliche Achtsamkeit ist. Setzen Sie Citta (den Erkennenden) oder Cetanā (den Willen) dem Lichtstrahl dieser Superpower-Achtsamkeit aus, und wagen Sie sich mutig aus der Geborgenheit Ihrer bisher gehegten Anschauungen heraus. Lassen Sie das Unerwartete zu. Versuchen Sie der Wahrheit nicht mit Mutmaßungen vorzugreifen. Warten Sie geduldig, bis das tausendste Blütenblatt des Lotos sich öffnet und den Blick auf das Herz freigibt. Das wird das Ende der Verblendung, das Ende des Saṃsāra und das Ende des Satipaṭṭhāna sein.

ZWEITER TEIL

Jhāna und über Jhāna hinaus

9 GLÜCKSELIGKEIT

In den ursprünglichen buddhistischen Schriften gibt es nur einen einzigen Ausdruck für Meditation, nämlich Jhāna. Nach den Worten des voll erleuchteten Ānanda im *Gopaka-Mogallāna-Sutta* (MN 108,27) war Jhāna die einzige Form der Meditation, die der Buddha lehrte. Jhāna bezeichnet demnach die eigentliche buddhistische Meditation: Im Geist des Meditierenden ist alles Denken zur Ruhe gekommen, er ist gegen die Aktivitäten der fünf Sinne abgeschottet und erstrahlt in überweltlicher Seligkeit. Etwas verkürzt gesagt: Was nicht Jhāna ist, kann nicht wahre buddhistische Meditation sein. Wohl auch deshalb besteht der Höhepunkt des vom Buddha gelehrten edlen achtfachen Pfades, die »rechte Meditation«, aus den vier Jhānas.

Die Entdeckung des Buddha

Den alten Texten zufolge ist Jhāna die Entdeckung des Buddha (SN 2,7; AN IX,42). Nirgendwo ist dort zu lesen, der Buddha habe das Vipassanā entdeckt. In diesen autoritativen Texten wird außerdem gesagt, dass die vier Jhānas immer nur mit dem Auftreten eines Buddha erscheinen (SN 45,14-17). Die Entdeckung der Jhānas durch den Buddha ist eine wichtige Tatsache für das gesamte Drama der Erleuchtung.

Wenn kein Geringerer als der Arahat Ānanda den Buddha als den Entdecker des Jhāna benennt, ist damit nicht gesagt, dass niemand jemals zuvor Jhāna erfahren hätte. In der Zeit des vorigen Buddha Kassapa zum Beispiel machten unzählige Menschen die Jhāna-Erfahrung und fanden anschließend Erleuchtung. Aber vor zweitausendsechshundert Jahren, in der Zeit vor dem Auftreten des Buddha Gautama, war das Wissen um diese Erfahrung in Indien vollständig erloschen. Noch Mahāvīra, der Begründer des Jainismus und ein Zeitgenosse des Buddha, erklärte die Jhāna-Erfahrung öffentlich für unmöglich, nachdem man sie ihm beschrieben hatte (SN 41,8). Also hatte diese nach Meinung vieler Fachleute bekannteste religiöse Führungsgestalt jener Zeit keine Ahnung von allgemein geübter spiritueller Praxis, oder die Jhānas sind wirklich erst vom Buddha entdeckt worden. Letztere Möglichkeit ist weitaus plausibler. Für sie spricht außerdem der Umstand, dass in keinem religiösen Text aus jener Zeit vor dem Auftreten des Buddha von Jhāna die Rede ist.

Hier wird manchmal eingewendet, die Lehrer des (späteren) Buddha, Alāra Kalāma und Udaka Rāmaputta, hätten Jhāna gelehrt, weil sie nach Aussage der alten Texte den Bodhisatta (den künftigen Buddha) darin unterwiesen, wie man den Zustand der Leerheit und den Zustand, der weder Wahrnehmung noch Nicht-Wahrnehmung ist, erreicht (MN 26). Die frühen Texte sprechen hier zwar nicht von Jhāna, aber es ist klar, dass diese Zustände nur erreichbar sind, wenn man vorher Schritt für Schritt durch die vier Jhānas gegangen ist. Kannten diese beiden Lehrer also die Jhānas und haben den Buddha darin unterwiesen?

Wenn es so gewesen wäre, weshalb hätte der Buddha dann gesagt, dass diese Methode nicht zum Nibbāna führt (MN 26,16), wohl aber der Weg des Jhāna (MN 36,31; 52,4-7; 64,9-12)? Und als der Bodhisatta die Askese aufgab und sich fragte: »Könnte es einen anderen Pfad zur Erleuchtung geben?« (MN 36,30), weshalb erinnerte er sich da an seine erste

Jhāna-Erfahrung als Kind unter dem Rosenapfelbaum und nicht an aktuelle Jhāna-Erfahrungen bei diesen beiden Lehrern? Auf diese Fragen muss man befriedigende Antworten finden, wenn man behaupten möchte, Alāra Kalāma und Udaka Rāmaputta hätten Jhāna gelehrt.

Wenn wir diese beiden Gesichtspunkte zusammennehmen, dass der Buddha die Methoden seiner Lehrer für unwirksam erklärte, was das Nibbāna angeht, während er zugleich die Wirksamkeit des Jhāna hervorhob (MN 108,27), kann man nur davon ausgehen, dass die beiden eben nicht Jhāna lehrten, sondern nur das, was davon aus der Zeit des vorigen Buddha Kassapa noch an verwässerten Resten übrig war. Auch heute gibt es ja Lehrer der Meditation, die ihre Methode Jhāna nennen, obwohl sie offensichtlich weit dahinter zurückbleibt – etwa so, wie ein gekaufter akademischer Titel hinter einem wirklich erarbeiteten zurückbleibt. Echtes Jhāna führt ebenfalls in die Leerheit, aber im Unterschied zu dem, was Alāra Kalāma lehrte, führt dieser Weg weiter zur Erleuchtung (MN 52,14).

Es gibt einen zweiten Grund für die Annahme, dass Jhāna vor dem Auftreten des Buddha Gautama unbekannt war, nämlich die Tatsache, dass nur die Praxis des Mittleren Weges zum Jhāna führt und diese Praxis damals unbekannt war. Die ältesten buddhistischen Texte, zum Beispiel das *Dhammacakka-ppavattana-Sutta* (die erste Lehrrede, SN 56,11), benennen den Buddha als den Entdecker des Mittleren Weges und sagen gleichzeitig, der Mittlere Weg sei gleichbedeutend mit dem edlen achtfachen Pfad. Anderswo heißt es, der Buddha habe den edlen achtfachen Pfad als einen längst vergessenen Weg zu einer verschollenen Stadt entdeckt (SN 12,65). Außerdem verläuft der edle achtfache Pfad, der Mittlere Weg, über Stufen und findet seinen Höhepunkt im Jhāna (AN X,103). Stimmt man also zu, dass der Buddha den Mittleren Weg oder edlen achtfachen Pfad gefunden hat, dann kann auch nur er den letzten Abschnitt, Jhāna, entdeckt haben.

Das *Arana-Vibhanga-Sutta* (MN 139) setzt den Mittleren Weg der Jhāna-Praxis gleich. Hier wird im Einzelnen erklärt, dass man weder Askese üben noch Sinnenlust suchen, sondern den Mittleren Weg gehen soll. Wenn man weder auf Leiden (Askese) noch auf Lust (Kāma-Sukha) im Bereich der fünf Körpersinne aus ist, bleibt nur die Suche nach Glück im Bereich des sechsten Sinnes, des Geistes, und das ist der Mittlere Weg. Im weiteren Verlauf dieses Sutta fordert der Buddha ausdrücklich zum Streben nach dem inneren Glück auf, empfiehlt also den Mittleren Weg, nur dass er es in diesem Zusammenhang als die Praxis der vier Jhānas beschreibt. Daraus kann nur geschlossen werden, dass der Mittlere Weg das Streben nach Jhāna ist.

In der Geschichte vom Erwachen des Buddha folgt auf die Einsicht des Bodhisatta, dass Jhāna der Weg zur Erleuchtung ist (MN 36,31), sogleich die Erkenntnis, dass Jhāna-Praxis nicht gut mit einem durch Askese ausgemergelten Körper zu bewältigen ist. Deshalb ging er zu einer normalen Ernährung über. Sofort kehrten ihm seine fünf Asketen-Gefährten empört den Rücken, weil sie meinten, er habe sich vom Weg abgewandt (MN 36,32). Auch das spricht dafür, dass eine sanfte Praxis, die Ruhe im Körper schafft und damit Jhāna den Weg bereitet, vor dem Auftreten des Buddha nicht als gangbarer Weg angesehen wurde. Wenn der Weg des Jhāna sich keiner Wertschätzung erfreute, darf man sich nicht wundern, dass er nicht begangen wurde und niemand die Erfahrung machte. Damit dürfte auch klar sein, weshalb der Buddha den ersten Teil seiner ersten Lehrrede dem Mittleren Weg widmete, dem edlen achtfachen Pfad, der zum Jhāna und damit zur Erleuchtung führt.

Ich bin auf diesen Punkt etwas näher eingegangen, weil der Gedanke im Westen noch neu und unbekannt ist. Zu grundsätzlichen Dingen dieser Art wird es immer auch Gegenargumente geben. Ich bitte also den Leser, seine vorhandenen Anschauungen einmal bei Seite zu lassen (wie ja auch der Buddha sagte, dass alles Haften an Anschauungen die Einsicht behindert) und die hier vorgetragene Sicht der Dinge vorurteilsfrei zu betrachten. Schließlich ist das *Pancālacando-Sutta* (SN 2,7) mit großer Sicherheit ein Originaltext, da an anderer Stelle des Kanons (AN IX,42) auf ihn verwiesen wird. Das bedeutet, dass die fünfhundert zum ersten Konzil versammelten Arahats das Sutta als authentischen Dhamma akzeptierten. Und in ihm wird gesagt, Jhāna sei die Entdeckung des Buddha.

Kann man an Jhāna haften?

Als der Bodhisatta erkannt hatte, dass Jhāna der Weg zur Erleuchtung ist, überlegte er: »Warum fürchte ich diese Lust, die weder mit den fünf Sinnen noch mit unheilsamen Dingen zu tun hat? Ich werde diese Lust [des Jhāna] nicht fürchten!« (MN 36,32) Noch heute denkt leider manch einer, etwas so intensiv Lustvolles wie Jhāna könne kaum der Beendigung aller Leiden dienen – und bleibt angstvoll fern. Doch der Buddha selbst sagt in den Suttas immer wieder, das Glück des Jhāna »ist zu suchen, ist zu entwickeln und ist zu fördern. Es ist nicht zu fürchten« (MN 66,21).

Trotzdem lassen sich manche von Jhāna-Gegnern verführen, die behaupten, man könne so sehr an Jhāna haften, dass man nie Erleuchtung findet. Solchen Menschen sei gesagt, dass sich *Upādāna*, das Wort, mit dem der Buddha das Haften benannte, nur auf das Haften an den Annehmlichkeiten und Freuden der Welt der fünf Sinne und das Haften an falschen Anschauungen (etwa der Annahme eines Ich) bezieht – und nie auf das Haften an etwas so Zuträglichem wie Jhāna.[6]

Einfach ausgedrückt sind die Jhānas Stufen des Loslassens. Am Loslassen kann man so wenig haften, wie man von Freiheit eingeschränkt sein kann. Man darf sich Jhāna oder der Seligkeit des Loslassens hingeben, aber genau das fürchten manche, die sich von anderen irreführen lassen. Im *Pāsādika-Sutta* (DN 29,25) sagt der Buddha, wer sich der Lust des Jhāna hingebe, habe mit einer dieser vier Folgen zu rechnen: Stromeintritt, Einmal-Wiederkehr, Nie-Wiederkehr und volle Erleuchtung. Anders gesagt: Das Haften an Jhāna führt nur zu den vier Stufen der Erleuchtung. Daher die Worte des Buddha: »Jhāna ist nicht zu fürchten.«

Manche meinen, Jhāna sei allzu weit von ihrer Erfahrung entfernt und daher bedeutungslos. Keineswegs! Über solche erhabenen Zustände zu sprechen kann inspirierend wirken und eine Vorstellung vom Verlauf des Weges geben. Noch wichtiger ist aber, dass man dann schon weiß, was zu tun ist, wenn man in die Nähe solch einer zutiefst befreienden Erfahrung kommt. Und zuletzt erlaubt es auch ein tieferes Verständnis des Dhamma, insbesondere der dritten edlen Wahrheit von der Beendigung des Leidens. Die Verzückung des Jhāna entspricht nämlich ganz direkt der »Menge« an Saṃsāra, die man – wenn auch vorübergehend – aufgegeben hat. Deshalb lohnt sich das Gespräch über die Jhānas durchaus, auch wenn sie noch in weiter Ferne zu sein scheinen.

Manche Leser sind vielleicht auch schon nahe genug, um dieser Erörterung aufgrund ihrer eigenen Erfahrung folgen zu können und sich hier den Schwung zu holen, den sie für den Sprung ins Jhāna benötigen. Und wenn jemand in tiefe meditative Zustände gelangt, wird er wissen wollen, um was es sich da, in den vom Buddha verwendeten Begriffen, eigentlich handelte. Es ist also wichtig, den Grad der Tiefe der Meditation richtig benennen zu können.

Dann ist es auch wichtig, Inspiration und Ansporn zu bekommen. Diese positive Gestimmtheit erleichtert einfach das weitere Loslassen. Ich möchte Ihnen zeigen, wie wunderbar und tief diese Jhāna-Zustände sind; und ich möchte Ihnen deutlich machen, wie entscheidend wichtig sie für die Erleuchtung sind.

Schon durch das Lesen über Jhāna wird in Ihnen ein Same gelegt, der eines Tages keimen und schließlich Frucht tragen wird. Der Geist wird zur rechten Zeit wie von selbst wissen, was zu tun ist. Wenn zum Beispiel Nimittas erscheinen, wird der Geist spontan reagieren können. Später überlegen Sie vielleicht: »Woher kam diese Reaktion?« Nun, sie kam daher, dass Sie Erörterungen wie diese gelesen haben. Es kann sogar etwas in einem früheren Leben Gelerntes dafür verantwortlich sein!

Denken Sie also bitte nicht, dass diese Erörterung hier Ihren Horizont übersteigt, weil Sie noch nicht bei den Jhānas sind. Sie wird Ihnen ganz im Gegenteil eine Menge nützen. Sie werden es selbst erleben, nämlich dann, wenn Sie einen Jhāna-Zustand erleben und dann spüren, dass Anleitungen wie diese hier Ihnen gerade im rechten Moment zu Hilfe gekommen sind.

Der schöne Atem – Beginn der Reise in die Jhānas

Nachdem wir nun unter historischen und theoretischen Gesichtspunkten über die Jhānas gesprochen haben, soll im Weiteren von der Praxis der Jhānas die Rede sein. Der beste Ausgangspunkt hierfür ist der schöne Atem. Vor dieser Stufe des schönen Atems ruht der Geist nicht in sich selbst, er ist zu wenig bewusst und zu wenig stabil, um sich schon an höhere Bewusstseinszustände heranwagen zu können. Wenn Sie jedoch ein ununterbrochenes Atemgewahrsein mühelos über längere Zeit halten können und dieses Gewahrsein so aufnahmebereit geworden ist, dass Ihnen der Atem als etwas Köstliches erscheint, haben Sie den Punkt erreicht, an dem die Reise in die Jhānas beginnen kann.

Lassen Sie alle Bedenken fallen, Freude in der Meditation könnte falsch sein. Glücksgefühle beim Meditieren sind wichtig! Außerdem stehen Sie Ihnen zu. Totale Seligkeit beim Atmen – das ist ein ganz wesentlicher Bestandteil des Weges. Sollten sich also zusammen mit dem Atem solche köstlichen Gefühle einstellen, dann überwinden Sie sich dazu, sie anzunehmen und wie etwas Kostbares zu hüten.

Diese Freude ist nämlich der »Klebstoff«, der die Aufmerksamkeit beim Atem hält. Die Achtsamkeit kann in dieser Freude mühelos beim Atem bleiben. Man verweilt in dieser vollen Aufmerksamkeit auf den Atem, weil sich der Geist in der Betrachtung des Atems so wohlfühlt, dass er gar nicht anderswo sein möchte. Er bleibt ganz von selbst beim Atem und hat keine Lust abzuschweifen.

Ohne diese Freude wird man immer noch irgendein Ungenügen empfinden. Und in diesem Ungenügen würde der Geist natürlich anfangen herumzustöbern. Vor dem Stadium des schönen Atems zieht dieses Gefühl des Ungenügens die Achtsamkeit vom Atem weg. Dann kann man sie nur durch bewusste Willensanstrengung beim Atem halten. In der Erfahrung des schönen Atems jedoch erzeugt die schiere Freude eine anhaltende Zufriedenheit, und der Geist schweift nicht mehr ab. Jetzt kann man die Kontrolle abgeben, die Anstrengungen einstellen, und der Geist bleibt doch ohne jeglichen Zwang regungslos.

Wie Benzin einem Auto als Treibstoff dient, so hält das Ungenügen den Geist in Bewegung. Ist bei einem Auto der Tank leer, bleibt der Motor stehen, und der Wagen rollt langsam aus. Man muss nicht einmal bremsen. Wenn im Geist kein Ungenügen mehr bleibt, weil er ganz vom schönen Atem erfüllt ist, rollt er ebenfalls langsam aus. Man muss ihn nicht mit Willenskraft zum Anhalten zwingen. Der Geist kommt auf ganz natürliche Weise zum Stillstand.

Pīti-Sukha – Freude und Glück

Das Kompositum Pīti-Sukha setzt sich aus den Pāli-Wörtern für Freude und Glück zusammen und bedeutet eben das: eine Verbindung der beiden. Man kann diese Wörter für vieles verwenden, sogar für ganz weltliche Freuden. In der Meditation verweist Pīti-Sukha jedoch nur auf die Freude und das Glück, die aus dem Loslassen kommen.

Man kann verschiedene Arten von Feuer nach dem in ihm verbrennenden Material unterscheiden: Holzfeuer, Ölfeuer, Buschfeuer. Im gleichen Sinne lassen sich verschiedene Arten von Glück anhand von Ursachen unterscheiden. Das Glück und die Freude, die im schönen Atem liegen, verdanken sich der Loslösung von Vergangenheit und Zukunft, vom inneren Kommentar, von der Zersplitterung des Bewusstseins. Und weil die Freude aus dem Loslassen kommt, schafft sie keine neuen Anhaftungen. Anhaften und Loslassen – das geht nicht gleichzeitig. Die Freude, die sich mit dem schönen Atem einstellt, deutet klar darauf hin, dass einiges an Loslösung geschehen ist.

Pīti-Sukha kann durch Sinnesfreuden, durch persönlichen Erfolg oder durch das Loslassen bedingt sein. Das Glück der Sinne ist heiß und erregend. Aber auch übererregend und dadurch ermüdend. Durch Wiederholung nutzt es sich ab. Das Glück des persönlichen Erfolgs ist warm und befriedigend, nutzt sich jedoch ebenfalls ab und hinterlässt eine eigenartige Leere. Nur das Glück des Loslassens ist kühl und dauerhaft und gibt ein Gefühl echter Freiheit.

Das Glück der sinnlichen Erregung lässt darüber hinaus die Begierden stärker werden, wodurch es instabil und zwanghaft wird. Das Glück des persönlichen Erfolgs lässt uns mehr davon wünschen, sodass wir die Kontrolle noch verstärken und womöglich der Illusion der Macht verfallen. Und der Kontrolleur erstickt dann alles Glück im Keim. Das Glück des Loslassens ermuntert zu immer mehr Loslassen und immer weniger Einmischung. Es ist dauerhaft und mühelos, weil es uns eingibt, die Dinge sein zu lassen, wie sie sind. Dieses Glück braucht am wenigsten Gründe und steht dem nicht Bedingten und nicht Verursachten näher als jede andere Form des Glücks.

Beim Meditieren sollte man die verschiedenen Arten des Glücks unterscheiden können. Wenn das mit dem Atemgewahrsein verbundene Glück vom Typ sinnliche Erregung ist – wenn also beispielsweise Wellen von Wohlgefühl durch den Körper gehen –, wird es vergehen, sobald unser Bemühen nachlässt. Dann fühlen wir uns bleiern und müde. Wenn das Glück von einem Erfolgsgefühl begleitet ist – »Boah, jetzt tut sich endlich mal was beim Meditieren!« –, löst es sich oft sofort wieder auf, weil der Kontrolleur sich einschaltet und das Ego die Erfahrung besitzen möchte. Aber wenn das Glück des schönen Atems aus dem Loslassen kommt, sieht man keinen Anlass, es zu kommentieren oder irgendetwas zu tun. Dieses Glück tritt mit zwei Geschwistern auf, der Freiheit und dem Frieden. Es wird von selbst zu wunderbarer Dichte anwachsen und wie eine Blume im Garten des Jhāna aufblühen.

Andere für dieses Stadium geeignete Objekte der Meditation sind zum Beispiel *Mettā*, die Güte oder Freundlichkeit, *Kāyagatāsati* oder Körperteile und *Kasiṇa* oder einfache Visualisationen. Für Meditationen, die zum Jhāna führen sollen, ist nur wichtig, dass irgendwo ein Stadium des Loslassens und des damit verbundenen Pīti-Sukha kommt. Mettā-Meditation beispielsweise wächst sich zu einer grandiosen, bedingungslosen Liebe zum gesamten Kosmos aus, die der Meditierende als tiefe Freude erlebt. Das ist die Freude des Loslassens, und man befindet sich jetzt im Stadium der »schönen Mettā«. Bei der Meditation über Teile des menschlichen Körpers wird gern der Schädel gewählt. Wenn diese Meditation tiefer wird und die Achtsamkeit beim inneren Bild des Totenkopfs verweilt, entwickelt sich etwas ganz Erstaunliches. Erst wird das Bild immer weißer, dann strahlt es zunehmend von innen heraus mit intensiver Leuchtkraft und wird der »schöne Schädel«. Auch hier erscheint mit dem Loslassen Pīti-Sukha und macht die Meditation zu einer Erfahrung von Freude und Glück. Sogar Mönche, die über »Widerwärtiges« *(Asubha)* wie zum Beispiel einen verwesenden Leichnam meditieren, können erleben, wie sich das zuerst Ekel Erregende plötzlich in ein Bild von atemberaubender Schönheit verwandelt. Ihr Loslassen setzt so viel Pīti-Sukha frei, dass der natürliche Widerwille davon weggeschwemmt wird und alles in Glück und Freude getaucht ist. Hier ist die Stufe des »schönen Leichnams« erreicht.

Der Buddha lehrte das Wecken von Pīti-Sukha bei der Atem-Meditation als den fünften und sechsten der aus sechzehn Schritten bestehenden Ānāpānasati-Methode. Von diesem entscheidenden Stadium der Meditation war weiter oben ausführlich die Rede.[7]

Wenn sich Pīti-Sukha nicht einstellt, liegt es ganz sicher daran, dass man immer noch auf etwas aus ist und sich daher zu sehr abmüht. Denken Sie dann noch einmal über die ersten beiden Hindernisse nach. Sinnliches Begehren zieht die Aufmerksamkeit zum Gegenstand dieses Begehrens hin und folglich vom Atem weg. Übelwollen, das zweite Hindernis, ist mit der Atemerfahrung nicht zufrieden, und diese Unzufriedenheit treibt die Aufmerksamkeit geradezu vom Atem weg. Zufriedenheit ist der »mittlere Weg« zwischen Begehren und Übelwollen. Sie erlaubt es der Achtsamkeit, so lange beim Atem zu verweilen, dass sich Pīti-Sukha bilden kann.

Der Weg in die Stille

Stille ist ohne Bewegung. Da der Wille Regungen im Geist erzeugt, müssen der Wille, jegliche Kontrolle und alles Tun zum Erliegen kommen, wenn man Stille erleben möchte. Wenn Sie ein Blatt an einem Baum mit der Hand still halten wollen, werden Sie sehen, dass es nicht geht, weil in unseren Muskeln immer unwillkürliche feine Bewegungen vor sich gehen. Aber schirmen Sie das Blatt gegen den Wind ab, ohne es anzufassen, und schon wird das Blatt ganz von selbst regungslos. Innere Stille erreichen Sie ebenso wenig, wenn Sie sie mit dem Willen zu erzwingen versuchen. Nehmen Sie jedoch die Ursache der inneren Regungen weg, den Willen, schon findet der Geist zu seiner Ruhe und Stille.

Stille des Geistes lässt sich nicht wollen. In die Stille führt nur Pīti-Sukha, und dessen Voraussetzung ist das Loslassen. In der Freude, die sich mit dem schönen Atem einstellt, spielt der Wille keine Rolle mehr. Er wird überflüssig, weil die Achtsamkeit gern und mühelos beim Atem bleibt. Die Achtsamkeit liebt es, beim schönen Atem zu verweilen; man muss sie nicht dazu zwingen.

Stille macht Pīti-Sukha noch tiefer und reicher. Dadurch gibt es noch weniger Anlass, sich um etwas zu bemühen, und die Stille kann sich weiter vertiefen. Es entsteht ein sich selbst verstärkender Rückkopplungsprozess: Die Stille lässt Pīti-Sukha tiefer werden, und Pīti-Sukha verstärkt die Stille. Wenn keine Unterbrechung eintritt, setzt sich das bis in den

Jhāna-Zustand fort, in dem die Stille sehr tief wird und Pīti-Sukha sich bis zur Ekstase steigert.

Ich bin in diesem Kapitel einigen der Fragen nachgegangen, die im Zusammenhang mit den Jhānas häufig gestellt werden. Im nächsten Kapitel, über Nimitta, setzen wir unseren Weg zu den Zuständen tiefer Versunkenheit fort.

10 VON NIMITTA ZU JHĀNA

Wenn der Atem verschwindet und Wonne sich im Geist ausbreitet, erscheint für gewöhnlich das Nimitta. Von den Nimittas und ihren Eigenschaften war schon im zweiten Kapitel die Rede. Hier möchte ich jetzt mehr in die Tiefe gehen. Mit Nimittas meinen wir in unserem Zusammenhang geistige »Lichterscheinungen«. Aber die Nimittas sind keine äußerlich sichtbaren Objekte. Unser Sehvermögen ist in diesem Stadium der Meditation stillgelegt. Nimittas sind also rein geistiger Art, sie erscheinen, was im Buddhismus als der sechste Sinn aufgefasst wird, dem Geist. Aber sie werden in den allermeisten Fällen als Lichter wahrgenommen.

Das ist deshalb so, weil die Wahrnehmung solch ein rein geistiges Phänomen irgendwie deuten möchte. Wahrnehmung nennen wir jene geistige Funktion, die Erfahrungen so auslegt, dass wir sie verstehen können. Dabei ist sie in erster Linie auf das Vergleichen angewiesen, sie untersucht neue Erfahrungen auf Ähnlichkeiten mit früheren. Rein geistige Phänomene sind jedoch so selten, dass die Wahrnehmung größte Schwierigkeiten hat, etwas Ähnliches in der Erinnerung zu finden. Deshalb erscheinen ihr Nimittas fremdartig, als etwas nie zuvor Erlebtes. So nimmt sie aus dem Katalog der Gedächtnisinhalte das, was noch am ehesten zu passen scheint, und das sind einfach sichtbare äußere Lichtphänomene – Autoscheinwerfer, eine Taschenlampe in der Dunkelheit, der Vollmond am Nachthimmel. Diese nicht ganz befriedigenden, aber immerhin entfernt passenden Vergleiche zieht die Wahrnehmung heran und deutet die Nimittas als Lichterscheinungen.

Für mich war es eine ganz aufregende Entdeckung, dass die Nimitta-Erfahrung eigentlich bei allen Menschen gleich ist. Aber die Erfahrungen werden unterschiedlich gedeutet. Manche sehen das Nimitta als reines weißes Licht, für andere ist es golden oder tiefblau. Bei einigen ist es rund, bei anderen oval, und es kann scharf begrenzt oder verlaufend sein. Die Variationsmöglichkeiten sind schier unbegrenzt. Man muss nur wissen, dass Farbe, Form und so weiter unwichtig sind. Unsere Wahrnehmung färbt das Nimitta so ein, wie es uns irgendwie verständlich erscheint.

Wenn das Nimitta zu früh erscheint

Manchmal taucht schon in einem frühen Stadium der Meditation ein inneres Licht auf. Solche Erscheinungen sind dann jedoch sehr instabil. Wer darauf seine Aufmerksamkeit ausrichtet, wird nicht viel erreichen. Die Zeit ist noch nicht reif für ein Nimitta. Man betrachtet solche Lichterscheinungen am besten als Ablenkung und widmet sich wieder ausschließlich der Praxis der frühen Stadien.

Die Situation ist schon nicht mehr ganz so eindeutig, wenn das Nimitta auf der Stufe des schönen Atems auftaucht, aber der Atem noch nicht so ruhig geworden ist, dass er zu verschwinden beginnt. Auch hier wirkt das Nimitta eher verfrüht und störend. Es verträgt sich nicht mit der eigentlichen Aufgabe, das Gewahrsein beim schönen Atem zu halten. Wendet man sich jetzt vom Atem ab und den Nimitta zu, bleibt es meist nicht lange. Die Atem-Meditation muss noch weiter fortgesetzt werden. Der Geist besitzt noch nicht die nötige Feinheit, um ein Nimitta zu halten. Am besten ist in solch einem Fall, das Nimitta nicht weiter zu beachten und alle Aufmerksamkeit dem schönen Atem zuzuwenden.

Bei manchen, die diesen Rat befolgen, kommt das Nimitta trotzdem wieder und ist dann noch stärker und heller. Schenken Sie ihm erneut keine Beachtung. Wenn es dann noch strahlender wiederkommt, gehen Sie abermals zum Atem zurück. Wenn Sie so weiter üben, wird sich schließlich ein gleißendes, unwiderstehliches Nimitta in Ihnen ausbreiten, und dem dürfen Sie sich überlassen. Es wäre auch kaum noch zu übergehen. Solch ein Nimitta kann Sie ins Jhāna führen.

Stellen Sie sich zum Vergleich vor, Sie seien gerade sehr beschäftigt, und jetzt klopft es an der Tür. Sie unterbrechen Ihre Arbeit nicht gern und reagieren erst einmal nicht, denn vielleicht handelt es sich ja um einen Vertreter, und die Sache ist mit bloßem Ignorieren erledigt. Es kann aber sein, dass der Besucher erneut anklopft, jetzt schon etwas lauter und länger. Sie möchten immer noch bei Ihrer Sache bleiben und reagieren wieder nicht. Aber es dauert nicht lange, bis das Klopfen sich wiederholt, laut und anhaltend. Jetzt wissen Sie, dass da jemand wirklich zu Ihnen will, vielleicht ein guter Freund. Also öffnen Sie die Tür und lassen ihn herein und genießen seine Gegenwart.

Eine weitere Methode des Umgangs mit einem frühen Nimitta im Stadium des schönen Atems besteht darin, dass man es in den Atem einbettet. Sie visualisieren es ähnlich wie im Falle des Juwels im Herzen des Lotos. Hier ist das Nimitta das kostbare Juwel, und der schöne Atem bildet die Blütenblätter. Wenn der Geist noch nicht genügend vorbereitet ist, um beim Nimitta zu verweilen, hat er immer noch den Atem, an dem er Halt findet. In manchen Fällen ist der Geist noch so ungeübt, dass der Atem sich um das Nimitta zu schließen scheint; dann verschwindet das Nimitta, und es bleibt nur der schöne Atem. Dieser scheinbare Rückschritt bedeutet aber für die Meditation keine Störung. Ein anderes Mal ist der Geist gut auf das Nimitta vorbereitet, sodass es stärker wird und sich ausbreiten kann, bis es den Atem ganz verdrängt hat. Der Atem verschwindet praktisch aus dem Bewusstseinsfeld, und zurück bleibt nur das Nimitta. Das ist eine besonders elegante Methode, weil es hier nicht notwendig ist, den Geist in irgendeiner Weise zu dirigieren – ein Eingriff, der die Meditation empfindlich stören kann. Stattdessen verfolgt man passiv den Übergang vom schönen Atem zum Nimitta und möglicherweise wieder zurück; man lässt all dem seinen natürlichen Lauf, anstatt nach eigenen Vorstellungen steuernd einzugreifen.

Der Vollständigkeit halber möchte ich hier noch eine Empfehlung anschließen, die eigentlich nur für Meditationserfahrene gedacht ist, also für Leute, die schon eine Menge Jhāna-Erfahrung haben. Wenn man den Eintritt in den Jhāna-Zustand beherrscht und kürzlich solch eine Erfahrung gemacht hat, ist der Geist schon am Beginn der Meditation so still und voller Kraft, dass man einige Stufen überspringen kann. Manchmal kann man das Nimitta schon kurz nach dem Beginn der Meditation wachrufen. Solch ein Geist ist schon an die Nimittas gewöhnt und hat keinerlei Vorbehalte mehr gegen sie, sondern springt förmlich in den Nimitta-Zustand, und das Nimitta erweist sich als vollkommen stabil. Dann ist es nicht mehr weit bis zum Jhāna. Für so weit fortgeschrittene Meditierende gilt natürlich: Je früher sich das Nimitta einstellt, desto besser.

Wenn kein Nimitta erscheint

Wenn der Atem verschwindet, bleibt das Nimitta bei manchen trotzdem aus. Keine geistigen Lichterscheinungen. Dafür aber ein tiefes Gefühl von Frieden, von Leere, von nichts. Das ist eine sehr gute Verfassung, die man nicht gering schätzen darf; aber es ist nicht Jhāna. Hier fehlt die Kraft für ein weiteres Vorankommen. Es ist zwar ein hohes Niveau erreicht, aber es handelt sich doch um eine Sackgasse, in der es nicht weitergeht. Man kann diesen Zustand auf verschiedene Arten überwinden, die Bedingungen für ein Nimitta schaffen und schließlich in den Jhāna-Zustand kommen.

Zu dem beschriebenen Stillstand kommt es, weil man bei der Atem-Meditation nicht genügend Pīti-Sukha erzeugt hat. Es war nicht genügend Freude da, als der Atem verschwand. Deshalb hat die Achtsamkeit nichts, worauf sie sich begeistert sammeln kann, und deshalb kommt es jetzt darauf an, bei der Betrachtung des Atems diese Freude wachsen zu lassen, bis sich ein starkes Gefühl von Schönheit einstellt. Sehen Sie Ihren Atem zum Beispiel als einen sehr lieben alten Freund, mit dem Sie viel Schönes erlebt haben. Beim bloßen Gedanken daran kommt Freude in Ihnen auf, und diese Freude lässt Sie den Atem als schön wahrnehmen. Einerlei, welches Mittel Sie anwenden: Wenn Sie bei der Betrachtung des Atems Ihr Augenmerk auch auf diese Schönheit richten, wird sie tiefer und voller. Das, worauf wir achten, wird im Allgemeinen stärker.

Im vorigen Kapitel haben wir gehört, dass man vor der Freude an der Meditation nicht zurückschrecken soll. Ich finde diese Ermahnung so wichtig, dass ich sie hier wiederholen möchte: Lassen Sie sich nicht von der Freude am Meditieren abhalten. Leider scheuen viele dieses Glück und halten es für nebensächlich oder bilden sich ein, sie hätten es nicht verdient. Das Glück der Meditation ist sehr wichtig und steht Ihnen absolut zu! Selige Hingabe an das Objekt der Meditation ist ein ganz entscheidender Bestandteil des Weges. Sollten sich also mit dem Atem Glücksgefühle einstellen, dann seien Sie dankbar dafür und hüten Sie sie.

Es kann auch sein, dass man dem Erkennenden nicht genügend Energie zufließen lässt und das Nimitta deshalb ausbleibt. Das Entzücken an der Meditation entsteht, wie ich im vorigen Kapitel erläutert habe, dadurch, dass man dem Erkennenden Energie zuleitet. Normalerweise geht der größte

Teil unserer geistigen Energie in unser Tun ein – in Planungen, Erinnerungen, Kontrolle, Gedanken. Sobald wir unsere Energien vom Tun abziehen und dem Erkennenden zuleiten, der Aufmerksamkeit, klärt sich unser Geist und gewinnt durch die Freude an Energie. Wenn Pīti-Sukha wirklich stark geworden ist, erscheint nach dem Verschwinden des Atems das Nimitta. Wenn es ausbleibt, könnte es daran liegen, dass man zu viel Energie ins Kontrollieren und zu wenig ins Erkennen investiert hat.

Ist es jedoch so, dass der Atem verschwindet und kein Nimitta erscheint, dann achten Sie darauf, dass keine Unzufriedenheit aufkommt. Unzufriedenheit erstickt alles schon vorhandene Pīti-Sukha und lässt im Geist Unruhe aufkommen. Unzufriedenheit macht es dem Nimitta also noch schwerer zu erscheinen. Seien Sie also geduldig, und lassen Sie ein Gefühl des Genügens zu, das sich dann ausweiten kann. Indem Sie einfach auf dieses Gefühl achten, vertieft es sich meist von selbst. Wenn das geschieht, wird sich auch die Freude einstellen. Sie wird groß und stark, bis schließlich das Nimitta erscheint.

Hier noch eine Methode, um das Nimitta beim Verschwinden des Atems erscheinen zu lassen: Sammeln Sie sich noch entschlossener auf den gegenwärtigen Augenblick. Das Jetzt-Gewahrsein haben wir als die erste Stufe dieses Meditationsweges kennengelernt. Es wird also gleich zu Beginn eingeübt. Tatsächlich lässt das Jetzt-Gewahrsein jedoch oft ein wenig nach, wenn wir zu den weiteren Schritten der Meditation kommen und auf andere Dinge achten. Vielleicht ist Ihre Achtsamkeit eher diffus über den gegenwärtigen Augenblick ausgebreitet und nicht scharf gesammelt. Wenn Sie das erkannt haben, wird es Ihnen nicht schwerfallen, Ihre Achtsamkeit ganz zugespitzt im Zentrum des Jetzt zu halten. Das Bild wird völlig klar, als würden Sie an der Schärfeeinstellung eines Fernglases drehen. Gleichzeitig gewinnt die Aufmerksamkeit durch diese Schärfe an Kraft. Jetzt kann Pīti-Sukha zunehmen, und bald wird das Nimitta folgen.

Geeignetes und unbrauchbares Nimitta

Am besten fährt man erfahrungsgemäß mit Nimittas, die als Licht erlebt werden. Solche Licht-Nimittas sind das beste Transportmittel in den Jhāna-Zustand. Es ist aber auch möglich (geschieht jedoch selten), das gleiche Ziel mit einem Gefühls-Nimitta zu erreichen. Man erfährt dann kein Licht, sondern ein geistiges Gefühl von Glückseligkeit. Sie erinnern sich, dass der Berührungssinn (als der letzte der fünf Körpersinne) transzendiert wurde und das Gefühl von Glückseligkeit deshalb ausschließlich vom sechsten Sinn, dem Geist-Sinn, erfahren wird. Es handelt sich also wie beim Licht um ein reines Geist-Objekt, kommt aber für unsere Wahrnehmung einem körperlichen Lustgefühl am nächsten. Auch das ist ein echtes Nimitta, mit dem man sich die Jhānas erschließen kann, aber es ist viel schwieriger. Deshalb empfehle ich eher die Licht-Nimittas für den Zugang zum Jhāna.

Es gibt visuelle Nimittas, die uns auf dem Weg zum Jhāna nicht weiterbringen. Diese »unbrauchbaren« Nimittas sollte man erkennen können, damit man keine Zeit mit ihnen vergeudet.

Manchmal erscheinen ganze Szenen als klares geistiges Bild – Landschaften, Gebäude, fremde und vertraute Menschen. Solche Visionen mögen faszinierend sein, aber sie bringen nichts. Sie haben auch keine Bedeutung, weshalb man sie auf keinen Fall als Offenbarungen irgendeiner Art ansehen darf. Die Erfahrung zeigt, dass Visionen in diesem Stadium trügerisch sind und man besser gar nichts auf sie gibt. Wer zu viel Zeit hat, darf sich ruhig eine Weile mit ihnen beschäftigen. Ich empfehle Ihnen, sich gar nicht erst für so etwas zu interessieren, sondern gleich zum schönen Atem zurückzukehren. Komplexe Nimittas sind nur Spiegelbilder eines komplizierten Geistes. Der Geist sollte vor dem Loslassen des Atems ganz ruhig und einfach geworden sein. Dieses Einfachheitstraining geschieht dadurch, dass man die Aufmerksamkeit ohne Unterbrechung über längere Zeit beim schönen Atem hält. Wenn der Atem dann verschwindet, erscheint ein einfaches und einheitliches Nimitta, das Sie weiterbringt.

Als Nächstes haben wir das »Feuerwerk-Nimitta«, das nicht ganz so vielschichtig, aber trotzdem viel zu aufregend ist. Es besteht aus vielen Lichtpulsen, die kommen und gehen – viel Bewegung, wenig Gleichmaß. Es kann auch sein, dass mehrere Lichter gleichzeitig aufflammen, sogar in unterschiedlichen Farben. Auch solche Nimittas deuten auf einen instabilen und viel zu komplizierten Geist hin. Wer mag, kann sich das eine Weile ansehen, aber vergeuden Sie nicht zu viel Zeit damit. Überlassen Sie dieses Geflimmer lieber sich selbst, und kehren Sie zum Atem zurück, um ruhiger zu werden und Ihre Aufmerksamkeit noch weiter zuzuspitzen.

Die nächste Art von Nimitta könnte man »scheu« nennen, ein einzelnes reines Licht, das nur kurz aufleuchtet und wieder verschwindet. Ein paar Augenblicke später blitzt es erneut auf, aber wieder nur für ein, zwei Sekunden, und so geht es weiter. Solch ein Nimitta verspricht schon mehr. Es ist einfach und zeigt an, dass der Geist ausreichend gesammelt ist. Seine Kraft lässt erkennen, dass Pīti-Sukha stark ist. Aber es verweilt nicht im Bewusstsein, und daraus lässt sich schließen, dass die innere Ruhe nicht tief genug ist. In dieser Situation muss man nicht sofort zum schönen Atem zurückkehren. Man wartet einfach geduldig, bis mehr Ruhe einkehrt und der Geist für dieses sehr scheue Nimitta empfänglicher wird. Wie wir später noch genauer sehen werden, verschwindet das Nimitta wieder, weil der Geist zu heftig reagiert, entweder mit Erregung oder mit Angst. Lassen Sie sich ganz ruhig werden, und Sie werden genügend Selbstsicherheit haben, um gar nicht mehr zu reagieren. Dann wird das scheue Nimitta bei jedem erneuten Auftauchen etwas länger verweilen. Bald verliert es seine Scheu und bleibt, da es sich in der Ruhe des Geistes gut aufgehoben fühlt, immer länger. Versuchen Sie es erst einmal auf diese Art. Bleibt das Nimitta jedoch trotzdem scheu und zeigt keine Neigung zu verweilen, dann sollten Sie es jetzt nicht weiter beachten und zum schönen Atem zurückkehren. Wenn die innere Stille durch Betrachtung des schönen Atems tiefer geworden ist, können Sie sich dem scheuen Nimitta wieder zuwenden, um zu sehen, ob es diesmal heimisch werden möchte.

Kommen wir zuletzt auf das »Punkt-Nimitta« zu sprechen, ein einfaches, kraftvolles und etliche Sekunden anhaltendes Licht – aber so klein. Solch ein Nimitta kann ein sehr guter Ansatz sein. Der Geist ist sehr gesammelt und ausreichend ruhig, aber es fehlt noch ein wenig an Pīti-Sukha. Blicken Sie einfach ohne Anstrengung tiefer in dieses Punkt-Nimitta hinein, lenken Sie alle Achtsamkeit dorthin. Dabei scheint Ihr Bewusstsein sich dem Nimitta zu nähern, sodass es größer wird. Es dehnt sich ein bisschen, und Sie bleiben ganz auf sein Zentrum gesammelt, nicht auf den Randbereich oder die Umgebung. Durch diese punktförmige Sammlung auf die Mitte des Punkt-Nimitta gewinnt es an Kraft, und Pīti-Sukha nimmt zu. Es wird nicht lange dauern, bis sich das Punkt-Nimitta zum denkbar schönsten Nimitta auswächst.

Das für die Überleitung zum Jhāna am besten geeignete Nimitta sieht anfangs wie die Mondscheibe am klaren Nachthimmel aus. Der schöne Atem verschwindet langsam im Hintergrund, und ebenso gemächlich steigt dieses Nimitta auf. Es dauert ein paar Sekunden, bis es voll gegenwärtig ist und als klares, stilles Bild vor dem inneren Auge steht. Es wird ganz von selbst heller, gewinnt immer mehr Leuchtkraft. Bald erscheint es heller als die Mittagssonne und strahlt reine Freude und Glückseligkeit aus. Es entwickelt sich zum Schönsten, was Sie je gesehen haben. Seine Schönheit und Kraft können Ihnen beinahe unerträglich erscheinen. Sie fragen sich, ob Sie so viel Glück überhaupt aushalten, ob Sie dieser gewaltigen Kraft überhaupt standhalten können. Sie können. Ihre Glücksgefühle können wachsen und wachsen, grenzenlos.

Dann explodiert das Nimitta und überschüttet Sie mit noch viel mehr Glückseligkeit, oder Sie selbst tauchen in das Zentrum dieser strahlenden Ekstase ein. Wenn Sie dort bleiben, sind Sie im Jhāna.

Ein Nimitta aufpolieren

Sie erinnern sich an den Spiegelvergleich, den ich in Kapitel 7 eingeführt habe. Die Bedeutung der Erkenntnis, dass ein Nimitta eigentlich Abbild unserer Geistesverfassung ist, kann kaum hoch genug veranschlagt werden. Wie Sie beim Blick in den Spiegel das Abbild Ihres Gesichtes sehen, so erscheint in der tiefen Stille dieser Meditation das Abbild Ihres Geistes.

Wenn ein Nimitta also trüb oder gar verschmutzt erscheint, können Sie daraus schließen, dass Ihr Geist trüb, wenn nicht verunreinigt ist. Es liegt meist daran, dass Sie in letzter Zeit nicht allzu sehr auf seine Sauberkeit bedacht waren; vielleicht haben Sie sich Ihrem Ärger zu sehr hingegeben oder überhaupt in erster Linie an sich selbst gedacht. Hier sehen Sie nun Ihren eigenen Geist ganz direkt, und da lässt sich nichts beschönigen. Sie sehen Ihren Geist immer so, wie er tatsächlich gerade ist. Wenn Ihr Nimitta also trüb oder fleckig wirkt, wird es Zeit, in Ihrem Alltag etwas zu ändern. Erneuern Sie Ihre Verpflichtung auf ethische Gebote, benutzen Sie freundliche Worte, seien Sie großzügig und selbstlos hilfsbereit. Dieses Stadium der Meditation, in dem

Nimittas erscheinen, lässt keinen Zweifel daran, dass Sie auf diesem Weg nur mit einem einwandfreien Lebenswandel vorankommen.

Nach vielen Meditationsklausuren, die ich im Laufe der Jahre geleitet habe, fällt mir auf, dass die Menschen am besten vorankommen und sensationelle Resultate vorzuweisen haben, denen man ein »reines Herz« bescheinigen würde. Sie geben gern, sie kämen nie auf den Gedanken, einem anderen zu schaden, in ihren Worten ist keine Härte, sie sind freundlich und glücklich. Sie führen ihr Leben in Schönheit, und so ist auch ihr Geist beschaffen. Ein so beschaffener Geist fördert natürlich wiederum eine Lebensweise, bei der man sich nichts vorzuwerfen hat. Wenn solche Menschen dieses Stadium der Meditation erreichen, in dem das Nimitta als Abbild des Geistes erscheint, zeigt es sich von solcher Klarheit und Reinheit, dass der Schritt in den Jhāna-Zustand kein Problem mehr darstellt. Das zeigt, dass man in einem unachtsam und eigennützig geführten Leben nicht mit leichten Erfolgen bei der Meditation rechnen darf. Das Bemühen um einen ethischen Lebenswandel und um Mitgefühl kann unseren Geist für die Meditation empfänglich machen. Ein trübes oder verunreinigt wirkendes Nimitta polieren wir also am besten dadurch auf, dass wir uns um einen tadellosen Lebenswandel außerhalb der Meditation bemühen.

Wenn im alltäglichen Leben nichts grundlegend von Übel ist, kann man ein trübes Nimitta auch in der Meditation selbst klären. Dazu richten Sie Ihre Aufmerksamkeit auf das Zentrum des Nimitta. Das Nimitta mag größtenteils trüb erscheinen, aber das Zentrum ist immer der hellste und klarste Teil. Es ist die geschmeidige Mitte eines ansonsten steifen, unnachgiebigen Nimitta. Bei der Sammlung auf dieses Zentrum dehnt es sich wie ein Ballon, und es entsteht ein zweites Nimitta, das reiner und heller ist. Jetzt sammelt man sich auf das Zentrum dieses zweiten Nimitta, das sich wiederum zu einem noch helleren und klareren Nimitta weitet. Dieser Blick ins Zentrum poliert ein Nimitta wirklich auf. Fahren Sie in dieser Weise fort, bis das Nimitta von leuchtender Schönheit ist.

Wenn man sich im Alltag eine überkritische Haltung gegenüber allem und jedem angewöhnt hat und unbedingt immer das Haar in der Suppe finden muss, wird man auch in einem Nimitta kaum ein schönes Zentrum finden, auf das man seine Aufmerksamkeit richten kann. Man ist derart auf die Makel fixiert, dass man sich nicht überwinden kann, die trüben und verschmutzten Zonen des Nimitta einmal zu übersehen und sich ganz auf das schöne Zentrum zu konzentrieren. Auch hier sehen wir wieder, wie eine ungeeignete Lebenshaltung die tiefe Meditation behindern kann. Seien Sie dem Leben gegenüber nachsichtiger, lassen Sie es mit seinen guten und schlechten Seiten gelten, ohne ausschließlich das Negative oder ausschließlich das Positive im Blick zu haben, und Sie werden nicht nur das Schöne in den Makeln entdecken, sondern auch die schöne Mitte eines trüben und verschmutzen Nimitta.

Sie brauchen nämlich ein klares, leuchtendes Nimitta, das Ihnen den Zugang zum Jhāna öffnet. Ein trübes, verschmutztes Nimitta ist wie ein schrottreifes Auto, das Sie nicht ans Ziel bringt. Wenn ein trübes Nimitta nicht zum Leuchten gebracht wird, verschwindet es für gewöhnlich nach einiger Zeit wieder. Wenn es Ihnen nicht gelingt, das Nimitta zum Leuchten zu bringen, gehen Sie einfach zum schönen Atem zurück und bauen dort erst einmal mehr Energie auf. Sorgen Sie bei der Atem-Meditation für mehr Pīti-Sukha, mehr Freude und Glück. Wenn der Atem dann wieder verschwindet und ein Nimitta auftaucht, wird es nicht trüb sein, sondern wunderbar leuchten. Letztlich hat man das Nimitta also über die Stufe des schönen Atems aufpoliert.

Das Nimitta stabilisieren

Ein sehr klares und helles Nimitta ist auch sehr schön. Meist erscheint es geradezu überirdisch in seiner Schönheit und ist wunderbarer als alles, was man je zuvor erlebt hat. Es ist unabhängig von seiner Farbe tausendmal tiefer und voller als alles, was man mit den Augen des Körpers sehen kann. Diese staunenswerte Schönheit fesselt unsere Aufmerksamkeit derart, dass sie das Nimitta nicht wieder verliert. Je schöner ein Nimitta ist, desto eher wird es sich stabilisieren und keine plötzlichen Sprünge mehr machen. Es gibt keine bessere Methode, ein Nimitta ortsfest und dauerhaft zu machen, als es in der beschriebenen Weise zum Leuchten zu bringen.

Es gibt aber auch strahlende Nimittas, die trotzdem nicht lange bleiben. Sie flammen mit starkem Pīti-Sukha im Gewahrsein auf, bleiben aber kaum länger als eine herrliche Sternschnuppe am Nachthimmel. Sie besitzen Kraft, aber nicht genügend Stabilität. Um solch ein Nimitta zu stabilisieren, muss man seine beiden Feinde kennen: Angst und Erregung.

Angst ist der häufigere dieser beiden Feinde. Das Nimitta erscheint so überwältigend in seiner ganzen Kraft und Schönheit, dass man instinktiv zurückschreckt. Das ist die natürliche Reaktion auf etwas, gegen dessen schiere Gewalt unsere eigene Kraft völlig unbedeutend aussieht. Zudem ist die Erfahrung so fremdartig und kommt so überraschend, dass wir uns bedroht fühlen. Es kann so aussehen, als hätten wir gar keine Kontrolle mehr. Das wäre auch so und wäre ein großes Glück – wenn wir doch nur von diesem Ich ablassen und uns dem Nimitta anvertrauen könnten! Alles Wünschen und Kontrollieren würde dann von schierer Glückseligkeit mitgerissen. In der Folge würde vieles von dem, was wir als unser Ich angesehen haben, verschwinden, und zurück bliebe ein Gefühl echter Freiheit. Der Schreck beim Erscheinen eines mächtigen Nimitta geht also auf die Befürchtung zurück, dass wir etwas von unserem Ich verlieren könnten.

Wer sich schon die Anattā-Lehre des Buddha ein wenig zu eigen gemacht hat, die besagt, dass es kein Ich gibt, wird dieses Erschrecken vor dem Nimitta leichter überwinden. Man weiß, dass es nichts zu schützen gibt, und kann die Kontrolle leichter abgeben, sich der Leere anvertrauen und ichlos die Schönheit und Kraft genießen. So kann das Nimitta Fuß fassen und zur Ruhe kommen. Sogar das bloß verstandesmäßige Wissen, dass hier drinnen niemand ist, kann dem entsetzten Zurückschrecken vor dem Abgeben der Kontrolle die Spitze nehmen. Wem jedoch die Wahrheit des Nicht-Ich noch nicht viel sagt, der kann diese Angst überwinden, indem er seine Erfahrung von Pīti-Sukha gezielt aufbaut.

Betrachten wir zum Vergleich das Verhalten kleiner Kinder am Planschbecken. Wenn Kinder, die gerade erst laufen gelernt haben, zum ersten Mal an einem Planschbecken stehen, sind viele erst einmal verunsichert. So viel Wasser – das ist beunruhigend, sie wissen nicht recht, wie sie mit einer solchen Menge von diesem instabilen Material umgehen sollen. Übersteigt das nicht meine Kräfte? Das Kind hat das Gefühl, diese Situation nicht beherrschen zu können. Es steckt einen Zeh ins Wasser und zieht ihn schnell wieder zurück. Das war kein Problem, gar nicht schlecht. Also steckt es drei Zehen ins Wasser und schon etwas länger. Auch nicht schlecht. Jetzt folgt der ganze Fuß, dann ein Bein. Das Selbstvertrauen wächst, die Sache verspricht durchaus Spaß zu machen, und diese Vorfreude überwindet die restlichen Bedenken. Das Kind hopst ins Wasser und taucht ganz ein. Und von da an ist es ein solcher Heidenspaß, dass die Eltern es nur mit Mühe wieder an Land bekommen.

So geht man auch mit einem Nimitta um, über dessen Gewalt wir erst einmal bestürzt sind. Halten Sie ihm einfach einen Augenblick stand. Dann fragen Sie sich, wie das war.

»Wunderbar« werden Sie als stark untertrieben empfinden. Beim nächsten Mal halten Sie ein wenig länger stand, und das fühlt sich noch besser an. Durch diese schrittweise Annäherung gewinnen Sie schnell ein starkes Selbstvertrauen und freuen sich so sehr auf die Freude, dass Sie beim nächsten Auftauchen des Nimitta einfach den Sprung in seine Mitte wagen und vollkommen eintauchen. Sie werden es da so wunderbar finden, dass man Sie nur mit Mühe wieder herausholen kann.

Ein weiteres wirksames Mittel gegen diese Angst, vor allem wenn sie nicht gar so stark ist, besteht in einer kleinen inneren Zeremonie des Sichanvertrauens. Sich haben sich bisher als »Fahrer« Ihrer Meditation verstanden, jetzt ist der Augenblick gekommen, das Nimitta ans Steuer zu lassen. Wie schon in Kapitel 7 vorgeschlagen können Sie sich vorstellen, die Schlüssel an das Nimitta auszuhändigen wie an einen vertrauenswürdigen Freund, dem Sie es zutrauen, Ihren Wagen zu fahren. Stellen Sie sich diese Geste der Schlüsselübergabe vor, mit der Sie die Kontrolle abgeben und sich dem Nimitta anvertrauen. Mit diesem Sichanvertrauen wird das Nimitta meist stabiler und in der Folge tiefer.

Auch hier setzen wir unser Vertrauen wieder in den Erkennenden und entziehen es dem Macher. Das ist eigentlich das Grundthema für den Pfad der Meditation. Man übt sich von Anfang an in passivem Gewahrsein, das heißt in der Fähigkeit des klaren Wahrnehmens ohne jegliche Manipulation am Wahrgenommenen. Die mit dem Vertrauen gekoppelte Energie fließt der Achtsamkeit zu und wir allem Tun entzogen. Wenn man gelernt hat, etwas so Gewöhnliches wie den Atem ohne jegliche Einmischung zu betrachten, wird ein neues Objekt wie etwa der schöne Atem eingeführt, das unseren Hang zu Einmischungen noch stärker herausfordert. Bestehen wir auch diesen Test, wird uns das schwierigste Objekt überhaupt präsentiert, das Nimitta, und das ist wirklich der Prüfstein unseres passiven Gewahrseins. Wenn man sich nämlich in irgendeiner Weise an das Nimitta heranmacht und auch nur im Geringsten steuernd einzugreifen versucht, wird man diese Abschlussprüfung nicht bestehen, sondern wird zum schönen Atem zurückgeschickt, um erst einmal die Basis der Meditation tragfähiger zu machen. Je mehr wir meditieren, desto eher gelingt es uns, bei vollkommener Achtsamkeit von allem Tun abzusehen. Haben wir das gründlich erlernt, bestehen wir die letzte Prüfung mühelos und können das Nimitta in makellos passivem Gewahrsein halten.

Hier kann wieder die Spiegelmetapher klärend wirken. Wenn Sie Ihr Spiegelbild betrachten und es sich bewegt, liegt es daran, dass Sie sich bewegen. Würden Sie jetzt den Spiegel festhalten, um das Bild ruhig zu bekommen? Wenn Sie das versuchen, wird Ihr Spiegelbild eher noch stärker wackeln. Das Spiegelbild bewegt sich, weil der Betrachter sich bewegt, nicht der Spiegel. Wenn der Betrachter still ist, steht auch das Spiegelbild still.

Das Nimitta, sagten wir, ist das Spiegelbild des Geistes, ein Abbild dessen, der erkennt. Wenn das Nimitta-Spiegelbild wackelt, hat es wenig Sinn, es festhalten zu wollen. Es ist unstet, weil das, was es betrachtet, sich bewegt. Sobald das erkannt ist, wird man sich auf den Betrachter sammeln und ihn zur Ruhe bringen. Wenn er sich nicht mehr bewegt, steht das Nimitta ebenfalls still.

Der zweite Feind des Nimitta ist allzu hoch aufschäumende Begeisterung. Wenn die Meditation gut läuft und erstaunliche Dinge geschehen, steigern wir uns gern in heftige Gemütsbewegungen hinein, vor allem wenn sich endlich ein Nimitta zeigt, strahlender als die Sonne, schöner als die herrlichsten Blumen. Da geschieht es nur allzu leicht, dass wir »Donnerwetter!« denken. Leider zieht sich das Nimitta dann sofort zurück und tritt nur sehr zögernd wieder in Erscheinung, manchmal erst nach Monaten. Das werden Sie als beklagenswert empfinden. Wenn Sie es vermeiden möchten, denken Sie an Ajahn Chahs Gleichnis vom Teich im Wald (Kapitel 7).

In diesem Gleichnis steht der Tümpel oder Bach für den Geist, und der Mönch, der meditierend danebensitzt, symbolisiert die Achtsamkeit. Ist die Achtsamkeit still, kommen Tiere wie der schöne Atem oder Pīti-Sukha aus ihrem Dschungel, um am Rande des Geistes zu spielen. Die Achtsamkeit muss still bleiben. Nur dann können der schöne Atem und Pīti-Sukha ihr Spiel zu Ende bringen und den Auftritt des schönen, aber scheuen Nimitta vorbereiten. Wenn das Nimitta spürt, dass der Betrachter »Donnerwetter!« denkt, läuft es zurück in den Dschungel und wird sich eine ganze Weile nicht mehr zeigen.

Sehen Sie also dem Auftauchen eines schönen und kraftvollen Nimitta mit der inneren Regungslosigkeit eines Ajahn Chah zu, der vollkommen still am Waldtümpel saß. Dann werden Sie dieses seltsame und wunderbare Nimitta so lange im Geist herumtollen sehen, bis schließlich alles so weit ist, dass es Sie ins Jhāna führen kann.

Eintritt ins Jhāna

Mit einem stabilen, strahlenden Nimitta stehen Sie am Eingang zur Welt des Jhāna. Erziehen Sie sich dazu, hier geduldig zu warten, die innere Stille zu wahren und nichts zu tun, bis alle Voraussetzungen für den Übergang gegeben sind. Hier machen manche den Fehler, dass Sie die Ränder des Nimitta in den Blick fassen und den Prozess damit stören.

Wenn das Nimitta klar und stetig geworden ist, liegt es natürlich nahe, dass man sich für seine Gestalt und Größe zu interessieren beginnt. Ist es rund oder länglich, scharf oder unscharf begrenzt, groß oder klein? Sobald wir jedoch in die Randbereiche abschweifen, verliert unsere Achtsamkeit die klare, gesammelte Ausrichtung. Die Ränder sind der Bereich der Dualität von innen und außen. Und Dualität ist das Gegenteil von eindeutiger Ausrichtung. Betrachtet man die Randbereiche, verliert das Nimitta seine Festigkeit und kann sogar verschwinden. Halten Sie Ihre Achtsamkeit ganz im Zentrum des Nimitta, ohne auf die Ränder zu achten. Schließlich wird jegliche Wahrnehmung von Rändern völlig in der Eindeutigkeit der Sammlung auf das Zentrum verschwinden. Ähnlich ist es, wenn Sie das Nimitta jetzt auszudehnen oder zu kontrahieren versuchen; auch dabei geht Ihnen die punktförmige Ausrichtung verloren, denn Sie müssen ja die Größe des Nimitta und damit auch seine Ränder und den umgebenden Raum wahrnehmen. Solche Versuche erbringen keinen Nutzen, weil Sie damit zurück in die Dualität gelockt werden und Ihre eindeutige Ausrichtung verlieren.

Wenn das Nimitta also stabil und klar geworden ist, üben Sie einfach Geduld. Schweifen Sie nicht ab. Sie sind gerade dabei, die Jhāna-Faktoren Pīti-Sukha und Sammlung zur nötigen Kraftentfaltung zu bringen. Wenn das gelingt, wird die Weitung ins Jhāna ganz von selbst geschehen.

Hierher gehört ein häufig zitierter (und leider oft als Beleg für die Existenz eines ursprünglichen Geistes gedeuteter) Abschnitt aus einem Sutta. Es findet sich im Aṅguttara-Nikāya, der »angereihten Sammlung«.[8]

Lauter, ihr Mönche, ist dieses Bewusstsein; doch es wird verunreinigt von hinzukommenden Befleckungen. Der unkundige Weltling versteht dies nicht der Wirklichkeit gemäß. Darum, sage ich, gibt es für den unkundigen Weltling keine Entfaltung des Geistes. Lauter, ihr Mönche, ist dieses Bewusstsein; und es ist frei von hinzukommenden Befleckungen. Der kundige, edle

Jünger aber versteht dies der Wirklichkeit gemäß. Darum, sage ich, gibt es für den kundigen, edlen Jünger eine Entfaltung des Geistes.

Im Stadium des stabilen und schönen Nimitta ist das Nimitta von unglaublicher, strahlender Leuchtkraft. Außerdem ist es wie gesagt ein Abbild des Geistes. Man erlebt es als das leuchtende oder »lautere« Bewusstsein der eben zitierten Passage. Es strahlt, weil der Geist von »hinzukommenden Befleckungen« gesäubert wurde, und damit sind die fünf Hindernisse angesprochen. Wenn erkannt ist, inwiefern dieses Nimitta, das von den fünf Hindernissen freie und lautere Bewusstsein, der Zugang zum Jhāna ist, wird auch klar sein, was mit »Entfaltung des Geistes« gemeint ist.

Ein leuchtendes und stabiles Nimitta baut seine Energie von Augenblick zu Augenblick weiter auf. Es ist, als häufte man Frieden auf Frieden auf Frieden, bis ein ungeheurer Friede entstanden ist. In gleichem Maße wächst Pīti-Sukha, und das Nimitta nimmt weiter an Leuchtkraft zu. Wenn es hier gelingt, vollkommen auf das Zentrum des Nimitta gesammelt zu bleiben, wird die Kraft bis zu einer Höhe anwachsen, wo man das Gefühl hat, dass der Erkennende in das Nimitta hineingezogen wird und man in eine nie gekannte Glückseligkeit eintaucht. Es kann auch sein, dass das Nimitta auf einen zukommt, bis es den Erkennenden umfängt und in eine kosmische Ekstase hineinzieht: Man tritt in den Jhāna-Zustand ein.

Jo-Jo-Jhāna

Wenn Sie noch wenig Erfahrung besitzen, kann es vorkommen, dass Sie nach dem Eintauchen in ein Nimitta gleichsam zurückprallen und wieder da sind, wo Sie anfingen. Das bezeichne ich in Anlehnung an das bekannte Spielzeug als »Jo-

Jo-Jhāna«. Es ist noch kein echtes Jhāna, denn dafür müsste es anhalten, aber es ist schon sehr nah. Was die Achtsamkeit zurückschnellen lässt, ist der oben genannte Feind, die aufgeregte Begeisterung. Das ist eine nur zu verständliche Reaktion, denn das Glücksgefühl beim Eintauchen in ein Nimitta ist größer als alles, was man sich vorstellen könnte. Vielleicht haben Sie bisher gemeint, ein großartiger Orgasmus sei wirklich eine herrliche Sache. Jetzt sehen Sie, dass sich selbst der schönste Orgasmus im Vergleich mit den Jhānas blass ausnimmt. Selbst nach einem Jo-Jo-Jhāna brechen viele spontan in Tränen aus, weil es selbst in dieser Kürze die mit Abstand wunderbarste Erfahrung ihres Lebens ist. Es ist also verständlich, dass Meditationsneulinge anfangs Jo-Jo-Jhānas erleben. Es bedarf einiger Schulung, um mit diesem unermesslichen Glück umgehen zu können. Und es bedarf einiger Weisheit, um sich nicht überwältigen zu lassen, wenn eines der höchsten Güter des spirituellen Weges plötzlich greifbar nah ist.

Wenn Sie das mit Würfeln gespielte Brettspiel »Schlangen und Leitern« kennen, werden Sie wissen, dass das gefährlichste Feld unmittelbar vor dem Ziel liegt. In diesem neunundneunzigsten Feld befindet sich nämlich der Kopf der längsten Schlange. Landen Sie nach dem Würfeln auf dem hundertsten Feld, haben Sie gewonnen. Aber wenn Sie Pech haben und auf dem Schlangenkopf landen, rutschen Sie bis zum Schwanzende der Schlange zurück und stehen ganz am Anfang. Ein Jo-Jo-Jhāna ist wie dieser fatale Schritt auf den Schlangenkopf. Sie stehen unmittelbar vor dem Spielgewinn, vor dem Eintritt ins Jhāna, aber es fehlt ein bisschen, Sie landen auf dem Schlangenkopf der Aufregung und rutschen oder vielmehr schnellen an den Start zurück.

Dennoch, Jo-Jo-Jhānas sind wegen ihrer Nähe zur echten Jhāna-Erfahrung nicht zu verachten. Außerdem erlebt man hier tiefste Glücksgefühle und kann für Stunden außer sich sein vor Freude. Es ist, als sei alle Last der Welt von einem abgefallen, und man kann vor lauter Energie kaum schlafen. Es ist die wunderbarste Erfahrung Ihres Lebens, und sie wird Sie verändern.

Ein bisschen mehr Übung, ein paar nüchterne Gedanken über Ihre Erfahrung, und Sie werden sich einem Nimitta anvertrauen können, ohne wieder zurückzuschnellen. Dann erst haben Sie die staunenswerte Welt des Jhāna wirklich betreten.

11 DIE KENNZEICHEN DER JHĀNAS

Vom Eintritt in den Jhāna-Zustand an haben Sie nichts mehr in der Hand. Sie können nichts mehr beschließen und anordnen, wie Sie es gewohnt sind. Wenn der Wille nichts mehr zu melden hat, verschwindet auch alles »ich werde«, das unsere Zukunftsvorstellungen beinhaltet. Da im Jhāna keinerlei Zeitgefühl mehr besteht, kann sich die Frage »Was tue ich als Nächstes?« nicht mehr stellen. Sie können nicht einmal selbst bestimmen, wann Sie diesen Zustand wieder verlassen. Eben dieser Umstand, dass es hier keinen Willen und daher auch nicht sein Kind, die Zeit, gibt, verleiht den Jhānas eine Stabilität, die sie manchmal für viele glückselige Stunden anhalten lässt.

Weil die Aufmerksamkeit vollkommen gesammelt und fixiert ist, fehlen einem im Jhāna alle Relationen, jede Perspektive. Dazu müsste man Abstand haben und vergleichen können – dies mit jenem, hier mit dort, jetzt mit dann. Im Jhāna erlebt man nichts als unbewegte allumfassende Glückseligkeit ohne etwas Zweites, und da bleibt kein Raum für Perspektive. Sie kennen vielleicht Rätselbilder, die irgendein Ding aus einer sehr ungewöhnlichen Perspektive zeigen und man erraten muss, um was es sich handelt. Manche Dinge sind schwer zu erkennen, wenn man sie nicht aus verschiedenen Blickwinkeln betrachten kann. Wo es an Perspektive mangelt, bleibt auch das Erfassen aus. Im Jhāna fehlt also nicht nur jegliches Zeitempfinden, sondern es gibt auch kein Begreifen des Geschehens mehr. Man weiß dann nicht einmal mehr, in welchem Jhāna man sich gerade befindet. Es herrscht einfach für einen unbekannten Zeitraum reine unbewegte Glückseligkeit, in der auch nichts an Veränderung zu erkennen ist.

Dennoch ist das keine Trance. Die Achtsamkeit ist in einem schier unglaublichen Maße zugespitzt. Es herrscht eine nie erlebte Bewusstheit. Aber die Achtsamkeit regt sich nicht. Sie ist wie erstarrt. Und in der Regungslosigkeit dieser Superpower-Achtsamkeit, dieser vollkommen punktförmigen Sammlung des Gewahrseins, ist Jhāna mit nichts zu vergleichen, was man je erlebt hat. Das Bewusstsein ist hier nicht etwa ausgeschaltet, sondern ohne jegliche Dualität: nondual. Es weiß nur noch eines, nämlich unbewegte, zeitlose Seligkeit.

Später, wenn Sie aus dem Jhāna-Zustand wieder aufgetaucht sind, kann diese absolute Sammlung des Bewusstseins nicht bestehen bleiben. Jetzt werden die Dinge wieder perspektivisch, der Geist gewinnt seine Bewegungsfähigkeit zurück; er hat jetzt wieder den Spielraum, in dem er vergleichen und begreifen kann. Das Normalbewusstsein ist zurückgekehrt.

In dieser Phase unmittelbar nach einer Jhāna-Erfahrung ist es üblich, dass man sich rückblickend verdeutlicht, was alles geschehen ist. Jhāna-Erfahrungen sind so durchschlagend, dass sie unauslöschliche Erinnerungsspuren hinterlassen. Man wird sie sein Leben lang nicht mehr vergessen. Man erinnert sich mühelos und sehr klar an sie. Man bekommt durch den Rückblick ein Bild der Einzelheiten des Geschehens und erkennt jetzt, um welches Jhāna es sich handelte. Außerdem erwächst aus dem, was man rückblickend über das Jhāna in Erfahrung bringt, die Einsicht, die schließlich zur Erleuchtung führt.

Noch etwas unterscheidet die Jhāna-Erfahrung von allen anderen: Alle fünf Körpersinne sind hier wie abgeschaltet – kein Sehen, kein Hören, kein Riechen, kein Schmecken, kein Berührungsempfinden. Wenn eine Krähe krächzt oder jemand hustet – Sie hören es nicht. Selbst wenn ganz in der Nähe ein Blitz einschlägt und es furchtbar kracht, hören Sie das im Jhāna-Zustand nicht. Wenn jemand Ihnen auf die Schulter klopft oder Sie hochhebt und wieder hinsetzt, merken Sie im Jhāna nichts davon. Der Geist ist hier so vollkommen von den fünf Sinnen abgeschottet, dass sie ihn nicht mehr erreichen.[9]

Ein Laienschüler erzählte mir einmal, wie er bei der Meditation zu Hause völlig unverhofft in einen tiefen Jhāna-Zustand gefallen war. Seine Frau glaubte, er sei gestorben, und rief den Rettungsdienst. So kam er mit Blaulicht ins Krankenhaus, wo das EKG keinen Puls und das EEG keine Hirnaktivität verzeichnete. Die Ärzte legten den Defibrillator an, um sein Herz wieder in Gang zu bringen. Die Gewalt der Elektroschocks ließ seinen Körper buchstäblich von der Liege hochschnellen, aber er merkte nichts davon. Als er dort in der Notaufnahme aus seinem Jhāna auftauchte, fehlte ihm überhaupt nichts, nur wusste er nicht, wie er dorthin gelangt war, nichts von der Fahrt und nichts von den Elektroschocks. Während der langen Zeit des Jhāna-Zustands war er völlig bewusst, aber er wusste von nichts anderem als Glückseligkeit. Daran können Sie ablesen, wie weitgehend die Sinne im Jhāna ausgeschaltet sind.

Die folgenden Kennzeichen des Jhāna-Zustands sollten Sie immer vor Augen haben:

- Es besteht keinerlei Möglichkeit zu denken.
- Es ist nicht möglich, Entscheidungen zu treffen.
- Es gibt keine Zeitwahrnehmung.
- Das Bewusstsein ist nondual, weshalb kein Verstehen von irgendetwas möglich ist.
- Man ist höchst bewusst, weiß aber nur von Glückseligkeit, in der keinerlei Bewegung ist.
- Die fünf Körpersinne sind gänzlich ausgeschaltet, nur der sechste Sinn, der Geist, bleibt tätig.

Wenn Sie sich also in tiefer Meditation fragen, ob es schon Jhāna ist oder nicht, können Sie ganz sicher sein, dass es *nicht* Jhāna ist. In der Stille des Jhāna wäre das nicht mehr möglich. Sie werden die genannten Kennzeichen erst nach dem Jhāna erkennen können, wenn der Geist wieder bewegungsfähig ist und Sie die Erfahrung mit rückblickender Achtsamkeit betrachten.

Das erste Jhāna

Das Schwanken – Vitakka und Vicāra

Alle Jhānas sind Zustände unbewegter Glückseligkeit. Beinahe. Im ersten Jhāna sind nämlich noch Reste von Bewegung erkennbar. Ich nenne diese Bewegung das »Schwanken« des ersten Jhāna. Man weiß nur noch von großer Glückseligkeit, die den wollenden und handelnden Teil des Ich gänzlich zum Verschwinden bringt. Man ist hier sozusagen auf Automatik geschaltet und hat überhaupt nicht mehr das Gefühl, die Dinge zu steuern. Aber das Glücksgefühl ist so köstlich, dass es einen kleinen Rest von Anhaftung mobilisiert. Der Geist greift instinktiv danach. Das Glücksgefühl verdankt sich aber nur dem Loslassen und wird durch dieses Greifen geschwächt. Das merkt der Geist sofort und lässt von seinem Habenwollen schnell wieder ab, woraufhin das Glücksgefühl erneut zunimmt. Sofort regt sich der Greifimpuls mit den beschriebenen Folgen, und es folgt abermals ein Loslassen und so weiter. Diese subtilen und unwillkürlichen Bewegungen lassen das Schwanken des ersten Jhāna entstehen.

Das Geschehen lässt sich auch noch ein wenig anders beschreiben: Wenn das Glücksgefühl durch das unwillkürliche Zugreifen schwächer wird, sieht es so aus, als würde die

Achtsamkeit sich ein wenig von ihm entfernen. Dann jedoch lässt der Geist ebenso unwillkürlich los, und die Achtsamkeit wird wieder in die Glückseligkeit hineingezogen. Es entsteht ein Hin und Her, ein Schwanken.

Hier sind zwei Jhāna-Faktoren am Werk, die Vitakka und Vicāra genannt werden. Vitakka ist die automatische Rückkehrbewegung in die Glückseligkeit, Vicāra ist das unwillkürliche Greifen nach ihr. Manche Kommentatoren sehen Vitakka als »anfängliches Denken« und »Vicāra als »anhaltendes Denken«. Tatsächlich können sich die beiden Begriffe in anderen Zusammenhängen auf das Denken beziehen, aber im Jhāna bedeuten sie ganz sicher etwas anderes. Etwas so Grobes wie das Denken hätte in einem derart verfeinerten Zustand wie dem Jhāna überhaupt keinen Platz. Das Denken hört vielmehr lange vor dem Jhāna auf. Vitakka und Vicāra sind im Jhāna vorsprachlicher Natur und können demnach schwerlich als Denken betrachtet werden. Vitakka ist die vorsprachliche, das heißt unüberlegte Bewegung des Geistes zurück in die Glückseligkeit. Vicāra ist die vorsprachliche Regung des Geistes, das Glücksgefühl festzuhalten. Außerhalb des Jhāna können aus solchen Regungen Gedanken und schließlich sprachliche Äußerungen werden, aber im Jhāna sind Vitakka und Vicāra zu subtil und können keine Gedanken hervorbringen. Sie können nichts weiter bewirken, als die Achtsamkeit zurück in die Erfahrung von Glück zu holen und dort zu halten.

Ekaggatā – punktförmige Sammlung

Der dritte Faktor des ersten Jhāna ist Ekaggatā, wörtlich »Einspitzigkeit«. Damit ist eine auf irgendeinen winzigen Ausschnitt »fokussierte« Achtsamkeit gemeint. In dieser punktförmigen Sammlung wird nur die punktförmige Quelle der Glückseligkeit wahrgenommen, im ersten Jhāna auch noch ein schmaler Bereich ringsum, bedingt durch das hier noch herrschende Schwanken. »Punktförmig« bezieht sich jedoch auch auf die Zeitwahrnehmung. Es wird nur noch der Jetzt-Augenblick wahrgenommen, und zwar so ausschließlich und präzise, dass keinerlei Zeitvorstellung mehr möglich ist. Schließlich bedeutet »Einspitzigkeit« auch noch, dass nur noch ein einziges Objekt geistig gegenwärtig ist, nämlich Pīti-Sukha, während die Welt der fünf Sinne und der Körper ganz und gar dem Bewusstsein entschwinden.

Räumliche Einspitzigkeit erzeugt die eigentümliche, nur im Jhāna anzutreffende Erfahrung von nondualem Bewusstsein, in dem man völlig wach und präsent ist und für zeitlose Dauer nur ein einziges Ding aus einem einzigen Blickwinkel wahrnimmt. Das Bewusstsein ist so punktförmig auf dieses Eine gesammelt, dass alles geistige Erfassen für eine Weile aussetzt. Erst wenn diese punktförmige Sammlung sich wieder weitet und man den Jhāna-Zustand verlassen hat, kann man diese Züge des ersten Jhāna erkennen und begreifen.

Zeitliche Einspitzigkeit lässt das erste Jhāna überaus stabil werden, sodass es über einen langen Zeitraum beständig bleibt. Der Zeitbegriff beruht auf der Vorstellung von Intervallen: zwischen Vergangenheit und Gegenwart, Gegenwart und Zukunft, Vergangenheit und Zukunft. Wenn im ersten Jhāna nur noch der Jetzt-Augenblick wahrgenommen wird, bleibt kein Raum für das Einschätzen von Intervallen. Zeitdifferenzen tun sich nicht mehr auf. An ihre Stelle tritt die Wahrnehmung von unbewegter Zeitlosigkeit.

Einspitzigkeit hinsichtlich der Phänomene erzeugt eine nie da gewesene Glückseligkeit, die während der Dauer des Jhāna unverändert anhält. Das macht das erste Jhāna zu einem so erholsamen Ort der Ruhe.

Das Pāli-Kompositum »Ekaggatā« setzt sich aus *eka*, »ein« oder »einzig«, *Agga* (Sanskrit *Agra*), »Spitze« oder »Gipfel«, und der Endung *-tā* für »-heit« oder »-keit« zusammen. Agga kann zum Beispiel für einen Berggipfel, den Höhepunkt einer Erfahrung oder auch für die Hauptstadt eines Landes stehen. Ekaggatā ist demnach eine besondere Form der vollkommenen Sammlung, nämlich die Sammlung auf etwas sehr Hohes, Erhabenes. Und der erhabene Gipfel, um den es im ersten Jhāna geht, ist die einsame Höhe der Glückseligkeit, Pīti-Sukha.

Pīti-Sukha – Freude und Glück

Die letzten beiden Faktoren des ersten Jhāna sind Pīti und Sukha, die so eng miteinander verflochten sind, dass wir sie hier zusammen betrachten wollen. Sie trennen sich erst im dritten Jhāna, wo Pīti aufhört und Sukha allein zurückbleibt. Erst nach dem dritten Jhāna weiß man also aus Erfahrung, was Sukha ist und was Pīti war. Hier genügt es noch, die beiden als unzertrennliches Paar zu betrachten.

Diese beiden Faktoren beinhalten die Glückseligkeit, auf die sich die Achtsamkeit sammelt und die als die zentrale Erfahrung des ersten Jhāna anzusehen ist. Wegen dieser zentralen Bedeutung ist die Glückseligkeit auch das erste, was man nach dem Auftauchen aus dem Jhāna-Zustand rückblickend erkennt. In mystischen Traditionen, die jünger als der Buddhismus sind, ist das erste Jhāna oft als »Vereinigung mit Gott« aufgefasst worden. So unermesslich still und ekstatisch und »nicht von dieser Welt« erschien den Menschen diese Erfahrung, in der kein Ich mehr existiert, dass sie meinten, es sei der äußerste Gipfel. Aber nach den Worten des Buddha ist das nur *eine* Form der Glückseligkeit und längst nicht die höchste. In buddhistischer Jhāna-Erfahrung lernt man viele Ebenen überweltlichen Glücks kennen, und das erste Jhāna ist nur die erste Ebene. Wenn man diese erste Stufe erlebt hat, kann man sich kaum vorstellen, dass es noch mehr geben kann – aber es gibt mehr.

Auf jeder Ebene hat das Glück einen etwas anderen Geschmack, etwas Charakteristisches. Das hat etwas mit der jeweiligen Herkunft des Glücks zu tun. Sonnenhitze besitzt eine andere Qualität als die Wärme eines Holzfeuers, die sich wiederum von der Hitze eines Schmelzofens unterscheidet. Auch Glückseligkeit hat verschiedene Ursprünge und deshalb charakteristische Ausprägungen.

Das Typische an den Glücksgefühlen des ersten Jhāna besteht darin, dass es aus der vollständigen Stilllegung der fünf Körpersinne resultiert. Wenn die fünf Sinne nichts mehr melden und nichts mehr in Form von Gedanken in ihnen nachhallt, hat man die Welt des Körpers und der materiellen Dinge *(Kāmaloka)* verlassen und befindet sich in der Welt des reinen Geistes *(Rūpaloka)*. Das ist, als hätte man eine riesige Last abgeworfen. Oder, wie Ajahn Chah gern sagte, als hätte man sein Leben lang einen Strick eng um den Hals geschlungen gehabt, der sich jetzt löst. Das war schon so lange so, dass man sich daran gewöhnt hatte und den Schmerz gar nicht mehr als Schmerz wahrnahm. Jetzt lässt der Druck plötzlich nach, der Strick ist weg. Das jetzt einsetzende Glücksgefühl verdankt sich dem Verschwinden der Schlinge. So entsteht auch das Glück des ersten Jhāna aus dem Verschwinden einer schweren Last – der Bürde all dessen, was Sie von dieser Welt zu wissen glaubten. Es ist wichtig, um die Ursachen des Glücks im ersten Jhāna zu wissen, denn nur so können wir die vom Buddha formulierten vier edlen Wahrheiten über das Leiden verstehen.

Zusammenfassung

Im ersten Jhāna spielen fünf Faktoren eine Rolle, die wir hier unter drei Gesichtspunkten betrachtet haben:

1. und 2. Vitakka-Vicāra, das als »Schwanken« erlebt wird, ein subtiles Hin und Her zwischen reiner Glückseligkeit und dem Greifen danach.

3. Ekaggatā, die als Nondualität, Zeitlosigkeit und Stille erfahren wird.

4. und 5. Pīti-Sukha, erfahren als alles in der äußeren Welt Bekannte übersteigende Glückseligkeit, geboren aus der vollständigen Transzendierung der Welt der fünf Sinne.

Das zweite Jhāna

Nachlassen des Schwankens

Mit der Vertiefung des ersten Jhāna lässt das Schwanken nach und das Glücksgefühl wird stetiger. Schließlich hält Vicāra nur noch mit einem Hauch von Anhaftung an der Glückseligkeit fest, aber es destabilisiert sie nicht mehr. Das Glück ist so stark geworden, dass Vicāra es nicht mehr stören kann und die Achtsamkeit nicht mehr von ihrem Gegenstand weicht. Vicāra ist also noch sehr geringfügig aktiv, aber es gibt kein Vitakka mehr, keine Bewegung des Geistes zurück zur Quelle der Glückseligkeit. Das Schwanken ist beendet. Das ist der in den Suttas beschriebene Jhāna-Zustand ohne Vitakka, aber mit einer Spur Vicāra (MN 128,31; AN VII,63). Das liegt so nahe am zweiten Jhāna, dass es oft schon dazugerechnet wird.

Die Glückseligkeit wird unerschütterlich, und es gibt für Vicāra keinen Grund zum Festhalten mehr. Der Geist schöpft so viel Vertrauen, dass er endlich ganz loslassen kann. Mit diesem letzten Loslassen aus Zutrauen zur Dauerhaftigkeit des Glücks verschwindet Vicāra ganz, und man befindet sich endgültig im zweiten Jhāna.

Das erste in den Suttas beschriebene Kennzeichen des zweiten Jhāna ist demnach *Avitakka* und *Avicāra*, was einfach »ohne Vitakka und Vicāra« bedeutet. Das heißt, es gibt keinerlei geistiges Schwanken mehr. Das zweite Kennzeichen wird als *Ajjhataṁ Sampasādanaṁ* oder »innere Zuversicht« beschrieben. Es herrscht volles Zutrauen zur Dauerhaftigkeit des Glücks, und deshalb hört Vicāra auf.

Vollkommen unerschütterliche Ausrichtung des Geistes

Der dritte und auffälligste Zug des zweiten Jhāna ist *Cetaso Ekodibhāvaṁ*, die vollkommen unerschütterliche Ausrichtung des Geistes. Ohne das Schwanken ist der Geist wie ein Fels, unbeweglicher als ein Berg und härter als Diamant. Diese durch nichts zu erschütternde Ruhe ist unausdenklich. Ohne auch nur die allerkleinste Regung verweilt der Geist in der Glückseligkeit. Das wird man später als die Vollendung dessen erkennen, was Samādhi genannt wird.

Samādhi ist aufmerksame Stille, und im zweiten Jhāna bleibt diese Aufmerksamkeit ohne jegliche Regung bei ihrem Objekt. Hier gibt es nicht einmal mehr ein feines Oszillieren, nicht die geringste geistige Regung. Eine noch größere Stille des Geistes ist nicht mehr möglich. Man nennt es den vollkommenen Samādhi, der nicht nur in diesem zweiten Jhāna, sondern auch in den höheren seinen Platz hat.

Das Glück des Samādhi und das Ende allen Tuns

Die Vollkommenheit des Samādhi ist das, was dem Glück des zweiten Jhāna seinen unverwechselbaren Geschmack gibt. Was im zweiten Jhāna noch belastend wirkte, die Bewegungstendenz, spielt hier keine Rolle mehr. Alles steht vollkommen still, sogar das Erkennen. In dieser Bewegungslosigkeit ist das schmerzliche Ungenügen, das der regsame Geist mit sich bringt, überwunden, und es bleibt die große Glückseligkeit, die aus dem reinen Samādhi erwächst. So wird dieser Zustand in den Suttas auch genannt: *Samādhija Pīti-Sukha* – »Pīti-Sukha aus Samādhi« (DN 9,11). Dieses

Glück ist noch weitaus tiefer und schöner als das, was man nach Überwindung der Welt der fünf Sinne erlebt. Niemand kann sich dieses Glück auch nur ausmalen, bevor es erlebt wird. Es ist von ganz anderer Art und Größenordnung. Nach dem zweiten Jhāna, wenn man zwei Arten überweltlicher Glückseligkeit erlebt hat, fragt man sich natürlich, was jetzt noch für höhere Formen des Glücks vor einem liegen mögen.

Ein weiterer ins Auge springender Zug des zweiten Jhāna besteht darin, dass alles Tun aufgehört hat, auch alle unwillkürlichen Bewegungen, die im ersten Jhāna das Schwanken verursachten. Derjenige, der sich als Urheber alles Tuns verstand, der »Macher«, ist gestorben. Erst nach dem Erlebnis des zweiten Jhāna kann man ermessen, was der Macher eigentlich war – ungefähr so, wie eine Kaulquappe erst verstehen kann, was Wasser ist, wenn sie sich zum Frosch gewandelt hat und zum ersten Mal erlebt, wie es an Land ist. Der Macher ist nicht nur weg, sondern dieser scheinbar so wichtige Teil unserer Existenz ist wie aus dem Dasein getilgt. Das so selbstverständlich Erscheinende erweist sich als Trugbild, als Wahn. Wir machen hier Erfahrungen, die uns die Illusion des freien Willens einfach aus der Hand schlagen. Ein Philosoph wie Sartre, der sagt: »Sein ist Tun«, kann unmöglich das zweite Jhāna erfahren haben, wo »Sein« ganz ohne »Tun« auskommt. Diese Jhānas sind einfach bestürzend, weil sie unsere normale Erfahrung vom Tisch fegen. Aber sie sind real, realer als die Welt.

Zusammenfassung

Hier noch einmal die fünf Kennzeichen des zweiten Jhāna:

1. und 2. Avitakka-Avicāra, Ajjhataṁ Sampasādanaṁ: erlebt als das Nachlassen des Schwankens aus dem ersten Jhāna, bedingt durch Zutrauen zur Dauerhaftigkeit des Glücks.

3. Cetaso Ekodibhāvaṁ: vollkommene Ausrichtung des Geistes, der Zutrauen zur Beständigkeit des Glücks gefasst hat. Das wird meist als steinerne Unbewegtheit erlebt, die Vollendung des Samādhi.

4. Samādhija Pīti-Sukha. Überirdische Glückseligkeit, wenn keinerlei geistige Regungen mehr vorhanden sind; Kernstück dieses Jhāna.

5. Das Ende allen Tuns: das erste vollständige Verschwinden des Machers.

Das dritte Jhāna

Der Erkennende bleibt still, und die Stille des Erkannten wird noch tiefer. Im Jhāna-Zustand, Sie erinnern sich, ist das Erkannte ein Abbild unseres Geistes, und der Geist ist das Erkennende. Erst wird der Erkennende still, dann auch sein Abbild, das Erkannte.

In den ersten beiden Jhānas ist Glückseligkeit das Abbild dieses stillen Geistes, Pīti-Sukha. Im dritten Jhāna nun erreicht das Abbild des Geistes eine neue Ebene der Stille und wird eine Glückseligkeit anderer Art.

Pīti ist verschwunden

Bis zum dritten Jhāna haben alle Glücksgefühle etwas Gemeinsames, auch wenn sie sich in der »Geschmacksrichtung« unterscheiden mögen, weil jede Form des Glücks ihre ganz eigenen Bedingungen hat. Das Gemeinsame liegt darin, dass Pīti und Sukha immer gemeinsam vorkamen. Und weil sie immer zusammen auftraten wie siamesische Zwillinge, war es nicht nur unnötig, sondern auch unmöglich, sie auseinanderhalten zu wollen. Die Kombination jedenfalls war das Gemeinsame in allen bisherigen Glückserfahrungen bei der Meditation. Im dritten Jhāna verschwindet Pīti nun, und Sukha bleibt allein zurück, was eine ganz andere Art von Glückserfahrung zur Folge hat.

Erst nach der Erfahrung des dritten Jhāna kann man wissen, was Sukha ist, und daraus erschließen, was Pīti war. Das Pīti des zweiten Jhāna war euphorischer als alles, was man sich denken kann, aber jetzt wird diese Freude als der weniger bedeutsame Teil der Glückseligkeit erkannt, während Sukha dessen eigentliche Tiefe ausmacht.

Sukha für sich allein

Alle Jhāna-Erfahrungen sind so gut wie nicht zu beschreiben. In den höheren Jhānas wird das noch schwieriger, weil die Erfahrungen an Tiefe zunehmen und wir immer weniger Vergleichsmöglichkeiten in der äußeren Welt finden. Näherungsweise ließe sich sagen, die Glückserfahrung des dritten Jhāna, Sukha, sei stiller und von heiterer Gelassenheit. Nach der Darstellung der Suttas ist Sukha von Achtsamkeit *(Sati)*, klarem Erkennen *(Sampajañña)* und Gleichmut *(Upekkhā)* begleitet, wenngleich es im *Anupada-Sutta* (MN 111) heißt, diese Qualitäten seien in allen Jhānas gegeben. Vielleicht werden sie im Zusammenhang mit dem dritten Jhāna besonders hervorgehoben, um deutlich zu machen, dass man in diesem sehr tiefen Jhāna außerordentlich achtsam, von sehr klarer Erkenntnis und so still ist, dass man ohne jegliche Gemütsregung, also gleichmütig schaut.

Tiefer Samādhi

Im dritten Jhāna herrscht der gleiche vollkommene Samādhi wie im zweiten – felsenfeste Ruhe, kein Macher vorhanden, und die Welt der fünf Sinne ist ausgeschaltet. Der Unterschied liegt in der Qualität der Glückseligkeit, die sich hier zu einer Höhe entwickelt hat, wo sie von ganz anderer Art zu sein scheint. Ein Erleuchteter beschreibt das dritte Jhāna nach den Worten des Sutta als ein »Verweilen in Glückseligkeit, achtsam, nur zuschauend« (DN 9,12).

Zusammenfassung

Das dritte Jhāna weist die folgenden Kennzeichen auf:

1. Pīti scheidet als der gröbere Anteil aus dem Zusammenspiel von Pīti und Sukha aus.
2. Die jetzt nur noch durch Sukha bedingte Glückseligkeit ist durch große Achtsamkeit, klares Erkennen und das Gefühl bloßen Zuschauens gekennzeichnet.
3. Die gleiche felsenfeste Stille ohne einen Macher wie im zweiten Jhāna.

Das vierte Jhāna

Auch Sukha verschwindet – vollkommener Friede

In der Stille des Erkennenden kommt auch das Erkannte immer mehr zur Ruhe, und an die Stelle der Glückseligkeit der ersten drei Jhānas tritt im vierten Jhāna etwas anderes. Es ist kein gradueller Unterschied wie nach den bisherigen Übergängen, sondern etwas völlig Neues. Sukha verschwindet. Es bleibt nur der absolut stille Erkennende, der nichts als absolute Stille wahrnimmt.

Vom vierten Jhāna aus wird die Glückseligkeit der ersten drei Jhānas als ein Rest von Bewegung des Geist-Objekts und daher eigentlich als ein Hindernis gesehen, das etwas viel Größeres verdeckt. Wenn die Glückseligkeit abklingt, bleibt nur der tiefe Friede, der das vierte Jhāna kennzeichnet. Hier regt sich nichts mehr, und nichts leuchtet. Nichts erfährt Glück oder Unbehagen. Man erfährt nur ein vollkommenes Gleichgewicht im Zentrum des Geistes. Hier regt sich nichts, wie im Auge des Sturms. Ein Gefühl der Vollkommenheit herrscht hier, Vollkommenheit der Stille und des Gewahrseins. Der Buddha beschrieb es als geläuterte Achtsamkeit, reines Zuschauen *(Ubekkhā Sati Pārisuddhi)* (DN 9,13).

Der Friede des vierten Jhāna ist mit keinem anderen Frieden der Welt vergleichbar. Er ist nur nach dem Durchgang durch die ersten drei Jhānas erfahrbar, denn nur dann lässt sich später sagen, dass der erlebte Friede wirklich der des vierten Jhāna war. Im vierten Jhāna ist die Stille so tief, dass man viele Stunden dort verweilt. Eine kürzere Dauer erscheint einem gar nicht möglich.

Obwohl es Pīti und Sukha im vierten Jhāna nicht mehr gibt, nur noch vollkommenen Frieden, erkennt man diese Erfahrung in der Rückschau als eine Freude der allerhöchsten Art. Der vollkommene Friede des vierten Jhāna erweist sich rückblickend als Gipfel all dessen, was man bisher an Glückseligkeit erlebt hat: Die Glückseligkeit der Nicht-mehr-Glückseligkeit. Das ist keine Wortklauberei und nicht dazu da, besonders klug oder mystisch zu klingen. Es ist ganz einfach so.

Zusammenfassung

Das vierte Jhāna weist die folgenden Kennzeichen auf:

1. Sukha verschwindet.
2. Eine sehr lange anhaltende und unveränderliche Wahrnehmung von vollkommenem Frieden; nur über die ersten drei Jhānas zu erreichen.
3. Die gleiche absolut felsenfeste Bewegungslosigkeit und Untätigkeit wie im zweiten und dritten Jhāna.
4. Die Welt der fünf Sinne und der Körper sind vollkommen ausgeschlossen.

Die vier Jhānas in den Gleichnissen des Buddha

Der Buddha verdeutlichte die Erfahrungen in den Jhānas gern mit sprechenden Bildern (zum Beispiel MN 39,15-18; 77,25-28). Bevor ich die Gleichnisse wiedergebe, wollen wir uns die Bedeutung des im gesamten Pāli-Kanon sehr häufig vorkommenden Wortes *Kāya* oder »Körper« klarmachen. »Kāya« ist von ähnlich großer Bedeutungsvielfalt wie Körper. Und wie »Körper« nicht nur diesen physischen Leib bezeichnet – denken Sie an »Heizkörper«, »Putzkörper« oder gar »Körperschaften« –, so gibt es auch für »Kāya« eine Reihe von Anwendungsvarianten, die mit »Gesamtheit« oder »Korpus« (vom lateinischen Wort für »Körper« abgeleitet) zu übersetzen wären. Ein Beispiel ist *Nāma-Kāya* (DN 15,20), ein Begriff, der die Gesamtheit geistiger Faktoren bezeichnet. In den Jhānas sind die fünf Sinne stillgelegt. Das bedeutet, dass keine Körpererfahrung stattfindet. Der Körper ist transzendiert. Wenn wir in den Gleichnissen des Buddha auf die wiederkehrende Wendung »kein Teil dieses gesamten Kāya« stoßen, können wir davon ausgehen, dass »kein Teil dieses gesamten Korpus der Erfahrung« gemeint ist (MN 39,16). Solche Stellen werden häufig missverstanden.

Für das erste Jhāna verwendet der Buddha das Bild eines Klümpchens Tonerde (wie es der Barbier verwendete, um damit einen seifigen Schaum herzustellen); der Ton muss genau den richtigen Feuchtigkeitsgrad aufweisen, er darf weder zu trocken noch zu nass sein. Das Tonklümpchen vertritt den geeinten Geist, dessen Achtsamkeit auf einen sehr schmalen, durch das »Schwanken« bedingten Bereich gesammelt ist. Die Feuchtigkeit ist die Glückseligkeit, die in der vollkommenen Abschottung von der Welt der fünf Sinne liegt. Die Feuchtigkeit durchdringt den Ton ganz und gar, womit gesagt ist, dass die Erfahrung während ihrer gesamten Dauer von Glücksgefühlen durchtränkt ist. In der späteren

Rückschau wird das als Glück über Glück und dann noch mehr Glück ohne jegliche Unterbrechung erkannt. Da Feuchtigkeit nicht im Übermaß vorhanden ist, der Ton also nicht tropft, kann damit nur gemeint sein, dass die Glückserfahrung stets in dem vom Schwanken erzeugten Raum bleibt und für die Dauer des Jhāna nicht aus diesem geistigen Raum in die Welt der fünf Sinne ausläuft.

Das Bild des zweiten Jhāna ist ein See ohne oberirdischen Zulauf, der aus einer tiefen Quelle mit kühlem Wasser gespeist wird. Dieser See ist der Geist. Die Tatsache, dass der See keinen Zulauf hat, besagt, dass kein äußerer Einfluss den Geist erreicht. In diesem Jhāna hat selbst der Macher keinerlei Einfluss auf den Geist, und diese hermetische Abschottung bedingt die felsenfeste Unbewegtheit des zweiten Jhāna. Die tiefe, kühle Quelle steht für Ajjhattaṁ Sampasādanaṁ, das Vertrauen auf die Beständigkeit des Glücks im zweiten Jhāna. Diese Zuversicht ermöglicht ein vollständiges Loslassen, sie »kühlt« den Geist so, dass er regungslos still wird. Die Kühle steht für die aus dem Samādhi oder der Regungslosigkeit geborene Glückseligkeit, die während der gesamten Dauer des Jhāna die geistige Erfahrung bestimmt.

Zum dritten Jhāna verwendet der Buddha die Metapher einer Lotosblume im kühlen Wasser eines Sees. Der Lotos symbolisiert den Geist im dritten Jhāna. Das Wasser kühlt die Blätter und die Blüte eines Lotos, dringt aber nie ein, sondern perlt ab. Die Kühle ist Sukha, das Befeuchtende ist Pīti. Der Geist im dritten Jhāna wird also von Sukha gekühlt, aber Pīti dringt nicht in ihn ein. Seine Erfahrung besteht allein aus Sukha. Im dritten Jhāna bleibt der Geist in felsenfester Regungslosigkeit, geht nie nach außen, wie auch die Lotosblume stets im Wasser bleibt. Der Lotos gedeiht im kühlen Wasser, der Geist in der Glückseligkeit des dritten Jhāna. Wie die Kühle des Wassers den Lotos von der Wurzel bis in die Spitzen durchdringt, so ist der Geist während der gesamten

Dauer dieser Erfahrung von der unvergleichlichen Glückseligkeit des dritten Jhāna durchdrungen.

Das vierte Jhāna wird mit einem Mann verglichen, der vom Schopf bis zu den Sohlen in reinweißes Tuch gehüllt ist. Der Mann repräsentiert den Geist, das weiße Tuch die für das vierte Jhāna kennzeichnende Reinheit des Gleichmuts und der Achtsamkeit. Der Geist ist im vierten Jhāna makellos wie ein frisch gewaschenes Tuch, vollkommen still, und er schaut einfach ohne jede Regung. Vollkommen reiner Friede erfüllt den gesamten »Körper« der geistigen Erfahrung von Anfang bis Ende, wie das weiße Tuch den Körper des Mannes vollkommen verhüllt.

Soweit die Bedeutung der vier Jhāna-Gleichnisse, wie ich sie verstehe.

Von Jhāna zu Jhāna

Im Jhāna sind wie gesagt keine Bewegungen oder Aktionen möglich. Man kann nicht den Entschluss fassen, von einem Jhāna zum nächsten zu wechseln. Man kann nicht einmal das Ende der Jhāna-Erfahrung selbst herbeiführen. Alle Möglichkeiten der Einflussnahme hat man im Jhāna-Zustand preisgegeben. Außerdem legt die tiefe Stille der Achtsamkeit die Verstandestätigkeit so weit lahm, dass man sich kaum ein Bild der eigenen Erfahrung machen kann, solange der Jhāna-Zustand anhält. Erst später und in der Rückschau erkennt man die charakteristischen Züge jedes Jhāna. Im Jhāna kann man sich nicht nur nicht bewegen, man wüsste nicht einmal, wo man ist und wohin man sich bewegen sollte! Wie geschieht dann aber der Übergang von einem Jhāna zum nächsten?

Stellen Sie sich ein Haus mit vier ebenerdigen Zimmern und nur einem Eingang vor. Durch die Eingangstür gelangt man ins erste Zimmer. Wenn man es durchquert, kommt man ins zweite Zimmer, dann ins dritte und schließlich ins vierte. Um das Haus wieder zu verlassen, geht man vom vierten Zimmer ins dritte zurück, von da aus ins zweite und schließlich ins erste. Man verlässt das Haus durch die Tür, durch die man es betreten hat. Nehmen wir jetzt an, der Boden sei in allen Räumen derart glatt, dass man weder bremsen noch mit Schritten eine Fortbewegung erzielen kann: Alles hängt davon ab, mit wie viel Schwung Sie das Haus betreten. Wer mit wenig Schwung eintritt, kommt irgendwo im ersten Zimmer zum Stehen. Mit mehr und immer mehr Schwung rutscht man bis ins zweite, dritte oder vierte Zimmer.

Mit diesem Vergleich lässt sich ganz gut erklären, wie wir uns von Jhāna zu Jhāna bewegen. *Im* Jhāna-Zustand haben wir keinerlei Kontrolle, können nichts entscheiden und nichts steuern. Wenn wir mit wenig Schwung in den Jhāna-Zustand eintreten, kommen wir nicht weiter als bis zum ersten Jhāna. Mit mehr Schwung erreichen wir das zweite oder dritte Jhāna und mit ganz viel Schwung vielleicht das vierte. Den Schwung, mit dem wir eintreten, können wir nur außerhalb des Jhāna bekommen, wo wir die Dinge beeinflussen können.

Was wir hier mit Schwung bezeichnen, ist das Loslassen. Das Loslassen wird *vor* dem Eintritt ins Jhāna geübt, und zwar so gründlich, dass es eine starke unwillkürliche Tendenz des Geistes wird, fast wie eine natürliche Neigung. Wer mit relativ geringem Schwung des Loslassens in den Jhāna-Zustand eintritt, kommt nicht über das erste Jhāna hinaus. Ist die automatische Tendenz zum Loslassen schon stärker, erreicht man das zweite oder dritte Jhāna. Und wo die Bereitschaft loszulassen sehr stark ist, gelangt man möglicherweise bis ins vierte Jhāna. Es ist aber nicht möglich, im Jhāna diesen Schwung des Loslassens zu vergrößern.

Man nimmt diesen Anlauf zum Loslassen außerhalb des Jhāna, indem man die Glückserfahrungen nachträglich betrachtet und die Hindernisse erkennt, die Anhaftungen genannt werden. Wenn unser Geist die große Freude erkennt, die im Loslassen liegt, wird seine Bereitschaft zum Loslassen zunehmen. Manchmal habe ich meinem störrischen Geist durch Gedanken wie diese auf die Sprünge geholfen: »Siehst du jetzt, Geist, siehst du endlich, wie viel Glück im Loslassen liegt?! Sieh es dir an! Und vergiss es nicht, ja?« Das gibt seiner Neigung zum Loslassen deutlichen Auftrieb. Zumindest kann er dann Hindernisse erkennen, nämlich die verschiedenen Formen des Haftens. Und wenn der Geist die Feinde seines tieferen Glücks durch Rückschau zu erkennen lernt, gewinnt er Weisheit, die seine Bereitschaft loszulassen beflügeln wird.

Den Übergang von Jhāna zu Jhāna können wir uns auch noch anders verdeutlichen, wieder einmal am Bild des tausendblättrigen Lotos, der sich der Sonne öffnet. Denken wir uns das erste Jhāna als einen schon ziemlich nahe am Zentrum stehenden Kranz kostbarer, zarter Blütenblätter. Und wie diese Blätter jetzt von der Sonne gewärmt werden und sich öffnen, um eine weitere Reihe der duftigsten Blütenblätter freizugeben, so wird das erste Jhāna von Achtsamkeit »gewärmt« und öffnet den Zugang zur noch größeren Seligkeit des zweiten Jhāna. So ist das zweite Jhāna eigentlich in das erste eingebettet, das dritte in das zweite und das vierte in das dritte – wie die inneren Reihen von Blütenblättern eines Lotos.

Wer schon viel Jhāna-Erfahrung besitzt, kann sich mittels der Kraft des *Adhiṭṭhāna* von Jhāna zu Jhāna bewegen. Adhiṭṭhāna verweist in diesem Zusammenhang auf eine Art Programmierung des Geistes. Am Beginn der Meditation kann man den Geist darauf programmieren, für eine bestimmte Dauer in einen der vier Jhāna-Zustände einzutreten. Das geht natürlich nur, wenn man wirklich eine Menge Erfahrung besitzt und sowohl das Ziel als auch den Weg genau kennt. Es hat etwas vom Einschalten des Autopiloten kurz nach dem Abheben. Und selbst alte Hasen der Meditation müssen sich an den erlernten Weg zu einem bestimmten Jhāna halten. Wer sich also beispielsweise auf das dritte Jhāna programmiert hat, muss den Weg über das erste und zweite Jhāna gehen, auch wenn er diese Stationen vielleicht sehr schnell bewältigt.

Die unstofflichen Stufen

In unserem Bild des Lotos stehen die vom Zentrum aus fünfte bis achte Reihe von Blütenblättern für die Jhānas: Die achte Reihe ist das erste Jhāna, die fünfte Reihe ist das vierte Jhāna. Was, werden Sie sich fragen, mögen die vier innersten Reihen um das Zentrum sein? Jenseits der Jhānas liegen die vier unstofflichen Stufen. Der Buddha selbst hat diese Stufen nie »Jhānas« genannt, das geschah erst in den viele Jahrhunderte später kompilierten Kommentaren. Die vier unstofflichen Stufen sind:

die Geist-Basis des grenzenlosen Raums,
die Geist-Basis des grenzenlosen Bewusstseins,
die Geist-Basis des Nichts und
die Geist-Basis des weder Wahrnehmens noch Nicht-Wahrnehmens.

Wie das vierte Jhāna in das dritte Jhāna eingebettet ist, so ist wiederum die erste unstoffliche Stufe in das vierte Jhāna eingebettet, die zweite unstoffliche Stufe in die erste und so weiter – eben wie Reihen von Blütenblättern. Zwangsläufig ist auf den unstofflichen Stufen all das der Fall, was bereits die Jhānas kennzeichnete:

- Nichts aus der Welt der fünf Sinne und keinerlei Wissen um den Körper erreicht den Geist.
- Der Geist verweilt in felsenfester Stille, er kann für lange Zeiträume weder denken noch planen.
- Es ist kaum ein Erfassen der Erfahrungen möglich, die man gerade macht. Verständnis kann erst in der Rückschau geschaffen werden.
- Die im vierten Jhāna herrschende Vollkommenheit des Gleichmuts und der Achtsamkeit bildet auch die Grundlage der unstofflichen Stufen.

Die ersten drei Jhānas hatten verschiedene Formen der Glückserfahrung als ihr Geist-Objekt, und im vierten Jhāna war es ein erhabener Zustand reinen Friedens. Auf den unstofflichen Stufen geht es jetzt nur noch um rein geistige Objekte, die ich »Geist-Basen« nenne, weil sie eine Art Plattform für die unstofflichen Stufen bilden. Je höher die unstoffliche Stufe, desto feiner und leerer die unbewegte Geist-Basis.

Im vierten Jhāna ist die Achtsamkeit kraftvoll und still, sie betrachtet einfach nur den vollkommenen Frieden weit jenseits der Welt der fünf Sinne und ist intensiv gesammelt. In diesem Zustand sind alle durch die Welt bedingten Wahrnehmungen abgeschnitten, und andere treten an ihre Stelle, die nicht von dieser Welt sind.

Wenn man sich zum Beispiel in einem frühen Stadium der Meditation vollkommen auf den gegenwärtigen Augenblick sammeln kann, auf einen Zeit-Punkt sozusagen, werden alle gewohnten Zeitvorstellungen verdrängt. An ihre Stelle tritt eine nicht zu dieser Welt gehörende Zeitwahrnehmung. In dieser vollen Sammlung besteht einerseits ein Gefühl von Zeitlosigkeit, aber andererseits meint man, alle Zeit der Welt zu haben. Im absoluten Jetzt-Punkt ist Zeit ohne Ränder und Grenzen, leer und unermesslich. Sie ist unendlich und zugleich nichts. Sie ist grenzenlos *(anantā)*. Wer diese punktförmige Sammlung in der Zeit schon in den frühen Stadien seiner Meditation erlebt, hat damit bereits den Schlüssel zum Verständnis der Gleichzeitigkeit von Unendlichkeit und Leere in den unstofflichen Bereichen.

Die Geist-Basis des grenzenlosen Raums

Vom vierten Jhāna aus blickt der Geist in den vollkommenen Frieden und gewinnt eine vollkommen neue Raumwahrnehmung. Das ist einer der Züge des vierten Jhāna, dessen man sich immer wieder vergewissern kann, und gleichzeitig der Zugang zu den unstofflichen Stufen. In der absolut punktförmigen Sammlung wird der Geist als unendlich und gleichzeitig als leer erlebt, eine Art Nicht-Raum. Weil er als leer von all dem erfahren wird, was ihn sonst begrenzt, materielle Form *(rūpa)* nämlich, werden diese und die folgenden Stufen unstofflich *(arūpa)* genannt.

Die erste unstoffliche Stufe ist also die Geist-Basis des grenzenlosen Raums, der als unendlich und leer, als unermesslich und ohne Grenzen wahrgenommen wird. Davon bleibt der Geist ohne die geringste Unterbrechung für die gesamte und manchmal erhebliche Dauer einer Meditation dieser Stufe ganz und gar erfüllt. Die Achtsamkeit, kraftvoll, still und geläutert, verweilt in vollkommener Gelassenheit bei dieser Wahrnehmung.

Die Geist-Basis des grenzenlosen Bewusstseins

In die Wahrnehmung des grenzenlosen Raums ist die Wahrnehmung von Nicht-Raum eingebettet. Das Wort »Raum« hat keine Bedeutung mehr. Wenn der Geist auf der ersten unstofflichen Stufe bis dorthin gelangt, verschwindet der Raum, und es bleibt nichts als die Wahrnehmung von absolut punktförmiger Sammlung des Bewusstseins. In diesem Zustand fühlt sich das Bewusstsein gleichzeitig unendlich und leer, unermesslich und unbestimmt an. Man hat die zweite unstoffliche Stufe und die Geist-Basis des grenzenlosen Bewusstseins erreicht. Der Geist ist gänzlich von dieser Wahrnehmung erfüllt, die völlig gleichförmig für noch längere Zeiträume anhält.

Die Geist-Basis des Nichts

In die Wahrnehmung des grenzenlosen Bewusstseins ist die des Nicht-Bewusstseins eingebettet. Auch »Bewusstsein« verliert jetzt jede Bedeutung. Wenn der Geist sich auf der zweiten unstofflichen Stufe darauf ausrichtet, verschwindet jegliche Wahrnehmung von Bewusstsein. Wahrnehmung von materiellen Formen und von Raum gab es schon vorher nicht mehr, also bleibt jetzt nur noch punktförmige Ausrichtung auf nichts. Hier befindet man sich auf der dritten unstofflichen Stufe der Geist-Basis des Nichts. Der Geist ist vollkommen davon erfüllt, und das bleibt über einen noch längeren Zeitraum stetig der Fall.

Die Geist-Basis des weder Wahrnehmens noch Nicht-Wahrnehmens

In die Wahrnehmung des Nichts ist die Wahrnehmung von nicht einmal nichts eingebettet! Wenn der Geist die nötige Subtilität gewonnen hat, verschwindet die Wahrnehmung des Nichts. An ihre Stelle tritt ein Zustand von weder Wahrnehmung noch Nicht-Wahrnehmung. Über diese vierte unstoffliche Stufe lässt sich nichts weiter sagen, als dass sie doch noch eine Wahrnehmung ist (AN IX,42). Das entspricht in unserem Bild des tausendblättrigen Lotos der letzten Reihe von noch geschlossenen Blütenblättern. Alle anderen haben sich schon geöffnet. Die Blütenblätter dieser letzten Reihe sind kaum noch so zu nennen, denn ihre hauchzarte, fast nicht mehr stoffliche Hülle birgt das sagenhafte »Juwel im Herzen des Lotos«, Nibbāna.

Nibbāna, das Aufhören jeglicher Wahrnehmung

In der Wahrnehmung von weder Wahrnehmung noch Nicht-Wahrnehmung liegt das Ende aller Wahrnehmung, das Aufhören von allem, was gefühlt oder wahrgenommen wird. Das ist Nibbāna. Hier kommt der Geist vollkommen zum Stillstand. Wenn er sich wieder zu regen beginnt, ist man ein Arahat oder Anāgāmī. Nur diese beiden Möglichkeiten gibt es hier.

Allmähliches Erlöschen

Wir können die Jhānas und die unstofflichen Stufen als Stadien eines allmählichen Erlöschens auffassen. Der Zugang zum ersten Jhāna öffnet sich, wenn die Welt der fünf Sinne zusammen mit dem Körper und allem Tun aufgehört hat. Die Strecke vom ersten bis zum vierten Jhāna ist das Erlöschen jenes Teils unseres Geistes, der Lust und Unlust registriert. Auf dem Weg vom vierten Jhāna bis zur vierten unstofflichen Stufe verschwindet nahezu alles, was an Erkenntnistätigkeit noch vorhanden war. Und mit dem letzten Schritt ist wirklich alles Wissen zu Ende. Auf diesem gesamten Weg lässt man zuerst vom Körper und der Welt der fünf Sinne ab. Dann vom Macher. Dann läst man Lust und Unlust los. Schließlich werden auch Raum und Bewusstsein preisgegeben und zuletzt jegliches Erkennen und Wissen. Was wir loslassen, das verschwindet, es hört auf. Wenn es bleibt, haben wir es nicht losgelassen. Wenn wir von allem Erkennen lassen, verschwindet der Erkennende. Das ist das Erlöschen von allem, einschließlich des Geistes. Bewusstsein manifestiert sich hier nicht mehr, Erde, Wasser, Feuer und Luft finden nichts, wo sie sein können, Name-und-Form werden gänzlich zunichte (DN 11,85). Leere. Erlöschen. Nibbāna, das Juwel im Herzen des Lotos.

In diesem Kapitel über die Jhānas habe ich mit Ihnen eine Reise durch Theorie und Praxis, dann hinauf in die Berge zu den Höhen der Jhānas und schließlich zu den einsamen Gipfeln der unstofflichen Stufen gemacht. Vielleicht denken Sie heute, das alles liege für Sie noch in weiter Ferne, aber morgen sind Sie vielleicht schon ein gutes Stück weiter. Es nützt Ihnen heute schon, wenn Sie diese Straßenkarte vor sich haben.

Außerdem sind die Jhānas wie Goldminen der ergiebigsten Art, nur dass man hier kein Edelmetall schürft, sondern die kostbarsten Einsichten findet. Sie liefern gleichsam das Rohmaterial, die überraschenden Funde, aus denen sich die besonderen Einsichten zusammensetzen, die uns die Augen für das Nibbāna öffnen. Die Jhānas sind der Schmuck im Antlitz des Buddhismus. Ohne sie ist keine Erleuchtung möglich, und sie sind uns heute so zugänglich wie eh und je.

Ich schließe dieses Kapitel mit Worten des Buddha:

Kein Jhāna ohne Weisheit,
keine Weisheit ohne Jhāna;
Hat aber einer Jhāna und Weisheit,
so steht er im Angesicht des Nibbāna. (Dhp 372)

12 TIEFE EINSICHT

Einsicht hat manch einer, tiefe Einsicht ist selten. Tiefer Einsicht ist nicht so leicht standzuhalten, sie kann erschreckend sein. Einsicht lässt den Charakter relativ unberührt, tiefe Einsicht wird Ihr Leben verändern.

Eine alte Zen-Geschichte erzählt: Zwei Mönche stritten sich über eine im Wind wehende Fahne. Einer sagte, die Fahne bewege sich. Der andere hielt dagegen, der Wind bewege sich. Sie gingen zu einem Zen-Meister, der ihnen sagte, sie hätten beide Unrecht: Was sich da bewege, sei der Geist. Ein gerade vorbeikommender Theravāda-Mönch warf ein, sie lägen alle drei falsch, weil ihr Mund sich bewege. Das ist Einsicht.

Ein Mönch, den ich kenne, hat mir einmal erzählt, noch in seiner Zeit als Laie habe er einmal während der Meditation eine tiefe Glückseligkeit erlebt, die schöner als jeder Orgasmus gewesen sei – alles war still, der Körper verschwunden. Dieses Erlebnis stellte alles infrage, was er je über Glück geglaubt hatte. Nichts davon stimmte mehr, sein Leben änderte sich vollständig. Er wurde Mönch. Das ist *tiefe* Einsicht.

Der zehnfache Pfad

In der Sammlung von Suttas, die Aṅguttara-Nikāya genannt wird, sind die Lehrreden des Buddha nach der Anzahl der im Text angesprochenen Gegenstände sortiert. Beispiele sind die vier Arten des rechten Bemühens, die vier Wege zur Macht und etliche andere Vierergruppen, die im »Vierer-Kapitel« zusammengefasst sind. Als ich das Achter-Kapitel dieser Sammlung zum ersten Mal las, erwartete ich hier die berühmteste aller Achtergruppen zu finden, den edlen achtfachen Pfad. Ich fand nichts darüber und war erstaunt. Der achtfache Pfad ist im Aṅguttara-Nikāya nämlich im Zehner-Kapitel erörtert, weil es noch zwei vom Buddha hinzugefügte »Glieder« gibt (AN X,103). Die beiden zusätzlichen Glieder des zehnfachen Pfades sind rechte (oder vollkommene) Weisheit *(Sammā-Ñāṇaṁ)* und rechte Befreiung *(Sammā-Vimutti)*.

Man darf annehmen, dass sich die ersten acht Glieder des Pfades auf die Praxis beziehen, auf das also, was man tut, während die beiden letzten, also vollkommene Weisheit und vollkommene Befreiung, das Ziel und Ergebnis der Praxis ansprechen. Der zehnfache Pfad lehrt den Weg und seinen Zielpunkt.

Tiefe Einsicht meint diese vollkommene Weisheit, Sammā-Ñāṇaṁ. Und die Texte des Aṅguttara-Nikāya machen sehr deutlich, dass tiefe Einsicht/vollkommene Weisheit nicht ohne Jhāna oder vollkommenen Samādhi möglich ist (AN X,103). Und tiefe Einsicht zieht unweigerlich vollkommene Befreiung, das heißt Erleuchtung nach sich.

Vollkommene Weisheit: Die Dinge sehen, wie sie wirklich sind

Die Suttas verwenden für vollkommene Weisheit oder tiefe Einsicht gern den Ausdruck »die Dinge sehen, wie sie wirklich sind *(Yathā Bhūta Ñāṇadassana)*. Einsicht glauben viele zu haben, und sie sind ganz sicher, dass sie die Dinge sehen, wie sie sind. Nur seltsam, dass sie kaum je einer Meinung sind. Deshalb haben wir so viele Religionen und innerhalb jeder Religion noch einmal eine Vielzahl von Schulen oder Sekten – und jede behauptet, sie sei die einzige, die die Dinge sieht, wie sie wirklich sind. Sogar areligiöse Menschen gehören dazu, denn sie behaupten, nur ohne Religion könne man die Dinge sehen, wie sie sind. Wie kann »Einsicht« zu so viel Streit führen?

Das Problem liegt natürlich darin, dass in Wirklichkeit nur sehr wenige die Dinge sehen, wie sie sind. Die allermeisten sehen die Dinge so, wie sie zu sein *scheinen*. Das halten sie dann für Einsicht oder für die Wahrheit. Seien Sie gewarnt! Selbst in der Achtsamkeit ist das, was den Sinnen erscheint, bereits gefiltert, desinfiziert und geschönt.

Ein befreundeter Mönch, der am Vietnamkrieg teilgenommen hatte, wurde durch einen Schuss am Hinterkopf verletzt und trug einen leichten Gehirnschaden davon. Die Ärzte gingen davon aus, dass er fortan blind sein würde, doch sie irrten sich. Er konnte weiterhin tadellos sehen. Viele Wochen später spielte er einmal Baseball mit einigen Freunden. Der Batter hatte einen Ball hoch in die Luft in seine Richtung geschlagen. Während er der Flugbahn mit den Augen folgte und sich in Stellung brachte, um ihn zu fangen, verschwand der Ball urplötzlich. Er war einfach nicht mehr da! Augenblicke später war er ein Stück weiter ebenso plötzlich wieder da. Hier fiel meinem Freund zum ersten Mal auf, dass er einen blinden Fleck hatte. Das Dumme an so einem blinden Fleck ist, dass man ihn nicht sieht. Das Gesichtsfeld hat tatsächlich ein Loch, aber unser Geist füllt die Lücke meist notdürftig mit dem, was wir an der Stelle vermuten – und wir können ihm nicht zusehen, wie er das macht. Was uns begegnet, auch wenn wir es achtsam betrachten, ist nicht unbedingt genau das, was wir wahrnehmen.

Zeitweilige blinde Flecken, deren Vorhandensein wir auch nicht bemerken, entstehen immer dann, wenn Lust oder Zorn

Besitz von uns ergreifen. Frisch Verliebte sind blind für die Fehler des anderen. Ein Mann soll zu seinem frisch gebackenen Schwiegersohn gesagt haben: »Dass dir meine Tochter vollkommen erscheint, ist ganz natürlich, schließlich bist du verliebt. Aber wenn dir nach einem Jahr ihre Schwächen aufzufallen beginnen, denk immer an Folgendes: Ohne diese Schwächen hätte meine Tochter einen viel Besseren als dich haben können.« Wenn wir begehren oder unserem Wunschdenken erliegen, biegen wir die Realität so hin, wie wir sie gern hätten.

Und wenn wir richtig böse werden, sehen wir an der Welt und unserem Partner oder sogar am Hund der Familie nur noch die Fehler. Da bekommt der Hund schon mal einen Tritt ab. Für einen, der wirklich verärgert ist, sieht die Realität nämlich so aus, dass alle anderen, sogar der arme Hund, an seinen Schmerzen schuld sind. Im Buddhismus wird Zorn als vorübergehender Wahnsinn betrachtet, eine gefährliche Krankheit, in der wir die Dinge zu sehen glauben, wie sie tatsächlich sind, während wir in Wirklichkeit alles verzerrt wahrnehmen.

Falscher Stolz ist vielleicht die unmerklichste und daher heimtückischste der Kräfte, die unsere Weisheit unterwandern. Unsere Sicht der Dinge macht einen beträchtlichen Teil unserer Identität aus. Das kann so weit gehen, dass wir uns grundsätzlich in unserem Selbstverständnis bedroht fühlen, wenn wir einen Irrtum eingestehen und unsere Ansichten ändern müssen. Da erscheint es leichter und bequemer, die Tatsachen einfach zu leugnen und weitere blinde Flecken heranzuzüchten. So können wir es dahin bringen, dass nur noch das in unserem Bewusstsein erscheint, was wir wissen wollen. Man braucht tatsächlich viel Mut, um die Dinge zu sehen, wie sie sind, denn es kostet uns viele unserer ach so kostbaren Ansichten. Den Dhamma zu sehen ist in der Tat schrecklich, denn er verlangt die Herausgabe der kostbarsten aller unserer Ideen: der Vorstellung, dass es ein Ich gibt.

Wie können wir also sicherstellen, dass wir die Dinge so sehen, wie sie wirklich sind? Wie erkennen wir den Unterschied zwischen tiefer Einsicht und purer Einbildung? Antwort: Nur wenn die fünf Hindernisse ausgeschaltet sind, können wir sicher sein, dass wir die Dinge sehen, wie sie sind.

Die fünf Hindernisse und tiefe Einsicht

Ich will Ihnen zur Erinnerung noch einmal die fünf Hindernisse nennen:

- Sinnliches Begehren,
- Übelwollen,
- Trägheit und Stumpfheit,
- Unrast und Reue,
- Zweifel.

Sinnliches Begehren biegt die Wahrheit nach unseren Vorlieben zurecht. Als ich in jungen Jahren mein erstes Bier trank, war ich geradezu bestürzt von dem üblen Geschmack. Aber in der männlich dominierten Gesellschaft, in der ich lebte, wurde Bier geradezu vergöttert – keine Feierlichkeit ohne Bier. Also gewöhnte ich mir an, Bier schmackhaft zu finden. Der Geschmack änderte sich dadurch nicht, aber meine Wahrnehmung des Geschmacks änderte sich nach meinen Wünschen. So sieht es aus, wenn unser Begehren sich die Wahrheit zurechtbiegt. Mit Sex ist es ähnlich. Der gesellschaftlich bedingte hormonelle Appetit dichtet der reinen Erfahrung etwas Lustvolles an. Ist sexuelle Lust wirklich einfach eine Tatsache, oder stecken Wunschvorstellungen dahinter, die es so erscheinen lassen? Lust, sagte der ehrwürdige

Ānanda einmal, ist nichts als eine Verkehrung der Wahrnehmung (SN 8,4).

Das zweite Hindernis, Übelwollen oder Nicht-Mögen, lässt uns die Tatsachen verleugnen. Alter, Krankheit und Tod sind uns ein solcher Gräuel, dass wir sie einfach nicht wahrhaben wollen und so tun, als könnte uns dergleichen nicht passieren. Wir wollen die Wirklichkeit dieses Körpers um keinen Preis sehen und klammern uns an Lügen. Wir möchten nie von den Menschen getrennt werden, die uns lieb sind, und so geben wir uns der Fantasie hin, dass sie immer für uns da sein werden. Niemand soll uns Irrtümer und Fehler nachweisen können, also verdrehen wir die Tatsachen und täuschen uns selbst. Kurz, die Wahrheit ist oft nicht nach unserem Geschmack, und wir halten sie uns unbewusst vom Leib. Wenn es darum geht, die Dinge zu sehen, wie sie sind, ist das Übelwollen ein großes Hindernis.

Trägheit und Stumpfheit bedeuten, dass der Körper lethargisch, der Geist trübe ist. Man tappt im Dunkeln, nichts ist klar. Die Nacht als der Tagesabschnitt, in dem man wenig sieht, ist ja auch die Zeit, in der einem die Freundin als Supermodel und der Freund als Adonis erscheint. Am helllichten Tag, wenn alle Pickel deutlich hervortreten, verliebt man sich nicht gar so schnell. Die Nacht deckt die Wahrheit gnädig zu. So verdeckt das trübe Licht von Trägheit und Stumpfheit, wie die Dinge wirklich sind.

Unrast und Reue lassen einem keine Zeit, die Dinge so zu sehen, wie sie sind. Wenn der Geist mit zu hoher Geschwindigkeit arbeitet, ist das, was unser Bewusstsein erreicht, immer nur ein Teil des Bildes. Mein Kloster, um ein Beispiel zu erzählen, liegt gut zwei Kilometer von der Landstraße entfernt auf einem Hügel. Nachdem ich diese Strecke jahrelang immer nur mit dem Wagen zurückgelegt hatte, kam ich eines Tages auf die Idee, den steilen Fahrweg einmal zu Fuß zurückzulegen. Wir überrascht war ich, dass der Hang und das

Tal, die ich gut zu kennen glaubte, in Wirklichkeit ganz anders waren, als ich sie bisher gesehen hatte. Es gab nicht nur viel mehr an Einzelheiten und Farben zu sehen, es war auch so viel schöner. Ich blieb stehen, und wieder veränderte sich alles. Der Anblick wurde noch prachtvoller, und mir fielen köstliche Feinheiten ins Auge, die mir immer entgangen waren. Es war alles so klar, so erfüllt, so wunderbar. Beim Blick durch die Scheiben eines fahrenden Autos kann das Auge nur einen Bruchteil dessen wahrnehmen, was draußen wirklich zu sehen ist. Das Licht, das auf die Netzhaut fällt, kann gar nicht schnell genug in ein vollständiges Bild umgewandelt werden – schon ist wieder der nächste Eindruck da. Beim Gehen hat das Auge viel mehr Zeit, die Dinge wirklich aufzunehmen. Aber erst wenn man steht, hat das Auge die Chance, die ganze vielfältige Schönheit wahrzunehmen. Auch der Geist muss in Ruhe sein, wenn er die Dinge in ihrer ganzen Wahrheit sehen soll.

Den Zweifel verglich der Buddha mit einem Mann, der sich in der Wüste verirrt hat (MN 39,14) und weder über eine Landkarte verfügt noch Wegmarken erkennen kann. Der Zweifel erlaubt uns nicht, die Dinge zu sehen, wie sie sind, weil wir einfach nicht wissen, wohin wir blicken sollen und wie. Der Buddha gab uns eine Landkarte an die Hand, nach der wir den Weg finden können. Sie heißt Dhamma und ist in den Suttas verzeichnet. Bücher wie dieses hier wollen weitere Wegweiser in der Wüste aufstellen und die Botschaft der Suttas noch greifbarer machen.

Alles in allem sind die fünf Hindernisse die Ideengeber einer verblendeten Sicht der Wirklichkeit. Sie lassen uns die Dinge nicht sehen, wie sie wirklich sind, sondern füttern unser Bewusstsein mit allem, was allgemein anerkannt, angenehm und nicht schwierig ist. Außerdem besteht die Tätigkeit der fünf Hindernisse in Wühlarbeit, von der man nicht viel mitbekommt. Wir merken gar nicht, wie wir da manipuliert werden. Es ist wirklich Blendwerk, deshalb sprechen wir von »Verblendung«. Wenn also die fünf Hindernisse im Spiel waren, können wir nicht sicher sein, ob unsere Achtsamkeit uns die Dinge so präsentiert, wie sie tatsächlich sind. Wir können unserer Einsicht nur dann trauen, wenn die fünf Hindernisse für einige Zeit stillgelegt waren.

Und für tiefe Einsicht ist demnach erforderlich, dass die fünf Hindernisse über lange Zeit keine Rolle gespielt haben.

Upacāra-Samādhi – unmittelbarer Nachbar des Jhāna

Durch Jhāna lassen wir von den fünf Hindernissen ab. Während der Jhāna-Erfahrung, so hatten wir gesagt, ist keine tiefe Einsicht möglich. Im Jhāna ist der Geist so still, dass er keine Betrachtungen anstellen kann. Aber die Jhāna-Erfahrung bringt die fünf Hindernisse so gründlich zum Schweigen, dass sie auch nach der Meditation noch eine ganze Weile stumm bleiben. In dieser Zeit kann es zu tiefer Einsicht kommen.

Die meditative Verfassung unmittelbar im Anschluss an eine Jhāna-Erfahrung wird Upacāra-Samādhi genannt, was so viel wie »unmittelbarer Nachbar des Jhāna« bedeutet. In diesem Zustand sind die fünf Hindernisse über mehrere oder viele Stunden inaktiv. Jetzt besitzt die Achtsamkeit ihre Superkraft, sie sammelt sich mühelos und schreckt vor nichts zurück. Was sonst so behindernd wirkt, ist jetzt stumm und wirkungslos. In diesem Zustand ist der Geist nach den Worten des Buddha »geläutert, klar, makellos, frei von Unvollkommenem, geschmeidig, fügsam, fest und unerschütterlich« (MN 4,27), weshalb es jetzt zu tiefer Einsicht kommen kann.

Auch das Stadium vor dem Eintritt in das erste Jhāna wird Upacāra-Samādhi genannt. Auch hier befindet man sich ja in unmittelbarer Nachbarschaft des ersten Jhāna. Diesen

Zustand erleben wir meist als Fähigkeit, mühelos und über lange Zeit bei einem sehr schönen und stillen Nimitta zu verweilen. Auch hier sind die fünf Hindernisse ausgeschaltet. Aber dieser Upacāra-Samādhi *vor* dem Jhāna-Zustand ist auffallend instabil, vergleicht man ihn mit dem Samādhi unmittelbar nach dem Jhāna. Die fünf Hindernisse können sich hier nämlich ganz leicht wieder einschleichen, weil sie eben erst und längst noch nicht entschieden genug ausgeschaltet wurden. Wenn man in diesem Stadium in die Kontemplation des Dhamma einsteigen möchte, wird der Upacāra-Samādhi verloren gehen und die fünf Hindernisse werden sich wieder melden. Deshalb sagte der Buddha, dass Dhamma-Betrachtungen zu diesem Zeitpunkt eher ein Hindernis darstellen und nicht versucht werden sollten (AN III,100).

Im *Naḷakapāna-Sutta* (MN 68,6) erklärt der Buddha, dass die fünf Hindernisse zusammen mit Unzufriedenheit und Müdigkeit den Geist beschweren werden und sich festsetzen, solange man nicht mindestens das erste Jhāna erlangt hat. Ist man aber im Jhāna-Zustand, haben die fünf Hindernisse sowie Unzufriedenheit und Müdigkeit keine Chance mehr, sich einzunisten. Tiefe Einsicht setzt die Ausschaltung der fünf Hindernisse und Jhāna voraus.

Die beiden Botschafter

Um dies zu unterstreichen, erzählte der Buddha die Geschichte von den beiden Botschaftern. Den groben Ablauf findet man im *Kiṃsuka-Sutta* (SN 35,245),[10] die Einzelheiten werden in den Kommentaren erzählt. Ich gebe das Gleichnis hier in meinen eigenen Worten wieder.

Der Herrscher eines großen Reichs wollte seinen Sohn auf die Führung der Regierungsgeschäfte vorbereiten. Damit der junge Prinz Erfahrungen sammeln konnte, ernannte er ihn zum Vizekönig eines kleinen Landesteils an den Grenzen des Großreichs. Er übertrug seinem Sohn alle Herrschaftsgewalt eines Königs, dann ließ er ihn ausziehen, das Regieren zu lernen.

Einige Monate später erschienen Abgesandte der Bevölkerung jenes Landesteils, um bei Hofe Klage über die Pflichtvergessenheit des Prinzen zu führen. Alle Tage veranstaltete er Feste, was ja noch verständlich war, da der junge Mann sich erstmals fern von daheim aufhielt.

Der Herrscher ließ den weisesten seiner Minister rufen und erteilte ihm den Auftrag, sich in das Land seines Sohnes zu begeben und ihn in den Pflichten eines Herrschers zu unterweisen. Der weise Minister sah aber kommen, dass der Prinz in der Selbstgefälligkeit seiner Jugend kaum auf ihn hören würde, wenn er allein käme. So bat er sich aus, dass der mächtigste General der kaiserlichen Armee ihn bei dieser Mission begleiten solle. Das gewährte der Herrscher, und so machten sich die beiden Emissäre, der weise Minister und der mächtige General, gemeinsam auf den Weg, um den Prinzen zu unterweisen.

Als sie nach langer Reise dessen Palast erreichten, war von drinnen schon der Lärm der Lustbarkeiten zu hören, aber der Zutritt wurde ihnen von den fünf Freunden des Prinzen verwehrt. Als der Minister sich und seinen Begleiter zu erkennen gab und auch erwähnte, in wessen Auftrag sie kamen, machten sich die fünf Kumpane des Prinzen nur über ihn lustig und legten ihm nahe, er und sein Begleiter sollten lieber dahin zurückkehren, woher sie kamen. »Dies ist Hoheitsgebiet unseres Prinzen«, trumpften sie auf, »und er tut und lässt hier, was er will!«

Der weise Minister redete den fünf Freunden des Prinzen gut zu, aber es half alles nichts, sodass schließlich der General sein Schwert zog und drohend auf die fünf Freunde losging. Da waren sie überraschend schnell von der Bildfläche verschwunden.

So gelangten die beiden ungehindert in den Palast, bereiteten dem Fest ein jähes Ende und bauten sich vor dem Prinzen auf. Der weise Minister verkündete noch einmal, wer sie waren und woher sie kamen. Wie seine fünf Freunde erwiderte auch der Prinz, sie sollten sich davonmachen, denn dies Fürstentum sei ihm übertragen worden, und er könne hier nach eigenem Ermessen schalten und walten. Er war nicht zu bewegen, den weisesten Berater seines Vaters auch nur anzuhören. Da zückte der General erneut sein Schwert, packte den Prinzen beim Schopf und hielt ihm die Klinge an die Gurgel.

»Hört zu, mein Prinz, was Eures Vaters Minister zu sagen hat!«, knirschte er.

»Ich hör ja schon! Ich hör ja schon!«, kam, etwas gepresst unter der scharfen Schneide, die Antwort.

Derart vom General seiner Majestät still gehalten und sehr, sehr aufmerksam den belehrenden Worten des weisen Ministers lauschend, gelangte der Prinz doch noch zum rechten Verständnis der Pflichten und Genugtuungen eines Herrschers. Er war von da an ein ganz anderer. Zur großen Freude aller regierte er sein Land und, als die Zeit gekommen war, dass ganze Reich als ein weiser Herrscher.

In diesem Gleichnis ist der Buddha der Herrscher, und der Prinz ist einer seiner Schüler. Einsicht ist durch den weisen Minister vertreten, Jhāna durch den mächtigen General. Nicht die Einsicht, sondern Jhāna vertreibt die fünf Hindernisse, die in Gestalt der fünf Freunde des Prinzen auftreten. Der Upacāra-Samādhi schließlich, der dem Jhāna folgt, hält den Geist so lange still, dass er im Dhamma unterwiesen werden und zur Einsicht gelangen kann.

Der Gongschlegel

Der Geist muss, wie dieses Gleichnis zeigt, still gehalten werden, wenn er tiefen Einblick in die Natur der Dinge gewinnen soll. Ich demonstriere das gern anhand der »Schlegel-Übung«.

Ich hebe den Schlegel, mit dem ich die Klangschale neben meinem Sitzplatz anschlage, und frage meine Zuhörer: »Was ist das?«

»Ein Stock«, sagt jemand.

»Was noch?«, frage ich weiter.

»Walzenförmig«, steuert jemand bei.

»Sonst nichts?«

»Eine Hälfte schwarz, die andere weiß.« »Die weiße Hälfte mit Tuch umwickelt.« »Fünfzehn Zentimeter lang.« »Man schlägt den Gong damit an.«

»Nur das?«

»Glänzend.« »Abgerundete Enden.« »Gebrauchsspuren, wo er angefasst wird.«

Wenn die Beschreibungen langsam versiegen und meine Zuhörer immer noch schauen, wird ihnen klar, dass sie doch immer noch nicht verstanden haben, was der Gongschlegel ist. Je länger sie hinschauen, desto mehr sehen sie. Und was sie dann allmählich immer mehr wahrnehmen, hat keine Worte mehr. Sie sehen, wie oberflächlich die Bezeichnungen waren. Da ist viel mehr als »Stock«, »walzenförmig«, »halb schwarz, halb weiß« und so weiter. Die Benennungen sind das, was wir als Kinder in der Schule lernen. Sie sind das, was auch der Buddha als »konventionelle Wirklichkeit« beschrieb. Sie behindern das Verstehen nur, wenn wir die Namen für die Dinge nehmen. Wenn jemand sagt: »Das ist ein Stock«, und dann meint, er habe verstanden, wird er nicht weiterforschen. Ich muss meinen Zuhörern dann Anstöße zu weiteren Entdeckungen geben, bis alle Namen verbraucht sind und sie dann anfangen, das Ding mit schweigendem, stillem Geist jenseits aller Namen zu betrachten.

Der schönste Bambus der Welt

Bei meinem ersten Meditationsretreat, ich studierte damals noch in Cambridge, stand am Vormittag immer eine Stunde Spaziergang auf dem Programm, damit wir uns etwas Bewegung verschaffen konnten. Beim ersten dieser Spaziergänge, nachdem ich schon ein wenig stille Meditation erlebt hatte, kam mir der nahe gelegene botanische Garten in den Sinn. Als ich durch das Tor ging, traf mich wie ein Blitz der Anblick eines Bambusstrauchs gleich dahinter. Die herrlichste Pflanze, die ich je gesehen hatte! Form und Maserung der schlanken Zweige verzauberten mich, die Farben leuchteten nur so in der Morgensonne, die Proportionen zwischen den Haupttrieben und den spitz zulaufenden und in den kleinen Lanzetten der Blätter endenden Nebentrieben waren von solcher Vollkommenheit, und das Ganze wogte so anmutig in der leichtesten Luftbewegung! Ich stand minutenlang wie angewurzelt da und bestaunte diesen Wunderbambus. Dann setzte ich mich auf eine Bank und drang immer tiefer in die Schönheit dieser Pflanze ein – bis die Stunde um war. Ich musste mich zwingen, in den Meditationsraum zurückzukehren.

Am nächsten Tag war ich wieder zur Stelle, und das Wunder des Bambus packte mich erneut. Auch diese eigentlich der Bewegung zugedachte Stunde verbrachte ich still auf der Bank vor diesem kleinen Bambusgesträuch. Acht der neun Spaziergangsstunden dieses Retreats (einmal ging ich doch am Fluss entlang, weil ich wirklich Bewegung brauchte) verbrachte ich begeistert in der Betrachtung eines schlichten kleinen Bambus am Eingang zum botanischen Garten von Cambridge – und konnte nicht genug bekommen!

Ungefähr eine Woche nach diesem Retreat hatte ich einmal am Vormittag eine freie Stunde und schwang mich aufs Rad, um meinen alten Freund wieder mal zu besuchen, den schönsten Bambus der Welt. Als ich ankam, erwartete mich eine herbe Enttäuschung, die mich völlig ratlos machte. Der Bambus stand noch da, unverändert, aber jetzt sah er so gewöhnlich, struppig und nichts sagend aus und hatte so gar nichts Inspirierendes mehr. Einfach ein armseliges bisschen Grünzeug, nichts weiter.

Das brachte mich auf die Frage, was diesen Bambus verändert haben mochte, den ich vor Kurzem noch so toll gefunden hatte. Schnell wurde mir klar, dass sich mein Geisteszustand geändert haben musste, nicht der Bambus. Die Stille des Retreats lag einige Tage zurück, und die Fahrradfahrt durch das Verkehrsgewühl von Cambridge trug sicher auch nicht unbedingt zu einer ausgeglichenen Geistesverfassung bei. Ich sah jetzt nur noch die Oberfläche der Dinge, ihre Namen – und ihre Schönheitsfehler. Ich war nicht in der Lage, mir den Bambus lange genug in Stille gegenwärtig zu halten, um tief in seine Schönheit und unerschöpfliche Vielfalt einzutauchen. Wie der Prinz im Gleichnis von den beiden Botschaftern kann unser Geist die Wahrheit erst sehen, wenn er vom Samādhi still gehalten wird.

Während meines ersten Meditationsretreats lernte ich tiefe meditative Zustände kennen. In mir herrschte eine nie gekannte Stille, als ich zum botanischen Garten ging. Und als mein Blick auf den Bambus fiel, wollte mein Geist dort bleiben und spielen. Er tauchte tief ein und fühlte sich großartig dabei. Wenn der Geist still ist, kann ein Gongschlegel verblüffend vielschichtig werden und einen verzaubern. Und so viel ist los mit diesem simplen Klöppel, dass man ihn stundenlang betrachten und erkunden kann und doch nie ans Ende all dessen kommt, was er uns lehren kann.

Die Grundausstattung: Taschenlampe und Landkarte

So aufregend und spirituell befriedigend es sein mag, einen ordinären Bambus als schönste Pflanze der Welt zu sehen, unser Leben verändert das noch nicht. Verblendung ist zäher als jeder Bambus. Immerhin können solche Erfahrungen aber zeigen, wie viel tiefer der Geist zu blicken vermag, wenn ihn die Schubkraft des Samādhi antreibt. Je tiefer der Friede im Samādhi, desto stiller und furchtloser der Geist und desto klarer und schärfer die Achtsamkeit. Deshalb ereignet sich tiefe Einsicht für gewöhnlich in einem durch Jhāna vorbereiteten Geist.

Aber selbst hier kann tiefe Einsicht ausbleiben, wenn man nicht weiß, wohin man den Blick richten muss. Ein Bambus kann der falsche Gegenstand sein. Um einen Vergleich aus Kapitel 8 fortzuführen: Nach der Jhāna-Erfahrung ist der Geist wie eine starke Taschenlampe, die alles vor einem hell ausleuchtet. Aber wenn man nicht weiß, worauf genau man den Strahl richten muss, entdeckt man möglicherweise die Stelle nicht, an der sich tiefe Einsicht versteckt. Kurzum: Wir brauchen nicht nur eine starke Lampe, sondern auch eine Karte des Geländes.

Wenn wir zwar die Karte, aber keine oder nur eine sehr schwache Lampe haben, werden wir die tiefe Einsicht ebenfalls nicht finden. Ein Beispiel ist der Gelehrte, der zwar die Suttas studiert und mit Meisterschülern der Meditation erörtert und daher theoretisch bestens verstanden hat, aber nicht über persönliche Jhāna-Erfahrung verfügt. Tiefe Einsicht bleibt ihm verschlossen, weil seine Lampe zu schwach ist.

Wer aber die Karte besitzt, erfahrenen Lehrern gelauscht, Fragen gestellt und eifrig studiert hat und über eine starke Taschenlampe, den von Jhāna aufgeladenen Geist, verfügt – der ist ganz nahe an tiefer Einsicht. So sagte auch der Buddha: »Die Jhāna [Taschenlampe] und Weisheit [Karte] besitzen, befinden sich im Angesicht der Erleuchtung« (Dhp 372).

13 TIEFE EINSICHT, DIE BEFREIT

Erinnerung an frühere Leben

Nach dem überlieferten Bericht von der Erleuchtung des Buddha unter dem Bodhi-Baum wandte er sich, nachdem der die Jhānas durchmessen und seinen Geist mit Kraft aufgeladen hatte, als dem ersten Bereich tiefer Einsicht seinen früheren Leben zu. Demnach ist das auf der »Landkarte« der Suttas der Punkt, an dem man ansetzen kann, um tiefe Einsicht zu gewinnen.

In heutigen buddhistischen Zirkeln wird viel darüber diskutiert, ob es überhaupt sinnvoll ist, von früheren Leben zu reden. Viele der hier vorgebrachten Meinungen leiden jedoch an Informationsmangel, Irrtümern und fehlender tiefer Einsicht. Sieht man sich nämlich die ältesten buddhistischen Suttas genau an, wird ganz deutlich, dass die Reinkarnationslehre nicht einfach eine »kulturelle Konvention« darstellt, wie mancher glauben machen möchte, sondern von zentraler Bedeutung für die tiefe Einsicht des Buddha ist. »Falsche Anschauung« beispielsweise wird vom Buddha immer wieder mit der Verleugnung von Karma und Wiedergeburt gleichgesetzt (MN 117,5). Sehr deutlich sagt er im *Apaṇṇaka-Sutta* (»Die unanfechtbare Lehre«, MN 60,8): »Da es tatsächlich eine weitere Welt [Wiedergeburt] gibt, unterliegt einer, der die Meinung vertritt: ›Es gibt keine Wiedergeburt‹, der falschen Anschauung.«[11]

Skeptiker verlangen mit Recht zu wissen, wie man hier und jetzt selbst verifizieren kann, dass es Wiedergeburt tatsächlich gibt. Ich werde Ihnen jetzt erklären, wie man das verifiziert, wie man also zu einer lebensverändernden tiefen Einsicht kommen kann, zu Einblicken in frühere Leben.

Einmal am Abend nach einer Meditation in tiefem Frieden habe ich meinem Geist eine einfache, klare Anweisung erteilt: Was ist meine älteste Erinnerung? Dann ging ich ohne jede Erwartung in die innere Stille zurück und achtete wie immer nur auf den gegenwärtigen Augenblick.

Kaum ein paar Augenblicke später stieg mir ein vertrauter Geruch in die Nase. Ich stellte mir nicht etwa einen Geruch vor, sondern er war wirklich da. Und dann kam die fast unheimliche, aber unzweifelhafte Erinnerung, dass es sich um den Geruch des Kinderwagens handelte, als ich noch sehr klein war. Im nächsten Moment fand ich mich in diesem Kinderwagen wieder und erlebte die Welt eines Neugeborenen in allen Einzelheiten. Beim Anblick eines meiner damaligen Lieblingsspielzeuge musste ich sogar lächeln; es war ein niedliches blaues Schweinchen, das meine Mutter Porky nannte und das so herrlich rasselte, wenn sie es schüttelte. Sehr genau und ohne jegliches Zutun erinnerte ich mich an die ganze Welt eines Neugeborenen und saß dabei im Körper eines über vierzigjährigen Mönchs auf meinem Meditationskissen. Das Ganze war so deutlich und überzeugend, dass ich nicht im Geringsten bezweifelte: Dieses Kind bin ich vor vierzig Jahren. Es überraschte mich sehr und veränderte mein Bild des Erinnerungsvermögens vollkommen. Interessehalber erkundigte ich mich später bei einem Arzt und erfuhr, dass sich der Geruchssinn bei Neugeborenen vor allen anderen Sinnen entwickelt. Ein Baby erkennt seine Mutter und andere wichtige Dinge seiner Umgebung, zum Beispiel den Kinderwagen, am Geruch. Und meine eigene Erfahrung bestätigt diesen wissenschaftlich erwiesenen Sachverhalt.

Wenn man dieses Verfahren, an frühe Erinnerungen heranzukommen, beherrscht, kann man fortfahren und dem eigenen Geist die klare Anweisung geben: »noch früher bitte.« Dann gehen Sie in die innere Stille zurück, ohne etwas zu erwarten, und widmen sich ganz dem gegenwärtigen Augenblick. Wenn der vorausgehende Samādhi tief genug war, wird sich eine weitere Erinnerung einstellen. Falls eine kommt, wird das schnell und mühelos geschehen, und wenn es eine echte Erinnerung ist, wird sie stets mit der vollkommenen Gewissheit verbunden sein, dass sie aus einer noch früheren Zeit stammt. Stellt sich auch nur ein leiser Zweifel ein, ist die Erinnerung nicht vertrauenswürdig und entspringt wahrscheinlich Ihrem Wunschdenken.

Manche meiner Schüler haben sich in ihrer Phase im Mutterleib wiedererlebt, warm und geborgen im Fruchtwasser schwebend. Einige drangen bis zu sehr seltsamen Erinnerungen vor, in denen sie viel älter als derzeit waren und in einem anderen Körper an einem ganz anderen Ort in längst vergangener Zeit lebten. Die ebenso schockierende wie auf der Hand liegende Schlussfolgerung war die, dass es sich um sie selbst in einem früheren Leben handelte.

Solche durch Jhāna ausgelösten Erinnerungen sind weitaus klarer als das, was wir sonst in unserem Gedächtnis vorfinden, und sie haben ganz sicher nichts mit Fantasien zu tun. Sie treten nur in Zuständen besonders hoher Bewusstheit auf, wenn unsere Wahrnehmung von sonst nicht erreichbarer Klarheit ist. Beides zusammen erzeugt diese vollkommene Sicherheit, mit der wir wissen, um wen es sich da handelt.

Außerdem können solche frühen Erinnerungen so verstörend sein, dass man sie kaum für herbeifantasiert halten kann. Eine meiner Schülerinnen erinnerte sich an die ersten Wochen ihres Lebens, aber als sie der Frau, die sie liebevoll in den Armen hielt, ins Gesicht sah, nahm sie erschrocken wahr, dass es ganz andere Züge besaß als das Gesicht der Frau, die sie als ihre Mutter kannte. Gab es da etwas, das ihre Mutter ihr nicht erzählt hatte? War sie etwa ein Adoptivkind? Bei der ersten Gelegenheit, die sich bot, stellte sie ihre Mutter zur Rede und fragte geradeheraus, ob sie wirklich ihre leibliche Mutter sei. Ihre Mutter fragte betroffen zurück, wie sie zu diesem Zweifel komme. Meine Schülerin erzählte von ihren Erinnerungen während der Meditation, und ihre Mutter bat sie, die Frau genau zu beschreiben. Meine Schülerin hatte das Gesicht noch vor Augen und konnte es in allen Einzelheiten beschreiben. Die Mutter lächelte. Auch sie kannte diese Frau. Es war die Kinderfrau, deren Hilfe sie in den ersten Monaten nach der Geburt in Anspruch genommen hatte. Sie konnte kaum glauben, dass ihre Tochter dieses Gesicht so genau im Gedächtnis hatte. Und die Tochter war erleichtert, dass ihre Mama wirklich ihre Mama war.

Es gibt Erinnerungen, die noch verstörender wirken können, zum Beispiel wenn man sich an den eigenen Tod in einem früheren Leben erinnert. Manche meiner Schüler finden das so unerfreulich, dass sie sich nach ein paar Sekunden aus solchen Erinnerungen ausklinken. Der Tod in unserem letzten Leben liegt natürlich noch ziemlich nahe an unserem gegenwärtigen Dasein und ist noch als deutliche Narbe gegenwärtig. Man braucht schon die nur im Samādhi entstehende Unerschrockenheit, um dieses erschütternde Ereignis betrachten zu können und dann weiter in die Vergangenheit zurückzugehen. Man muss die Wahrheit wirklich wissen wollen. Sie kann sehr unangenehm sein, und das allein beweist, dass es sich hier nicht um Wunschfantasien, sondern um schockierende Erinnerungen an reale Ereignisse in früheren Leben handelt.

Erinnerungen an frühere Leben können aus vier Gründen als tiefe Einsicht gelten. Erstens bezeichnete der Buddha sie als die erste der »drei Erkenntnisse« *(Tevijjā)* (MN 91,33), die zur Erleuchtung führen. Im *Sekha-Sutta* (MN 53,20) vergleicht der Buddha die Erinnerung an frühere Leben mit dem

Aufpicken der Eierschale durch das Küken. Zweitens ereignen sie sich ähnlich dem Sehen der Dinge, wie sie wirklich sind *(Yathā Bhūta Ñāṇadassana)*, erst nach der Jhāna-Erfahrung (AN VII,61). Drittens ist das Erinnern früherer Leben eine Erfahrung, die hier und jetzt gemacht wird und nicht auf Überzeugungen, Tradition oder Mutmaßungen beruht. Und viertens verändern solche Erinnerungen unser ganzes Leben. Wir erleben einen »Paradigmenwechsel«. Die Furcht vor dem eigenen Tod und die Trauer über den Tod anderer vermindern sich ganz erheblich. Das gegenwärtige Leben wird jetzt von einer ganz anderen Warte aus gesehen. Man hat den Überblick, man sieht das ganze Puzzle und nicht nur das eine Stückchen, das die Jahre dieses Lebens repräsentiert. Das Wichtigste aber: Erst jetzt liefert die so erweiterte Erfahrung uns die Grundlagen für ein tieferes Verständnis dessen, was der Buddha Dukkha oder »Leid« nannte. Jetzt verstehen wir, warum Sāriputta, der weiseste unter den unmittelbaren Schülern des Buddha, sagte: »Wiedergeboren zu werden, das ist die Bedeutung von Dukkha; nicht mehr wiedergeboren werden, das ist es, was Glück bedeutet« (AN X,65).

Tiefe Einsicht in das Leiden

Die vier edlen Wahrheiten bilden den Kern dessen, was der Buddha lehrte. Die erste Wahrheit ist die Wahrheit des Leidens. Die Menschen sind, wie der Buddha sagt, deswegen nicht erleuchtet, weil sie das Leiden nicht *gänzlich* verstehen (DN 16,2,1).

Und das ist unter anderem deshalb so, weil sie nur dieses gegenwärtige Leben oder sogar nur einen Teil davon sehen. Da sie von ihrem eigenen unvermeidlichen Siechtum und Tod nichts wissen wollen, verleugnen sie die Möglichkeit früherer und zukünftiger Leben erst recht. Aber wer sich nicht um das ganze Bild bemüht, wird zu keinem tiefen Verständnis kommen. Wer also auf Wahrheit aus ist und auf die Freiheit, die in ihr liegt, muss dieser grundsätzlichen Scheu vor dem Gedanken der Wiedergeburt mit der tiefen Einsicht begegnen, die nur aus Jhāna entsteht.

Wer nämlich aus der Jhāna-Erfahrung heraus und daher zweifelsfrei zu tiefer Einsicht in viele seiner Leben kommt, dessen tiefer Einsicht wird sich dann auch die volle Bedeutung des Leidens erschließen. Er versteht nun Aussprüche des Buddha wie etwa die folgenden:

> *Die Flut der Tränen, die ihr im Laufe unzähliger Leben im Saṃsāra über erlittenes Unglück vergossen habt, ist mehr als alle Wasser der Meere (SN 15,3).*

> *Die Gebeine, die eure zahllosen Tode hinterlassen haben – würde man sie auf einen Haufen werfen, er wäre höher als jeder Berg (SN 15,10).*

> *So lange schon füllen eure Gebeine die Leichenfelder, lange genug, um Widerwillen gegen das Leben und Gleichgültigkeit gegenüber dem Leben zu empfinden und Freiheit vom Leben zu suchen (SN 15,1).*

Wo Geburt ist, folgt Leid. Das erkennt die aus der direkten eigenen Kenntnisnahme der schier unvorstellbaren Ausdehnung des Saṃsāra erwachsende tiefe Einsicht von Grund auf und nicht etwa bloß mit dem Verstand. Sie sieht das entscheidende erste Glied des »bedingten Entstehens« *(Paṭiccasamuppāda)*, nämlich »Geburt zieht Dukkha nach sich« *(Jātipaccayā Dukkha)*. Diese Einsicht ändert alles, und das begehren und Haften beginnt nachzulassen. Was gäbe es noch, woran es sich zu klammern lohnte?

Die Jhāna-Erfahrung eröffnet noch einen zweiten Zugang zum vollen Verständnis des Leidens: tiefe Einsicht in die Glückseligkeit. Es gehört ja zu den wichtigsten Zügen des Jhāna, dass man tiefe, anhaltende Glückserfahrungen macht, wie man sie bisher nicht kannte. Das Glück des Jhāna ist schöner als ein Orgasmus, unvergesslich. Es stellt alles auf den Kopf, was wir bisher über Glück geglaubt haben. Nicht einmal Verliebtsein ist so köstlich. Selbstverständlich will man dann wissen, was diese Glückseligkeit ist und woher sie kommt.

Der Würgestrick

Ajahn Chahs um den Hals gelegter Strick, der in Kapitel 11 schon einmal vorkam, kann uns zum Verständnis dieses Glücks verhelfen. Stellen Sie sich jemanden vor, der mit einem Strick um den Hals geboren wurde, an beiden Enden immer von zwei unsichtbaren Dämonen straff gezogen. Das Kind wächst damit auf, gewöhnt sich an die Behinderung, weil es nie etwas anderes gekannt hat, und wird ein Mann, der den Würgestrick nicht einmal mehr bemerkt. Auch wenn er sich in Achtsamkeit übt, kann er den Strick nicht wahrnehmen. Er ist immer da, wird als normal empfunden und fällt daher im Feld der Aufmerksamkeit nicht auf. Aber dann verschwinden die beiden Dämonen namens »Fünf Sinne« und »Tun« eines Tages vorübergehend und lassen den Strick los. Zum ersten Mal in seinem Leben spürt der Mann Freiheit von dieser Beengung, Freiheit von der Last der fünf Sinne und vom Tun. Eine Glückseligkeit, wie er sie nie erlebt hat, überkommt ihn. Erst jetzt weiß er, was Glück ist und wie sehr er unter dem Würgestrick und den beiden hinterhältigen Dämonen gelitten hat. Ihm geht auf, dass Glück das Ende des Leidens ist.

So werden wir mit einem um unseren Geist »geschnürten« Körper geboren, und die Dämonen der fünf Sinne und des Tuns (Wollens, Entscheidens, Kontrollierens und so weiter) ziehen fest an. Wir sind damit groß geworden, haben uns daran gewöhnt und betrachten es als normal. Manche finden sogar Geschmack an ihrer Fünfsinnewelt und finden es toll, etwas tun zu können, sogar mental etwas tun zu können, was man Denken nennt. Die Leute sehen das wahrhaftig als Glück an – nicht zu fassen! Wenn man jetzt Achtsamkeit auf die fünf Sinne oder den Willen *(Cetanā)* übt, wird man ihre grundsätzlich leidvolle Natur nicht erkennen. Wie sollte man auch, wenn man immer geglaubt hat, dass die Dinge »nun mal so sind«? Dann tritt man eines Tages zum ersten Mal in den Jhāna-Zustand ein. Die fünf Sinne und die geistige Regung, die wir Tun nennen, verschwinden für eine Weile gänzlich. Damit verschwindet auch der Körper, und zum ersten Mal in diesem Leben ist der Geist frei von allem Tun, frei von der Aktivität der fünf Sinne und frei von diesem beschwerlichen Körper, der den schönen Geist wie ein Galgenstrick stranguliert. Jetzt erlebt man die Glückseligkeit des Jhāna, die alles je erlebte Glück weit hinter sich lässt. Man versteht, was Glück ist und was Dukkha ist. Und damit wird erstmals klar: Der Körper ist tatsächlich Leid; Sehen, Hören, Riechen, Schmecken und Berühren sind in jedem einzelnen Fall Dukkha, und das Tun des Machers ist durch und durch Dukkha. Das ist tiefe Einsicht in die Allgegenwärtigkeit des Leidens. Und klar wird, dass das Glück des Jhāna darin besteht, dass dieses unermessliche Leiden für die Dauer des Jhāna-Zustands nicht da war.

Ohne die Jhāna-Erfahrung, in der die fünf Sinne stillgelegt sind, wird man nicht verstehen können, dass der Anblick der taugesprenkelten Rose in der Morgensonne Dukkha ist, dass Beethovens Fünfte Dukkha ist, dass ein herrliches sexuelles Erlebnis so schmerzhaft ist, als würde man verbrannt. Man wird solche Äußerungen für Wahnsinn halten. Hat man Jhāna jedoch selbst erlebt, wird man sie als nur allzu wahr erkennen. Daher die Worte des Buddha: »Was gewöhnliche

Menschen Glück nennen, ist für den Erleuchteten Dukkha« (SN 35,136). Tiefe Einsicht sieht das, was gewöhnlichen Menschen verborgen bleibt, was sie als unbegreiflich und häufig als schockierend erleben würden. Die Geburt seines ersten Kindes sieht man vielleicht als den wunderbarsten Augenblick seines Lebens, doch nur deshalb, weil man nichts Besseres kennt. Dieses Bessere ist Jhāna. Es wird Ihre Vorstellung von Glück völlig umkrempeln und in der Folge offenbaren, was Dukkha bedeutet. In Ihrem Bewusstsein wird kein Stein auf dem anderen bleiben.

Das Gleichnis vom Gefängnis

Stellen wir uns einen Mann vor, der im Gefängnis geboren wurde und aufgewachsen ist und noch nie einen Schritt außerhalb der Mauern getan hat. Er kennt nichts anderes als das Gefängnisleben. Er kann unmöglich eine Vorstellung von der Freiheit da draußen haben. Er würde auch nicht verstehen, dass Gefängnis Leid bedeutet. Wenn jemand ihm zu verstehen geben würde, dass seine Welt Dukkha ist, würde er widersprechen, denn seine Erfahrung reicht nicht über das Gefängnis hinaus. Aber vielleicht stößt er eines Tages auf einen vor langer Zeit gegrabenen Fluchttunnel, der unter den Mauern hindurch in eine unausdenklich weite Welt der Freiheit führt. Erst wenn er diesen Gang tatsächlich benutzt und die weite Welt kennenlernt, wird ihm klar, wie viel Leid das Gefängnis tatsächlich bedeutete und dass Glück einfach die Beendigung des Leidens durch Flucht aus dem Gefängnis ist.

In diesem Gleichnis steht das Gefängnis für den Körper, die hohen Mauern sind die fünf Sinne, und die ewig kommandierenden Wärter sind unser Wille, der Macher. Der vor langer Zeit gegrabene Fluchttunnel wird Jhāna genannt (wie in AN IX,42). Wer Jhāna erlebt hat, der erkennt, dass die Welt der fünf Sinne auch im allerbesten Fall ein Gefängnis mit fünf Mauern ist, in dem alle nur auf ihre Hinrichtung warten. Erst nach tiefem Samādhi wird uns klar, dass unser sogenannter Wille nur der als Freiheit maskierte Folterknecht war, der uns nicht einen Augenblick friedlicher Ruhe gönnte. Erst außerhalb des Gefängnisses bekommen wir das Anschauungsmaterial, das uns tiefe Einsicht in die Wahrheit des Leidens ermöglicht.

Ohne Jhāna-Erfahrung ist unser Wissen um die Welt also derart begrenzt, dass wir Dukkha nicht, wie in der ersten Wahrheit gefordert, erkennen können, um von da aus weiter in Richtung Erleuchtung zu gehen.

Tiefe Einsicht in die Vergänglichkeit

Die Vergänglichkeit aller Dinge, Anicca, scheint so leicht erkennbar zu sein. Nichts währt ewig, das versteht jeder. Dazu muss man nicht einmal meditieren. Wenn tiefe Einsicht in die Vergänglichkeit uns zur Erleuchtung führen kann, weshalb sind dann nicht mehr Menschen erleuchtet?

Weil wir blinde Flecken haben, von denen wir nicht das Geringste wissen. Dinge, die immer da sind und sich kaum je sichtbar verändern, bemerken wir so gut wie gar nicht. Und manche Dinge sind derart gleichbleibend, dass wir sie überhaupt nicht mehr wahrnehmen. Das sind die blinden Flecken, die unsere Verblendung *(Avijjā)* ausmachen. Ein Vergleich kann das deutlich machen.

Das Fernseh-Gleichnis

Stellen Sie sich vor, Sie sitzen daheim vor dem laufenden Fernseher. Man kann vor der Kiste durchaus etwas über Vergänglichkeit lernen: Szenen kommen und gehen, Sendungen kommen und gehen, Kanäle kommen und gehen. Man könnte sich sogar den »Leere-Kanal« zu Gemüte führen und den Bildschirm des abgeschalteten Geräts betrachten. Zu richtig tiefen Einsichten über Vergänglichkeit kommt man hier jedoch offenbar nicht. Ihrem Kleben an der Glotze tut das alles keinen Abbruch.

Und weiter: Denken Sie zum Beispiel an Beziehungen, die kommen und gehen, an Tage, die in Nacht versinken, an welkende Blumen, alternde Körper. Wir sehen die Vergänglichkeit all dessen, und doch nimmt unser Begehren kein Ende. Wir können sogar den Tod betrachten – das Leben ist ausgeknipst worden, zurück bleibt wie ein dunkler Fernseher der leblose Körper –, und nicht einmal das reißt uns aus unseren Anhaftungen. Für Ärzte im Leichenschauhaus und Bestattungsunternehmer ist der Tod Alltag, aber Erleuchtung finden sie dadurch nicht. Solche Betrachtungen können unterstützend wirken, aber sie sind doch noch oberflächlich.

Aber zurück zum Fernseher. Nehmen wir an, jemand sitze daheim vor dem laufenden Fernseher, in Betrachtungen über Vergänglichkeit versunken, und plötzlich hört nicht nur die Sendung auf, sondern der ganze Fernseher verschwindet. Eben noch da, jetzt weg! Das erwartet man von einem Fernseher nicht. Der Fall ist auch nicht durch die Garantie abgedeckt. Die Sache kommt völlig unerwartet, sie löst einen Schock aus, sie verändert das ganze Leben. Das ist der Stoff, aus dem tiefe Einsicht gemacht ist.

Es gibt Phänomene, die wir gar nicht groß wahrnehmen, auf deren Haltbarkeit wir uns einfach verlassen, deren Vergänglichkeit wir uns einfach nicht vorstellen können. Nehmen Sie Ihren Willen, das Potenzial, etwas zu tun. Selbst wenn Sie ihn unterdrücken oder auf irgendeine Art gezielt in Schach halten, wissen Sie doch, dass Ihre Fähigkeit, etwas zu tun, immer da ist. Sie haben die Dinge immer bis zu einem gewissen Grad in der Hand.

In tiefer Meditation verschwindet der Wille ganz einfach und mit ihm die Fähigkeit, etwas zu tun. Das kommt so unverhofft und ist nicht weniger unwirklich und schockierend, als würde sich der Fernseher vor Ihren Augen dematerialisieren. Im Jhāna-Zustand, vor allem vom zweiten Jhāna an, kommt der Wille zum Erliegen, aber das Bewusstsein bleibt und ist lichtvoller und klarer denn je. Alles Tun hört auf, sogar die Befähigung dazu. Man ist in Achtsamkeit »eingefroren«. Der Geist ist härter, klarer, lichtvoller als ein Diamant. So unerschütterlich wie die Leere. Das sind bestürzende Erfahrungen, aber real, außerordentlich real. Und was sie sagen wollen, ist überdeutlich wie eine riesige Neonreklame in pechschwarzer Nacht: Etwas, das Sie für jederzeit vorhanden gehalten haben – Ihre Befähigung, etwas zu tun, Ihr Wille –, hat vollkommen aufgehört, sich in die Leere aufgelöst. Das ist unter tiefer Einsicht in die Vergänglichkeit zu verstehen. Etwas Unvorstellbares und Verstörendes wird als tatsächlich gegeben erkannt. Das Ich, der Macher, der Wille kann aufhören, während Bewusstsein bestehen bleibt. Nach solch einer tiefen Einsicht werden Sie nie mehr davon ausgehen, dass Sie »Herr im eigenen Haus« sind.

Wenn auch das Meer verschwindet

Stellen Sie sich vor, Sie stünden am Meer und sähen dem Steigen und Fallen, dem Kommen und Gehen der Wellen zu. Das ist so, als betrachteten Sie das Aufsteigen und Zurücksinken, das Kommen und Gehen angenehmer (vedanā) und unangenehmer Empfindungen. Man kann das eine Betrachtung der Vergänglichkeit nennen. Aber sie ist zu oberflächlich.

Denn stellen Sie sich vor, dass eines Tages, während Sie dem Spiel der Wellen zusehen, das ganze Meer und mit ihm alles Land verschwindet. All das ist plötzlich weg. Das erst ist tiefe Einsicht, unausdenklich, erstaunlich und höchst beunruhigend. Wer würde bei einem Meer damit rechnen, dass es urplötzlich nicht mehr da ist?

Das geschieht im Jhāna-Zustand. Man betrachtet die angenehmen und unangenehmen Wellen, wie sie sich im Meer der fünf Sinne heben und senken, und dann ist plötzlich das ganze Meer der fünf Sinne weg und nimmt auch noch den Körper mit, zu dem sie gehören. Sie selbst sind buchstäblich aus dieser Welt (Kāmaloka) entrückt und in die Jhāna-Welt (Rūpaloka) versetzt worden. Ihr Verständnis der Bedeutung und Reichweite von Anicca hat eine ganz andere Größenordnung angenommen. Sie haben tiefe Einsicht in das Aufhören des Sinnesbewusstseins gewonnen. Nie wieder werden Sie glauben: »Ich bin es, der sieht, hört, riecht, schmeckt und berührt.«

Das Auge und das Fernglas

Nehmen wir an, Sie blickten durch ein Fernrohr in den Sternenhimmel. Dann bringt jemand einen Spiegel vor dem Objektiv an, und plötzlich sehen Sie nicht mehr die Sterne, sondern das, was sieht. Sie sehen nur das eigene immer gleiche Auge. Es ist sehr schwierig, die Vergänglichkeit des Erkennenden auch nur oberflächlich zu erfassen.

Stellen Sie sich weiter vor, dass Sie durch dieses »Spiegel-Teleskop« das betrachten, was betrachtet, bis plötzlich auch das Bild des Auges verschwindet und überhaupt nichts bleibt, nicht einmal Leere. Wenn die Erfahrung vorbei ist, wird Ihnen klar: Wenn alles Erkennbare verschwunden ist, muss das Erkennende auch verschwunden sein. Jetzt kann es zu der tiefen Einsicht kommen, dass das Erkennende vergänglich ist – und dass nicht ich es bin!

Genau das geschieht, wenn man den Weg durch die Jhānas und die unstofflichen Stufen nimmt. Die fünf Arten von Sinnesbewusstsein sind bereits beim Eintritt in das erste Jhāna verschwunden. Jetzt wird das verbliebene Bewusstsein, das Geist-Bewusstsein, Schicht für Schicht abgeschält. Kurz vor dem Eintritt in die letzte der acht Freiheiten *(Atthavimokkha)*, dem Aufhören von allem Gefühlten oder Wahrgenommenen, verschwinden auch die allerletzten Reste von Geist. Das »Auge des Geistes«, Citta, ist nicht mehr, und mit ihm verschwindet alles andere. Tiefer Einsicht erschließt sich zuletzt, dass »der Erkennende« – der Geist, Citta, der Grund des Seins, Ātman oder welche Namen auch immer ihm in den verschiedenen Kulturen gegeben werden – ebenfalls vergänglich ist und ein letztes Ende findet in dem, was *Parinibbāna* genannt wird.

Tiefe Einsicht in die Vergänglichkeit geht demnach sehr viel weiter, als die meisten Meditierenden vermuten. Wenn man die im Jhāna-Zustand gewonnenen Erfahrungen umsetzt, erlebt man das Wegbrechen des einst so festen Bodens, auf dem so viele Annahmen über die eigene Person so lange überleben konnten. Ganze Blöcke von solchen Anschauungen sinken in sich zusammen. Und schnell offenbart sich der tiefen Einsicht, dass es nie und nirgendwo etwas Festes gibt, worauf das Ich stehen kann. Was jetzt nicht mehr schlimm ist, weil außerdem erkannt wurde, dass niemand mehr da ist, der irgendwo stehen müsste.

Tiefe Einsicht in die Ichlosigkeit

Tiefe Einsicht enthält drei Sprengsätze, die jeder für sich allein in der Lage sind, die Ursachen der Verblendung zu zerstören. Es sind Dukkha, Anicca und Anattā, Leid, Vergänglichkeit und Ichlosigkeit oder Nicht-Ich. Der Buddha nannte sie »die drei Merkmale alles Existierenden«. Bisher habe ich dargestellt, dass tiefe Einsicht in die Wahrheit des Leidens und der Vergänglichkeit uns nichts mehr lässt, woran wir uns klammern und worauf wir stehen könnten. Jetzt werde ich die dritte Sprengladung der Einsicht zünden, die Wahrheit des Nicht-Ich, die uns buchstäblich wegpusten kann.

Auch hier gilt: Tiefe Einsicht in die Wahrheit des Nicht-Ich ist nur auf der Grundlage der Jhāna-Erfahrung und nur einem vom Jhāna mit Kraft aufgeladenen Geist möglich. Mit bloßem Denken aufgrund oberflächlicher Erfahrungen kommt man diesen Wahrheiten einfach nicht näher. Denken wir etwa an spirituelle Traditionen, in denen man sich durch intensive Auseinandersetzung mit der Frage »Wer bin ich?« tiefer Einsicht anzunähern versucht. Eben diese Art des Forschens hat der Buddha im *Sabbāsava-Sutta* als »unkluge Hinwendung« bezeichnet (MN 2,7). Der entsprechende Pāli-Ausdruck, *Ayoniso Manasikāra*, bedeutet wörtlich »Arbeit des Geistes, die nicht zur Quelle zurückgeht«. Die Frage »Wer bin ich?« dringt nicht tief genug, weil sie von einer falschen Voraussetzung ausgeht. Sie setzt voraus, dass es ein Ich gibt, und versucht von diesem fragwürdigen Ansatz her zu ergründen, »wer« das ist. Auch die Frage »Wer stellt diese Frage?« verfehlt das Ziel. Sinnvoller wäre es schon zu fragen: »Was ist es, das ich für mein Ich halte?«, oder: »Was stellt diese Frage?«

Im buddhistischen Mittelalter Indiens kam es zwischen Mahādeva und einem gelehrten Mönch zu einem berühmten öffentlichen Disput über Anattā, der ungefähr folgenden Ablauf hatte:

Gelehrter Mönch: Guten Morgen. Wer bist du?
Mahādeva: Mahādeva.
G.M.: Wer ist »Mahādeva«?
M.: Ich.
G.M.: Wer ist »Ich«?

M.: Ein Hund.
G.M.: Wer ist »ein Hund«?
M.: Du.
G.M.: Wer ist »Du«?
M.: Mahādeva.
G.M.: Wer ist »Mahādeva«?
M.: Ich.
G.M.: Wer ist »Ich«?
M.: Ein Hund.
G.M.: Wer ist »ein Hund«?
M.: Du

… und so drehte sich dieser Austausch weiter im Kreis, bis das ringsum anschwellende Gelächter den gelehrten Mönch aufhorchen ließ. Da hatte er sich doch wahrhaftig von diesem gerissenen Mahādeva an der Nase herumführen und viele Male als Hund bezeichnen lassen! An diesem unterhaltsamen Dialog ist zu erkennen, wie Sprache immer von stillschweigenden Annahmen ausgeht. Nur waren es bei diesen beiden Mönchen ganz unterschiedliche Annahmen. Man muss seine Frage schon richtig stellen, sonst fällt die Antwort unbefriedigend aus.

Anstelle der Frage »Wer bin ich?« erforschen wir also sinnvollerweise besser, als *was* wir uns sehen; dann können wir uns fragen, wie das zu den Erfahrungstatsachen passt. Ich zum Beispiel könnte mich so sehen: Mönch, Angloaustralier, weiß (na ja, rosafleckig), vierundfünfzig Jahre alt, gesund und so weiter. Aber schon seichter Einsicht offenbart sich, dass diese Identitäten oberflächlicher Natur sind und nicht das essenzielle Ich sein können. Mit zunehmendem Alter wird immer deutlicher, dass man kaum mit diesem immer schlechter funktionierenden Körper identisch sein kann. Man kann sich auch nicht als eine Art Nebenprodukt der Gehirntätigkeit sehen.

Geist und Gehirn

Die neuere medizinische Forschung stützt die von mir vertretene Ansicht, dass Geist nicht einfach als Nebenprodukt der Gehirntätigkeit gesehen werden kann. Hier einige Forschungsergebnisse:

> *Neuere Untersuchungen an Patienten, die einen Herzstillstand überlebten, lassen erkennen, dass zwar die meisten dieser Leute keinerlei Erinnerung an dieses Vorkommnis haben, aber bei ungefähr zehn Prozent der Betroffenen treten Erinnerungen auf, wie sie für Nahtoderfahrungen typisch sind. Dazu gehört die Fähigkeit, die Wiederbelebungsbemühungen zu »sehen« und zu erinnern und eine Beschreibung zu geben, die vom medizinischen Personal bestätigt wird. Viele Studien an Menschen und Tieren lassen darauf schließen, dass die Gehirnfunktion während eines Herzstillstands zum Erliegen kommt. Das wirft die Frage auf, wie es in diesem Zeitraum zu so klaren und strukturierten Denkprozessen sowie intaktem Urteilsvermögen und der Bildung von Gedächtnisinhalten kommen kann.*[12]

> *Sabom erwähnt eine junge Amerikanerin, bei der es zu Komplikationen kam, als sie sich wegen eines Aneurysmas einer Gehirnoperation unterziehen musste. Das EEG für Kortex und Hirnstamm zeigte nur noch die Nulllinie. Nach der Operation, die schließlich doch einen erfolgreichen Verlauf nahm, zeigte sich, dass die Patientin in der Zeit des Nulllinien-EEG eine sehr tiefe Nahtoderfahrung gemacht hatte; dazu gehörte auch eine außerkörperliche Erfahrung, bei der sie Beobachtungen machte, die anschließend bestätigt werden konnten.*[13]

Diese beiden Zitate aus verschiedenen Studien belegen, dass das Bewusstsein nach dem klinischen Tod bestehen bleibt. Die erste Untersuchung wurde 2000 von einem Ärzteteam im Southampton General Hospital in England durchgeführt, die zweite 2001 von einem niederländischen Ärzteteam. Die letztere Studie erschien in *The Lancet*, einer der angesehensten medizinischen Fachzeitschriften der Welt. Das Phänomen der Nahtoderfahrung bei Herzstillstand wurde nach sehr strengen Kriterien erforscht. Die Autoren kommen zu dem Schluss: »Unsere Ergebnisse zeigen, dass für Nahtoderfahrungen keine medizinische Erklärung gegeben werden kann ... alle Patienten waren klinisch tot gewesen.«[14]

Laienhaft gesagt haben diese breit angelegten Studien bei einer durchaus nennenswerten Zahl von Fällen gezeigt, dass der Geist den Tod des Gehirns überlebt. Wäre Geist nur ein Begleitphänomen der Gehirntätigkeit, könnte das nicht sein. Wenn Bewusstsein noch vorhanden ist, nachdem die Gehirnfunktionen zum Erliegen gekommen sind, darf man vielleicht annehmen, dass Geist überhaupt unabhängig vom Gehirn ist. So heißt es in einem weiteren wissenschaftlichen Bericht:

> *Die Befunde stützen die Annahme, dass die Nahtoderfahrung während eines Herzstillstands mit der Phase völliger Bewusstlosigkeit zusammenfällt. Und das ist überraschend, denn wenn die Gehirnfunktion so weitgehend zum Erliegen gekommen ist, dass der Patient in einen tiefen Komazustand fällt, müssen die für subjektive Erfahrung und Gedächtnis zuständigen Hirnareale zwangsläufig stark beeinträchtigt sein. Komplexe Erfahrungen, wie sie dem Bericht nach während der Nahtoderfahrung gemacht werden, dürften dann gar nicht auftreten und im Gedächtnis haften bleiben. Man müsste bei solchen Patienten annehmen, dass*

keinerlei subjektive Erfahrung stattfindet (wie es ja auch bei 88,8 Prozent der von dieser Studie erfassten Patienten der Fall war) oder bestenfalls ein Verwirrungszustand herrscht, wenn noch ein Rest von Gehirnfunktion erhalten bleibt. Selbst wenn das bewusstlose Gehirn von Neurotransmittern überflutet wird, dürfte das keine klaren, voll erinnerbaren Erfahrungen hervorrufen, da die für bewusste Erfahrung und Gedächtnis zuständigen Hirnareale aufgrund von Sauerstoffmangel funktionsuntüchtig sind. Für diese Sicht der Dinge spricht auch die Tatsache, dass dem bei einem Herzstillstand auftretenden rapiden Rückgang der Hirnstammtätigkeit ein Verlust der kortikalen Funktionen vorausgeht.[15]

Damit haben wir bei unserer Suche nach einer Antwort auf die Frage, was das Ich ist, alle üblichen »Verdächtigen« ausschließen können. Es bleiben zwei letzte Kandidaten.

Das letzte Bollwerk der Ich-Illusion

Diese beiden letzten Kandidaten sind der Macher und der Erkennende. Unter allen vorübergehenden Identitäten lauern diese beiden als die letzte Bastion gegen die Wahrheit, das letzte Bollwerk der Ich-Illusion. Ein unerleuchteter Mensch wird sich, wenn folgerichtiges Denken und Einsicht ihm keinen Ausweg mehr lassen, auf die Position zurückziehen, dass er doch immerhin als derjenige existiert, der tut, oder als derjenige, der erkennt – sofern er nicht beides für sich in Anspruch nimmt. Nur mit tiefer Einsicht aufgrund von Jhāna kann diese letzte Festung erstürmt und die Illusion durchschaut werden.

Es scheint so selbstverständlich, dass das Ich alles in der Hand hat. Man zweifelt nicht daran, dass das Ich entscheidet, ob Musik gehört, ferngesehen oder etwas gelesen wird. Unserer Erfahrung erscheint es so, dass unser Ich unseren Willen hervorbringt. Nur leider, das Offensichtliche trifft oft nicht zu.

Der Neurowissenschaftler Benjamin Libet von der University of California in San Francisco forderte freiwillige Versuchspersonen auf, einen Arm auszustrecken und zu irgendeinem Zeitpunkt, den sie selbst bestimmen konnten, das Handgelenk abzuwinkeln. Eine Uhr erlaubte den Beteiligten, genau festzuhalten, wann sie ihre Handlungsentscheidung trafen. Am Handgelenk wurden Elektroden angebracht, die den Beginn der Aktion exakt verzeichneten. Weitere, am Kopf angebrachte Elektroden dienten dem Zweck, ein bestimmtes Hirnstrommuster namens »Bereitschaftspotenzial« abzugreifen, das unmittelbar vor einer komplexen Aktion einsetzt und an die im Gehirn stattfindende Planung dieser Aktion gekoppelt ist. Wie sich zeigte, erfolgt die bewusste Entscheidung zum Handeln *nach* dem aufgezeichneten Bereitschaftspotenzial.[16] Die unausweichliche Folgerung aus diesem Experiment lautet, dass das, was wir als »Handlungsentscheidung« wahrnehmen und für die Ausübung unseres freien Willens halten, erst nach dem Beginn des gesamten Handlungsablaufs einsetzt. Unser »Wille« setzt die Handlung nicht in Gang, sondern tritt erst unterwegs in Erscheinung.

Das mag schwer zu akzeptieren sein, ist aber nicht von der Hand zu weisen. Unsere Grundannahmen über das Leben werden hier erschüttert. Manche finden den Gedanken beängstigend, dass sie nicht Herr ihres Körpers, ja nicht einmal ihres Geistes sein könnten. Aber auch wissenschaftliche Beweise reichen nicht aus, um die Illusion des Willens zu zerstören. Erst im Jhāna kann man unmittelbar sehen, dass der Wille von keinem Ich hervorgebracht wird, sondern von nichts weiter als dem Wechselspiel von Ursachen und Wirkungen.

Meditation ließe sich als der Weg ins Zentrum der Dinge definieren. Zuerst gehen wir in das Zentrum der Zeit, »Jetzt«

genannt. Dann in das von allem Denken freie Zentrum des Jetzt. Dann mit dem Atem in das Zentrum des Körpers. Dann in das Zentrum des Atems, das vom schönen Atem gebildet wird. Dann in das Zentrum des schönen Atems, wo man die Nimitta-Erfahrung macht. Dann in das Zentrum des Nimitta, von wo aus man ins erste Jhāna gelangt. Dann in das Zentrum des ersten Jhāna, nämlich das zweite Jhāna, und so weiter. Das wird *Yoniso Manasikāra* genannt, »Arbeit des Geistes, die zur Quelle führt«. Wir tauchen tiefer in den Ursprung von Körper und Geist ein und kommen zum Ursprung des Willens, dem Sitz des Machers, wo alles potenzielle Tun seinen Ort hat. Und wir sehen, dass nirgendwo ein Ich ist.

Ein führerloser Bus

Wenn wir unser Leben als Busfahrt sehen, wobei Körper und Geist der Bus sind, unser Wille der Fahrer ist und unsere Erfahrungen von Lust und Schmerz durch den Blick aus dem Fenster vertreten sind, werden wohl die allermeisten zuzugeben bereit sein, dass unser Bus nicht vom allerbesten Fahrer gesteuert wird. Manchmal fährt unser Bus ja durch wirklich schöne Gegenden, aber dieser Fahrer fährt dann nicht etwa langsamer oder hält sogar einmal an, nein, er tritt ordentlich aufs Gas. Ach, das Schöne im Leben ist immer so schnell vorbei! Dann wieder fährt unser Bus durch wirklich abscheuliche Gegenden, und dieser Stümper von einem Fahrer sieht nicht etwa zu, dass wir so schnell wie möglich weiterkommen, nein, jetzt schleicht er oder hält sogar an. Ach, die schweren Zeiten dauern immer so viel länger, als sie sollten! Irgendwann werden wir uns diesen unfähigen Fahrer, unseren Willen, vorknöpfen müssen, um ihm beizubringen, dass er uns nur noch in schöne Gegenden steuert und dort ohne Hetze verweilen lässt, aber die »Giftmülldeponien« des Lebens umfährt oder schnellstens hinter sich lässt. Erst nach einer langen spirituellen Reise finden wir den Fahrersitz, den Ursprung unseres Willens. Wir finden ihn im Jhāna. Aber wenn wir ihn endlich gefunden haben, steht uns der Schock unseres Lebens bevor: Der Fahrersitz ist leer! Das Leben, liebe Freunde, ist ein führerloser Bus.

Wenn wir das gesehen haben, gehen wir zurück an unseren Platz, setzen uns hin und beklagen uns fortan nicht mehr. Bei wem denn? Schönes kommt und geht, Schmerzliches kommt und geht, und wir sitzen einfach gleichmütig da. Unser Jammern, unsere Unzufriedenheit, auch »Verlangen nach Glück« genannt, sind endlich zu Ende.

Alles Verlangen ist wie ein Arm, der nach den Dingen greift oder sie abwehrt. Viele achten bei der Meditation nur auf die Objekte ihres Begehrens – geliebte Menschen, Besitz, Schokolade. Das ist das falsche Ende des Arms, das Greif-Ende. Achten Sie auf das andere Ende des Arms, da sitzt nämlich der Ursprung des Begehrens. Und wer macht das Begehren? Die Illusion eines Ich. Solange die Ich-Illusion besteht, wird es immer Begehren geben. Die Illusion äußert sich einfach so. Haben wir einmal gesehen, dass der Fahrersitz leer ist und niemand da ist, der etwas tut, dann verpufft der Wahn, und bald hört auch das Begehren auf. Es ist nichts Begehrendes mehr da.

Manche meiner Schüler fragen mich schlau: Wenn der Fahrersitz leer ist, wozu dann meditieren? Was gibt es dann für einen Grund, sich anzustrengen? Meine Antwort lautet dann: Eben weil der Fahrersitz leer ist, bleibt uns gar nichts anderes, als zu meditieren. Das Bemühen gehört einfach zu dieser Reise. Aber denken Sie immer daran, dass Ihr Streben viele Gründe hat. Es geht nicht von Ihnen aus.

Der Erkennende in den Worten des Buddha

Es gibt sogar eifrig praktizierende Mönche, denen es nicht gelingt, die letzte Verteidigungslinie der Illusion zu durchbrechen, und das ist der Erkennende. Citta – in der Gestalt des »Erkennenden«, des »ursprünglichen Geistes« oder der »reinen Erkenntnis« – bleibt für sie die letzte Wirklichkeit. Solche Vorstellungen entstammen eigentlich den Lehren des Hinduismus und gehören nicht zum Buddhismus. Der Buddha lehnte sie als zu seicht ab.

Im *Brahmajāla-Sutta*, dem ersten Sutta der ersten Sammlung buddhistischer Schriften, erläutert der Buddha zweiundsechzig Arten falscher Anschauungen *(Micchā Diṭṭhi)*. Die achte falsche Anschauung besteht in der Meinung, Citta oder Geist *(Mano)* oder Bewusstsein *(Viññāṇa)* sei ein dauerhaftes Ich *(Attā)* – bleibend, ewig, unwandelbar und immer gleich (DN 1,2,13). Die Behauptung, der Erkennende sei ewig, ist also nach den Worten des Buddha »falsche Anschauung«.

Im *Nidāna-Saṃyutta* sagt der Buddha:

Das[17] aber, ihr Bhikkhus, was Denken heißt und Geist und Bewusstsein, dagegen ist ein ununterrichteter gewöhnlicher Mensch nicht imstande, Widerwillen zu fassen, nicht imstande, dagegen gleichgültig zu werden, nicht imstande, davon sich loszulösen. Warum das? Lange Zeit hindurch, ihr Bhikkhus, ist das ja von dem ununterrichteten gewöhnlichen Menschen geglaubt, begehrt, verlangt worden: Das gehört mir, das bin ich, das ist mein Selbst ...
Es ist besser, ihr Bhikkhus, wenn ein ununterrichteter gewöhnlicher Mensch diesen Körper, der aus den vier groben Elementen gebildet ist, als sein Selbst annimmt, nicht aber das Denken.

Warum das? Man sieht, ihr Bhikkhus, wie dieser Körper ... fünfzig Jahre besteht, wie er ein Jahrhundert besteht, wie er noch länger besteht. Was aber da, ihr Bhikkhus, Denken heißt und Geist und Bewusstsein, da entsteht bei Nacht und bei Tag eines und ein anderes wird aufgehoben (SN 12,61).[18]

Doch so wenig wissenschaftliche Fakten den Glauben an das Ich als den Macher aushebeln können, so wenig richtet die Lehre des Buddha allein gegen den Glauben an den Erkennenden als von letztgültiger Ichhaftigkeit aus. Manche unterstellen sogar, die buddhistischen Texte seien geändert worden, und für diese Unterstellung genügt ihnen die Tatsache, dass die Texte nicht mit ihren Anschauungen übereinstimmen![19]

Diese Unbelehrbarkeit kommt von *Bhavataṇhā*, dem »Daseins-Begehren«. Das Verlangen zu sein ist so stark, dass man dafür notfalls so gut wie alles aufzugeben bereit ist – Besitz, den Körper, die Gedanken –, wenn nur am Ende irgendetwas bleibt, irgendein sicheres Stückchen Sein. Schließlich hat man ja so hart am Parinibbāna, dem vollständigen Erlöschen, gearbeitet – und jetzt möchte man es auch genießen. Wegen Bhavataṇhā können auch manche der sehr weit in der Meditation Fortgeschrittenen dem Buddha nicht zustimmen und den letzten Schritt der Entsagung tun und von absolut allem lassen, auch dem Denkvermögen. Der Buddha sagte: »Nichts ist es wert, daran zu haften *(sabbe Dhammā nālam Abhinivesāya)* (MN 37,3), und doch halten die Menschen weiter an Citta fest. Sie beharren auf der Existenz des Erkennenden und erheben ihn durch Ausdrücke wie »Grund des Seins«, »Vereinigung mit Gott« oder »der ursprüngliche Geist« in mystische Höhen, die ihm überhaupt nicht zukommen. Und dies obwohl der Buddha all dieses Haften mit sehr deutlichen Worten zurückwies: Alles Sein, sei es niedrig oder hoch, stinkt, wie selbst die geringste Verunreinigung der Hand mit Kot stinkt (AN I,18,13).

Man muss viele Jhāna-Erfahrungen gemacht haben und die Lehren des Buddha gut kennen, um die Barriere des Daseins-Begehrens zu durchbrechen und zu erkennen, dass »Citta«, »Geist«, »Bewusstsein« oder der »Erkennende« nichts weiter als ein leeres Geschehen sind, angetrieben vom Daseins-Begehren und der Illusion der Dauerhaftigkeit. Nein, auch Citta wird vollkommen aufhören und nichts wird bleiben.

Tiefe Einsicht in den Geist

Der Geist, Citta, regiert alle bewussten Abläufe. Man mag denken, das Sehvermögen könne für sich allein sehen, aber in Wirklichkeit ermöglicht erst der Geist-Sinn ein Erfassen des Gesehenen. Das Sehen allein nimmt noch nicht wahr. Und wie der Buddha sagte (SN 48,42), kann der Geist alle Tätigkeit der fünf Sinne als seine Leistung in Anspruch nehmen und dazu noch sein eigenes Erfahrungsfeld. Da das Geist-Bewusstsein sämtliche Eindrücke der fünf Formen des Sinnesbewusstseins verfolgt und daher ihr gemeinsamer Nenner ist, kann der Eindruck entstehen, dass die fünf Arten des Sinnesbewusstseins einander irgendwie ähnlich sind. Sehen, Hören, Riechen, Schmecken und Berühren scheinen irgendetwas Gemeinsames zu haben. Hat man Citta jedoch im Jhāna-Zustand einmal aus nächster Nähe gesehen, so ist klar, dass dieses bei allem mitlaufende Citta die Illusion der Kontinuität im Bewusstseinsstrom erzeugt.

Die »Körnigkeit« des Geistes

Jetzt wird klar, dass nicht nur der Bewusstseinsstrom diskontinuierlich oder »körnig« ist, sondern auch Citta selbst. Sand am Strand, Sie erinnern sich, erscheint uns als gleichmäßige Fläche, doch bei näherem Hinsehen erkennen wir, dass der Strand aus lauter winzigen Körnchen besteht. Bei starker Vergrößerung würden wir sogar sehen, dass die Körnchen einander nicht einmal richtig berühren. Auch Citta besitzt diese Körnigkeit. Geist ist nicht kontinuierlich, sondern wir erkennen, dass er aus lauter kleinen »Erkenntnisereignissen« besteht, die ziemlich dicht gepackt und untereinander durch Ursache und Wirkung verbunden sind. Es ist sogar möglich zu sehen, dass zwischen den geistigen Ereignissen kleine Lücken sind, wo Citta vorübergehend vollkommen verschwunden ist.

Das sollte genügen, um tiefe Einsicht entstehen zu lassen. Nach viel Jhāna-Erfahrung sieht man, dass sogar das unbefleckte Citta vergänglich ist, einfach ein Zug einzelner mentaler »Partikel«. Das ist ein großer Durchbruch zu der Erkenntnis, dass der »Erkennende«, »das Erkennen«, »der Geist«, »das unbefleckte Citta« nichts weiter als ein Geschehen ist, dem keine Essenz und kein Ich innewohnt. Und es ist ein Geschehen, das dem Wechselspiel von Ursache und Wirkung unterliegt: Da alle Cittas entstehen, müssen sie auch wieder vergehen. In den Worten des Buddha: »Was seiner Natur nach einen Anfang hat, muss auch wieder aufhören« (SN 56,11).

Wenn Citta nach und nach vergeht

Wenn man nicht nur das erste Jhāna, sondern auch die höheren erlebt hat, verfügt man über genügend Anschauungsmaterial für den Schluss, dass Citta von Jhāna zu Jhāna immer weiter verblasst. Auf dem Weg durch die Jhānas und dann die unstofflichen Stufen erfährt der oder das Erkennende von

Stufe zu Stufe immer weniger, wie man jeweils im Anschluss an eine Meditation konstatieren kann. Wie wir auf dem Weg in das erste Jhāna die fünf Formen des Sinnesbewusstseins preisgeben mussten, so müssen wir jetzt auf dem weiteren Weg durch die Jhānas vom Geist-Bewusstsein oder Citta ablassen.

Auf der vierten unstofflichen Stufe ist Citta so gut wie ganz verschwunden. Deshalb nennt man diesen Zustand »weder Wahrnehmung noch Nicht-Wahrnehmung«. Citta steht unmittelbar vor seinem eigenen Aufhören. Einen Schritt weiter, und man ist in dem Zustand, der »Aufhören des Fühlens und Wahrnehmens« genannt wird. Was eben noch als die subtilste aller überhaupt möglichen Erscheinungsformen des Citta vorhanden war, ist jetzt nicht mehr da. Es verschwindet, es hört auf, es erlischt.

Wer aus diesem Zustand der Erloschenheit auftaucht, ist entweder ein voll Erleuchteter, ein Arahat, oder fast vollkommen erleuchtet, ein Nichtwiederkehrer *(Anāgāmī)*. Das Erkennende, Citta, ist vorübergehend so vollständig ausgelöscht, dass tiefe Einsicht unausweichlich ist. Man erkennt, dass alles zum Stillstand gekommen und nichts, gar nichts, geblieben ist. Diese Einsicht hat unweigerlich die dritte oder vierte Stufe der Erleuchtung zur Folge.

Selbst wenn man nicht bis zum »Erlangen des Erlöschens« *(Nirodha Samāpatti)* gekommen ist, kann man schon aus den Erfahrungen von einem oder zwei Jhānas schließen, dass dem Citta seiner Natur nach beschieden ist aufzuhören. Man hat bereits die ersten Stufen seines Verblassens gesehen und kann sich ausrechnen, dass das Erkennende vollständig verschwinden wird. Und je weiter Citta verblasst, desto friedvoller und erhabener wird es. Wer den höchsten und erhabensten Frieden anstrebt, stelle sich auf das Erlöschen des eigenen Geistes ein. Nach der Jhāna-Erfahrung erkennt man, wie es in den Suttas heißt: »Dieses gänzliche Verblassen ist das Friedvolle; dies ist das Erhabene, nämlich dass Stillen aller Formkräfte, das Ablassen von allen Objekten des Haftens, die Vernichtung allen Begehrens, das Verschwinden, das Aufhören, Nibbāna. Darauf fußend erreichst du die Vernichtung aller Ausströmungen des Geistes. Doch wer nicht die Zerstörung der Ausströmungen erreicht [und ein Arahat wird], der wird ein Nichtwiederkehrer« (MN 64,15).

Bedingtes Entstehen und das reine Citta

Was ist das reine, unbefleckte und strahlende Citta? Der Buddha bezeichnet den aus dem Jhāna-Zustand auftauchenden Geist immer wieder als »rein und unbefleckt« (MN 51,24). Das von den fünf Hindernissen freie Citta wird auch »strahlend« *(pabhassara)* genannt (SN 46,33). Der reine, unbefleckte und strahlende Geist ist nach den Worten des Buddha der aus dem Jhāna-Zustand auftauchende Geist.

Die tiefe Einsicht, die schließlich die Erleuchtung auslöst, besteht nach den Aussagen vieler Suttas darin, dass sogar dieses reine, gänzlich makellose und strahlende Citta aufgrund von Bedingungen entsteht und daher vergänglich ist und enden muss. So wird Ānanda im *Aṭṭakanāgara-Sutta* (MN 52) gefragt, welchen Zugang zur Erleuchtung der Buddha lehre. Ānanda antwortet, der Buddha lehre elf Zugänge zur Erleuchtung, die alle die Jhāna-Erfahrung als Auslöser für tiefe Einsicht voraussetzen: »Er betrachtet und versteht es so: ›Dieses erste [zweite, dritte, vierte] Jhāna ist bedingt und willentlich hervorgebracht. Was jedoch bedingt ist und willentlich hervorgebracht wurde, ist vergänglich und muss enden.‹ Darauf fußend, erlangt er [volle Erleuchtung oder die Stufe des Nichtwiederkehrers].«[20]

Bei der Betrachtung des Sandstrands haben wir gesehen, dass der homogen erscheinende Sand aus einzelnen Körnchen besteht, die sich nicht einmal berühren; darüber hinaus wird aber klar, dass die Körnchen aufgrund irgendeiner Ursache-Wirkung-Beziehung dort liegen. Das Meer lagert Sand ab und schwemmt einen Teil wieder fort, es festigt und glättet den Strand. Auch bei näherer Betrachtung des geläuterten Citta erkennt man die Ursache-Wirkung-Beziehung, die es hervorbrachte. Das Begehren und das Wollen schwemmen zusammen Cittas (Geist-Momente) an und wieder weg, sie glätten und verschmutzen das Citta, wie auch das Meer mitunter Unrat anspült. Insbesondere lässt sich hier verfolgen, wie das Begehren zu sein die Abfolge einzelner Cittas zu einem Bewusstseinsstrom glättet und festigt, indem es alle Zwischenräume füllt und so den falschen Eindruck von Kontinuität und Dauerhaftigkeit erweckt. Wer das selbst gesehen hat, wird erkennen, dass selbst das reine Citta bedingt und daher vergänglich ist. Es ist nichts Eigenständiges, aus sich selbst Bestehendes. Es ist nicht das Nicht-Bedingte. Und wenn selbst die reinste und strahlendste Form des Erkennens vergänglich ist, wie viel mehr dann alle anderen Formen des Citta! Man weiß jetzt aus eigener Anschauung und tiefer Einsicht, dass Citta, das Erkennende, der Geist oder wie auch immer man es nennen möchte, nicht ewig besteht. Wenn die Bedingungen für den Strom der Geist-Momente nicht mehr gegeben sind und das Verlangen zu sein nicht mehr besteht, wird der Geist-Strom keinen Antrieb mehr haben. Er wird völlig zum Erliegen kommen, und das nennt man Parinibbāna, vollkommenes Erlöschen.

Eine sinnlose Frage: Wohin geht das reine Citta?

Als der Wandermönch Vacchagotta fragte, was nach dem Tod eines Arahat mit dem befreiten Geist geschehe, zog der Buddha zur Antwort den Vergleich mit einem Feuer (MN 72,19). Ein Feuer ist von seinem Brennstoff abhängig. Es ist bedingt. Ist das Brennmaterial aufgebraucht, erlischt *(nibutta)* das

Feuer. Es hat keinen Sinn zu fragen, wohin das Feuer gegangen ist. Ebenso wenig hat es Sinn zu fragen, wohin das befreite Citta geht, wenn der Arahat erloschen ist. Die berühmte Arahat-Bikkhunī Paṭācārā kam, wie ich weiter oben schon einmal erzählt habe, zu ihrer tiefen, in die Erleuchtung einmündenden Einsicht, als sie eine Öllampe erlöschen sah (Thig 116). Sie erkannte die Wesensgleichheit von Flamme und Citta: Beide entstehen aufgrund von Bedingungen, und wie die Flamme erloschen war, so muss auch Citta erlöschen.

Das befreite Citta, etwa bei einem Arahat, lässt sich mit einer Sternschnuppe vergleichen. Für ungezählte Jahrmillionen hat irgendein kosmischer Eis- oder Gesteinsbrocken seine Runden in unserem Sonnensystem gedreht, mal im Hellen, mal im Dunklen. So haben auch der Bewusstseinsstrom, der Erkennende und der Macher über unzählige Leben ihre Kreise als ein Stück kosmischer Leere im Saṃsāra gezogen und sind mal in lichten, mal in finsteren Welten geboren worden und gestorben. Dann trifft das Stück Eis oder Gestein auf unseren Planeten, tritt in die Atmosphäre ein und verglüht mit gleißendem Licht als Sternschnuppe, für immer ausgelöscht. Genauso trifft das, was wir »Person« nennen, auf den wahren Dhamma, es taucht ein in die tiefe Einsicht, dass der Erkennende und der Macher leer sind, und Citta verglüht in blendendem Strahlen, wohl wissend, dass es bald für immer erlöschen wird.

Im berühmten *Ratana-Sutta* (Sn 235) heißt es:

Das Alte ist zerstört, das Neue zeigt sich noch nicht.
Wessen Geist Widerwillen vor künftigem Dasein empfindet,
dessen Saat [der Wiedergeburt] ist vernichtet, es verlangt ihn nicht nach Wachstum.
Die Weisen werden gelöscht wie diese Lampe.[21]

Oder wie zwei große Arahats, Sivaka und Tālaputa, in den Theragāthā sagen:

Zur Umkehr bewegt, wird Citta hier und jetzt vernichtet! (Thag 184)

Du, Citta, wirst ohne Zweifel vergehen! (Thag 1144)

Tiefe Einsicht und Satipaṭṭhāna

Die vom Buddha gelehrten vier Blickfelder der Achtsamkeit, Satipaṭṭhāna, sollen sowohl den Weg in die Jhānas erleichtern als auch tiefe Einsicht in das Nichtvorhandensein eines Ich (Anattā) vermitteln.

Letzteres setzt voraus, dass man bereits eine Jhāna-Erfahrung gemacht, sich also von den fünf Hindernissen gelöst hat. Wie auch das *Naḷakapāna-Sutta* (MN 68,6) bestätigt, ist Jhāna unter anderem dazu da, die fünf Hindernisse nicht »den Geist besetzen und sich in ihm einnisten« zu lassen. Für tiefe Einsicht braucht man eine von Jhāna gestützte Achtsamkeit.

Der Zweck des Satipaṭṭhāna wird in den am Ende jeder Meditation gesprochenen Worten offenbar. Nachdem man das bedingte Entstehen und Vergehen dieser Phänomene betrachtet hat, sieht man klar: »Da ist einfach nur ein Körper« oder »einfach Vedanā«, »einfach Citta«, »einfach Geist-Objekte« – lauter Ursache-Wirkung-Verknüpfungen, die nicht als Ich oder mein gesehen werden können. So »bleibt man dabei, sich an nichts in der Welt zu hängen und sich nirgendwo einzurichten« (MN 10). Beim Satipaṭṭhāna geht es mit anderen Worten um tiefe Einsicht in das Nichtvorhandensein eines Ich, Anattā.

In diesem Kapitel galt unser Augenmerk vornehmlich dem vierten und dem dritten Satipaṭṭhāna. Das tiefste und nahezu unauffindbare Versteck der Verblendung ist nämlich da, wo der Macher und der Erkennende ihren Sitz haben. Im vierten Satipaṭṭhāna geht es um Klarheit darüber, dass der Macher bedingt und seiner Natur nach leer ist. Und das dritte Satipaṭṭhāna besteht in der tiefen Einsicht, dass der Erkennende vergänglich und ebenso bedingt oder abhängig ist. Was ich Ihnen mit vielen Worten als tiefe Einsicht darzustellen versucht habe, ist also letztlich nichts anderes als ein von Jhāna beflügeltes Satipaṭṭhāna.

Verstehen Sie?

Als mein Lehrer, Ajahn Chah, sich krank zu fühlen begann, bauten wir Mönche aus dem Westen ihm eine Sauna in unserem Kloster Wat Pa Nanachat. Einmal in der Woche kam Ajahn Chah von seinem Kloster Wat Pa Pong aus zu uns herüber, um diese Sauna zu benutzen. So konnten nicht nur wir unserem Lehrer einen Dienst erweisen, sondern auch er hatte Gelegenheit, seinen Schülern Dhamma-Belehrungen zukommen zu lassen. Normalerweise gab er vor dem Saunagang eine Unterweisung, und wir begleiteten ihn dann, um ihm in der Sauna behilflich zu sein.

Einmal war ich von seinen Worten so zutiefst begeistert, dass ich nicht wie sonst mit in die Sauna ging, sondern mich zum Meditieren davonstahl. Und die Meditation war so tief und wunderbar, dass ich alles Zeitgefühl verlor. Am Ende der Meditation hatte ich ein breites Lächeln im Gesicht und dachte an meinen Lehrer. Vielleicht war ja noch Zeit, sich in der Sauna nützlich zu machen, zum Beispiel sein Saunatuch auszuwaschen. Also stand ich auf und ging zur Sauna.

Aber Ajahn Chah war schon fertig und kam mir auf dem Gang entgegen, auf dem Weg zu seinem Wagen. Er blieb stehen und maß mich mit diesem alles durchschauenden Blick, den nur ein Meister der Meditation besitzt. Ich nahm an, dass er mein beseligtes Lächeln wahrnahm und wusste, dass ich eben aus tiefer Meditation zurückgekehrt war. Das war für ihn eine Gelegenheit, mir ein Licht aufzustecken.

In einem Tonfall, der mir einen Stich versetzte, fragte er: »Brahmavamso, warum?«

Ich stutzte. Die Frage verstand ich, aber die Antwort war mir nicht greifbar. Deshalb sagte ich: »Ich weiß es nicht.«

Sein forschender Gesichtsausdruck löste sich, und er lachte.

»Dann verrate ich Ihnen die Antwort«, schmunzelte er. »Wenn jemand ›Warum?‹ fragt, lautet die Antwort immer: ›Da ist nichts.‹«

Das warf mich um. Ich war wie vor den Kopf geschlagen. Diese Begegnung hat sich mir so tief eingeprägt, dass ich sie noch heute, zwanzig Jahre später, genau vor Augen habe.

»Verstehen Sie?«, drang er noch weiter auf mich ein.

Ich glaubte zu verstehen und sagte: »Ja.«

»Nein«, lachte er, »Sie verstehen nicht!« Dann ging er an mir vorbei zu seinem Wagen.

So sprach er mit mir, der mitfühlendste und weiseste Meister, dem ich je begegnet bin. Seine Worte fassen zusammen, worum es in diesem Kapitel über tiefe Einsicht ging. Für die von Jhāna beflügelte Achtsamkeit gibt es auf die Warum-Frage nur eine einzige korrekte Antwort, nämlich: »Da ist nichts.«

Verstehen Sie?

Nein, Sie verstehen nicht.

14 ERLEUCHTUNG: IN DEN STROM EINTRETEN

Dieser Dhamma, den ich erlangt habe, ist tiefgründig, schwer zu sehen und schwer zu verstehen, er ist friedvoll, erhaben, nicht durch bloße Verstandestätigkeit zu erlangen, subtil, dem Weisen erfahrbar. Doch die gegenwärtige Menschheit liebt das Haften, ergötzt sich am Haften, freut sich am Haften. Solch ein Menschengeschlecht wird es schwer haben, diese Wahrheit zu sehen, die Wahrheit der Bedingtheit, des abhängigen Entstehens. Und schwer ist es auch, diese Wahrheit zu sehen, nämlich das Ruhigstellen aller Formkräfte, das Preisgeben alles Erlangten, die Vernichtung allen Begehrens, die Leidenschaftslosigkeit, das Aufhören, Nibbāna.

Der Buddha unmittelbar nach seiner Erleuchtung[22]

Erleuchtung, die Verwirklichung des Nibbāna, ist schwer zu erreichen, aber unmöglich ist es nicht. Es gibt auch heute Mönche, die es wirklich geschafft haben. Wo der edle achtfache Pfad mit allen seinen Gliedern geübt wird, so der Buddha im *Mahāparinibbāna-Sutta* zum Wandermönch Subhadda (DN 16,5,27), da wird man auch in den Strom Eingetretene, einmal Wiederkehrende, nie Wiederkehrende und voll erleuchtete Arahats finden. Wird der Weg jedoch unvollständig geübt – zum Beispiel ohne Jhāna als siebenfacher Weg oder ohne sittlichen Lebenswandel (rechte Rede, rechtes Handeln, rechter Lebenserwerb) als bloß noch fünffacher Weg –, da sucht man vergebens nach Erleuchteten. Heutzutage finden wir die uneingeschränkte Verpflichtung auf den vollständigen achtfachen Pfad nur noch in wenigen Klostergemeinschaften, die sich einer Praxis in Abgeschiedenheit verschrieben haben. Und nur dort gibt es Erleuchtete.

Was Nibbāna nicht ist

Das eben Gesagte mag schwer zu akzeptieren sein, ist aber wahr – wie ja auch die Lehre vom Nibbāna als »Erlöschen« schwer zu akzeptieren, aber wahr ist. In diesem Kapitel möchte ich so über Erleuchtung sprechen, wie es der Buddha vorgesehen hat, das heißt klar und präzise. Ich werde auch über die letzten Phasen des Prozesses sprechen, der zur Erleuchtung führt. Zunächst müssen wir aber klären, was Nibbāna *nicht* ist.

Verbilligtes Nibbāna

Wo Buddhismus in Mode kommt, wird Nibbāna gern ein wenig umdefiniert, damit sich mehr Menschen davon angesprochen fühlen. Die Popularisierung bringt ihre ganz eigenen Zwänge mit sich, zum Beispiel den, dass man die Wahrheit durch ein paar »Korrekturen« schmackhafter macht. Eine Lehre wird natürlich besser aufgenommen, wenn sie das verkündet, was die Leute hören wollen. Und natürlich vertreten manche sogenannte Dhamma-Lehrer eine Nibbāna-Lehre, die ihren eigenen unerleuchteten Zustand nicht auffliegen lässt. All das kann den Eindruck erwecken, Nibbāna sei relativ günstig zu haben.

In zeitgenössischer buddhistischer Literatur kann man nachlesen, Erleuchtung beinhalte nicht mehr, als sich den Dingen so zu ergeben, wie sie nun mal zu sein scheinen (und nicht etwa so, wie sie wirklich sind – das sieht man nämlich erst nach der Jhāna-Erfahrung). Oder das Nicht-Bedingte sei nichts weiter als die relativ leicht erreichbare Achtsamkeit im Augenblick, in der alles, wirklich alles, in Ordnung ist. Oder Todlosigkeit sei einfach nonduales Gewahrsein, in dem alle Unterschiede verneint werden und man sich bekräftigt, dass alles eins und gut ist. Das höchste Ziel des Buddhismus schrumpft dann auf das Vorhaben ein, das Leben etwas weniger mühselig zu gestalten, sich dem Auf und Ab des Lebens einfach zu überlassen und das allen Daseinsformen innewohnende Leiden zu leugnen. Das ist ungefähr so, als wollte sich ein Gefangener seine Lage schönreden, anstatt einen Fluchtweg zu suchen. Dieser wohlfeile Dhamma mag sich ganz kuschelig anfühlen, ist jedoch eine grob verkürzte Darstellung dessen, was Nibbāna wirklich bedeutet. Wer auf solche Zerrbilder hereinfällt, wird sich irgendwann eingestehen müssen, dass er Schrott gekauft hat.

Bananen-Nibbāna

Als Teenager habe ich mich bei vielen christlichen Lehrern erkundigt, wer oder was Gott sei. Sie haben mir entweder erklärt, was er nicht ist, oder völlig unverständliche Antworten gegeben. Etwa die, das Gott »unaussprechlich« oder »die höchste Wirklichkeit« oder »der Grund allen Seins« oder »grenzenloses Bewusstsein« oder »reines Erkennen« sei.

Später habe ich mich bei buddhistischen Lehrern erkundigt, was Nibbāna sei. Sie haben mir entweder erklärt, was es nicht ist, oder völlig unverständliche Antworten gegeben. Etwa die, das Nibbāna »unaussprechlich« oder »die höchste Wirklichkeit« oder »der Grund allen Seins« oder »grenzenloses Bewusstsein« oder »reines Erkennen« sei. Da klingelte es bei mir: Dieses Larifari hatte ich doch schon einmal gehört! Und wie ich damals all die inhaltslosen Worte über Gott abgelehnt hatte, so kam es mir jetzt nicht in den Sinn, mir dieses leere Gerede über Nibbāna zu eigen zu machen.

Manche Definitionen des Nibbāna widersprechen sich selbst, zum Beispiel »unmanifestiertes Bewusstsein« oder »sich auf das Unbegreifliche einstimmen«. Bewusstsein ist ja der entscheidende Teil des Erkenntnisprozesses, der die Erfahrung manifest werden lässt; »unmanifestiertes Bewusstsein« bedeutet also eigentlich »unmanifestiertes Manifestieren« oder eben »unbewusstes Bewusstsein« – was schlicht Unsinn ist. Und einstimmen kann man sich nur auf das, was sich auch begreifen lässt, womit der zweite Begriff so viel wie »sich auf das einstimmen, worauf man sich nicht einstimmen kann« oder »Begreifen des Unbegreifbaren« bedeutet. Solche und ähnliche Darstellung stehen für Beschränktheit, die als Weisheit verkleidet daherkommt.

Hinter all dem steckt das Problem, dass es für Buddhisten höchst unangenehm ist, nicht genau sagen zu können, was denn Nibbāna sei. Stellen Sie sich vor, Sie steigen in einen Bus ein und wissen nicht recht, wohin er fährt. Noch schlimmer wird es, wenn Sie von nicht buddhistischen Freunden gefragt werden, wohin denn Ihre buddhistische Reise führen soll. Viele ziehen sich dann auf wolkige Formulierungen zurück und streuen ihren Zuhörern den Sand mystisch klingender, abgefahrener Wortkombinationen in die Augen. Wenn Ihre Zuhörer nämlich nicht verstehen, was Sie da reden, bestehen gute Aussichten, dass sie es für tief und gehaltvoll halten und Sie als Weisen sehen.

Solches Nibbāna-Geschwafel hat so gar nichts Geradliniges und ist derart verbogen, dass ich es »Bananen-Nibbāna« nenne. Die Erfahrung lehrt ja, was zu erwarten ist, wenn jemand eine Sache aus eigener Anschauung wirklich gut kennt: Er wird sie klar, detailliert und ohne Umschweife darstellen können. Wo es allzu mystisch wird, darf man getrost davon ausgehen, dass der Sprecher nicht weiß, wovon er redet.

Nibbāna ohne Nimbus

Ich möchte Nibbāna hier unter drei miteinander verknüpften Gesichtspunkten betrachten: Nibbāna als das höchste Glück, Nibbāna als vollständiges Aufhören von sinnlichem Begehren, Übelwollen und Verblendung und schließlich Nibbāna als das absolute Ende dieses Prozesses, den wir Körper-und-Geist nennen. Diese drei Darstellungen, die alle vom Buddha stammen, geben ein klares und getreues Bild des Nibbāna. Hat man einmal verstanden, was Erleuchtung ist, wird man ohne Weiteres erkennen, welcher Weg dorthin führt, und die Lehren des Buddha werden von nie gekannter Transparenz sein.

Das höchste Glück

Der Buddha sagte: »Nibbāna ist das höchste Glück« (Dhp 203, 204). Das dürfte die Definition sein, die uns am ehesten einleuchtet. Sie ist nicht nur unmittelbar verständlich und frei von wolkigen Formulierungen, sondern spricht uns auch sehr an. Sie erklärt, weshalb Buddhisten seit über zweieinhalb Jahrtausenden nach Erleuchtung streben. Wir alle wünschen uns Glück, und wenn sogar das höchste Glück im Angebot ist, wollen wir es haben. Deshalb besteht die immerwährende buddhistische Lehre darin, wie man glücklicher und glücklicher werden kann, bis man – in diesem Leben – den Gipfel des Glücks erreicht, Nibbāna.

Wenn ich heute die Lehre von den vier edlen Wahrheiten darstelle, folge ich einer geänderten Reihenfolge. Mir ist aufgefallen, dass es meine Zuhörer eher abschreckt, wenn ich mit der Wahrheit des Leidens beginne. Sie ist ihnen aus ihrem eigenen Leben schon sattsam bekannt. Sie haben diesen Abend nicht geopfert, damit ihnen irgendwer mit noch mehr Leid in den Ohren liegt. Wer irgendetwas zu verkaufen hat, der weiß, dass der erste Eindruck entscheidend ist. Deshalb stelle ich die vier edlen Wahrheiten in dieser Reihenfolge dar:

1. Glück,
2. Der Pfad zum Glück,
3. Unglück und
4. Die Ursache des Unglücks.

Das ist im Grunde nichts anderes als die Lehre des Buddha, nur wirksamer zur Geltung gebracht. Wer will, kann das Marketing nennen; jedenfalls stellt es das Ziel des Buddhismus obenan.

Wenn Nibbāna das höchste Glück ist, stellt sich der edle achtfache Pfad als Weg zu immer mehr Glück dar. Wer ihm rückhaltlos folgt, wird glücklicher. Wie der Buddha im *Araṇavibhanga-Sutta* sagt: »Wisse, was unter Glück zu verstehen ist, und suche es in diesem Wissen in dir selbst.«[23] Man sucht ohne Furcht diese innere Lust, Jhāna, bis man das höchste Glück erreicht.

Worin bestand das höchste Glück, das Sie bisher erlebt haben? Drogen? Sex? Musik? Verliebtsein? Die Geburt Ihres ersten Kindes? Das Glück des Jhāna übertrifft all das, Sie werden es erleben. Deshalb fegt unsere erste Jhāna-Erfahrung alles vom Tisch, was wir je an Vorstellungen vom Glück gehabt haben. Jhāna gewährt uns tiefen Einblick in das, was Glück ist. Nicht dass Jhāna selbst schon das höchste Glück wäre, aber es kommt ihm so nahe, dass der Buddha es Sambodhi Sukha nannte, »die Glückseligkeit der Erleuchtung«.[24] Von Jhāna aus führt der Weg zu einem noch etwas höheren Glück, und das ist Nibbāna.

Auch neuere wissenschaftliche Untersuchungen sprechen dafür, dass Meditation einen glücklicher macht und buddhistische Mönche vielleicht die glücklichsten Menschen überhaupt sind.[25] Wer es richtig gut haben will, sollte deshalb richtig gut meditieren. Und wer auf den Gipfel des Glücks aus ist, kann sich nur Nibbāna vornehmen.

Das vollständige Aufhören des sinnlichen Begehrens, des Übelwollens und der Verblendung

Sāriputta, der Hauptschüler des Buddha, definierte Nibbāna als das vollständige Aufhören von sinnlichem Begehren, Übelwollen und Verblendung (SN 38,1). Die Geschichte vom Wünschespiel erklärt, was gemeint ist:

Fünf Kinder spielen das Wünschespiel. Alle fünf haben nacheinander die Frage zu beantworten: »Wenn du einen Wunsch frei hättest, was würdest du dir wünschen?« Sieger ist, wer den besten Wunsch vorbringt. Das erste Kind sagt: »Wenn ich einen Wunsch frei hätte, würde ich mir Schokoladeneis wünschen.« Es ist ein heißer Tag, und dieses Kind liebt Schokoladeneis.

Das zweite Kind sagt: »Wenn ich einen Wunsch frei hätte, würde ich mir eine Eisfabrik wünschen. Dann kann ich Eis essen, sooft ich will.« Das erste Kind nimmt bedrückt zur Kenntnis, dass sein Konkurrent viel cleverer ist, und bedauert die Bescheidenheit seines Wunsches.

Das dritte Kind sagt: »Ich wünsche mir einen Haufen Geld, eine Milliarde! Damit kann ich mir eine Eisfabrik, einen Bonbonladen und meinen eigenen Hamburger-Imbiss kaufen, und dann esse ich Hamburger und Pommes, so viel ich will und meine Mama kann nichts dagegen machen! Und dann hab ich immer noch genug Geld übrig, um mir alles zu kaufen, was mir gerade einfällt.« Jetzt fasst sich das zweite Kind innerlich an den Kopf, weil es sich mit einer Eisfabrik begnügt hat und das dritte Kind mit seiner Milliarde so viel schlauer war.

Das vierte Kind sagt: »Wenn ich einen Wunsch frei hätte, würde ich mir drei Wünsche wünschen. Mein erster Wunsch geht für die Eisfabrik drauf, mit dem zweiten wünsche ich mir ein Milliarde und mit dem dritten drei neue Wünsche. So kann ich immer weiter wünschen und muss nie aufhören.« Dem muss sich sogar das Kind, das sich eine Milliarde gewünscht hat, geschlagen geben. Die ersten drei Kinder blicken zum vierten auf und bewundern sein Genie. Grenzenloses Wünschen – wie sollte das noch zu schlagen sein?

Aber das fünfte Kind schafft es doch. Leise sagt es: »Wenn ich einen Wunsch frei hätte, würde ich mir wünschen, so zufrieden zu sein, dass ich nie mehr den Wunsch hätte zu wünschen.«

Natürlich gewinnt dieses letzte Kind das Wünschespiel – so wie die vollkommen still Sitzenden das Spiel des Menschseins gewinnen. Es wusste, worin das höchste Glück, Nibbāna, besteht: im Aufhören von allem sinnlichen Begehren, allem Übelwollen, aller Verblendung. Nibbāna heißt, endlich zufrieden zu sein.

Es gibt zwei Arten von Freiheit: Freiheit *des* Wünschens und Freiheit *vom* Wünschen. Für die erste Art von Freiheit kann die endlose Wunscherfüllung des vierten Kindes stehen, und diese Freiheit wird ja in unserer materialistischen Gesellschaft geradezu als das höchste Ideal angebetet. Heutige Regierungen streben danach, den Menschen grenzenlose Freiheit des Wünschens zu ermöglichen – Reichtum, Rechte und garantierte Freiheiten. Allerdings sind die Menschen alles in allem trotzdem unzufrieden. Die zweite Art der Freiheit finden wir in dem vom fünften Kind vertretenen Ideal der unerschütterlichen Zufriedenheit wieder. Nur in spirituellen Traditionen wie dem Buddhismus wird die Freiheit vom Wünschen als ein hohes Ziel angesehen. Nibbāna ist diese Freiheit in Vollendung, denn dass vollständige Ende von sinnlichem Begehren, Übelwollen und Verblendung ist das Ende aller Wünsche, das Ende allen Verlangens. Friede. Erleuchtung.

Das restlose Erlöschen von Körper und Geist

In der Zeit des Buddha wussten selbst einfache Menschen, was Nibbāna ist. Es war nämlich auch das Wort, mit dem man das Erlöschen eines Öllämpchens bezeichnete (siehe

Ratana-Sutta, Sn 235). Wenn das Öl aufgebraucht oder der Docht zu Ende war oder der Wind die Flammenhitze davontrug, sagten die Leute, die Flamme sei »nibbāna-t«, erloschen. »Nibbāna« war im alltäglichen Sprachgebrauch das Wort, mit dem man das restlose Aufhören natürlicher Vorgänge umschrieb, sei es eine Flamme oder dieses komplexe Zusammenspiel von Körper und Geist.

Oder eben eine Spieldose der besonderen Art. Irgendwo habe ich erfahren, in den späten Siebzigerjahren sei es in Kalifornien in gewesen, einen Scherzartikel in Gestalt eines kleinen Metallkästchens auf dem Kaffeetisch stehen zu haben. Es war ringsum völlig glatt, nur an der Vorderseite befand sich ein Schalter. Fragte ein Gast, was das sei, wurde er aufgefordert, den Schalter zu betätigen. Kaum war das geschehen, ertönte aus dem Innern des Kästchens das Summen eines kleinen Elektromotors, gefolgt vom Schnurren und Rasseln irgendeiner Mechanik. Dann hob sich der Deckel, und ein mechanischer Arm kam zum Vorschein. Er streckte sich, langte nach unten und betätigte den Schalter. Daraufhin zog er sich in sein Gehäuse zurück, der Deckel klappte zu, und alles war wieder still. Der ganze Zweck des Apparätchens bestand also darin, sich selbst abzuschalten. Ich sehe das als eine ganz wunderbare Metapher des Nibbāna.

Dieser Prozess, den wir »Körper und Geist« nennen, hat den einzigen Zweck, sich selbst abzuschalten. Und dann herrscht endlich Frieden.

Für die köstliche Treffsicherheit dieser Metapher wird man natürlich nur dann Sinn haben, wenn man die totale Leerheit dieses »Körper und Geist« genannten Prozesses selbst unmittelbar erfahren hat. Dazu bedarf es der tiefen Einsicht, dass weder hier drinnen noch da draußen, noch sonst irgendwo ein Jemand ist. Der Macher (Wille) und der Erkennende (Bewusstsein) sind einfach Naturerscheinungen. Wer bis zum Kern dieser Einsicht vorgedrungen ist, der weiß, dass es überhaupt nichts zu verlieren gibt und nichts da ist, was vernichtet werden müsste oder könnte. Nur wenn so etwas wie eine dauerhafte Wesenheit überhaupt vorhanden wäre, könnten wir das Wort »vernichten« benutzen. Aber für das restlose Ende eines leeren Naturvorgangs verwenden wir das Wort »aufhören« oder »erlöschen«. Wenn der leere Naturvorgang von Körper und Geist sein Aufhören erreicht, sprechen wir von Nibbāna.

Nur Leid ist da, aber keiner, der leidet.
Taten sind da, doch kein Täter.
Nibbāna ist, aber keiner, der in es eintritt.
Der Weg ist, doch man sieht keinen Wanderer auf ihm.
(Vsm 16,90)

Die erste Nibbāna-Erfahrung: Stromeintritt

Wenn man den vollständigen achtfachen Pfad lange und mit vollem Einsatz geübt hat, kommt eine Zeit, in der man sich klar zu machen hat, was dies alles bedeutet. Kurz nach einer Jhāna-Erfahrung verfügt man über Superpower-Achtsamkeit, die über längere Zeit regungslos bei einem Betrachtungsobjekt zu bleiben vermag. Die Hindernisse der Ruhelosigkeit sowie der Trägheit und Stumpfheit bestehen längst nicht mehr. Der Geist ist kristallklar und völlig still, von einem so übermächtigen Glück erfüllt, dass Ängste, wie sie beim Vordringen der Achtsamkeit auf unbekanntes Gelände auftreten können, ihm nichts anzuhaben vermögen. Was den Geist mutig, heldenhaft und in seiner Suche nach Wahrheit unaufhaltsam macht, ist diese Glückseligkeit. Man ist vielleicht schon früher an die Stelle gekommen, wo sich offenbaren wollte, »wie die Dinge wirklich sind«, doch der Geist schreckte zurück, weil sich Ängste, Wünsche und Abneigungen einmischten. Jetzt jedoch, nach der Jhāna-Erfahrung, gibt es keine Wünsche und Abneigungen mehr, kein Eigeninteresse, das zu wahren wäre. Von der Erinnerung an die Jhāna-Erfahrung ausgehend kämpft man sich unbeirrbar zum Kern der Dinge vor. Mutig und klar erstürmt der Geist den Ursprung aller Erfahrung, die »Zitadelle des Ich«, wo der Macher und der Erkennende das Regiment führen. Und hier wird man zum ersten Mal mit unabweisbarer Sicherheit gewahr, dass diese Festung … leer ist!

Diese Erfahrung tiefer Einsicht ist vollkommen anders als alles, was man sich je vorstellen könnte. Im *Sappurisa-Sutta* sagt der Buddha über Jhāna (aber es ist auch auf den Stromeintritt anwendbar): »Wie auch immer sie es sich vorstellen mögen, das Erlebnis selbst ist stets anders« (MN 113,21). Hier findet ein regelrechter »Paradigmenwechsel« statt. Wie eine geologische Plattenverschiebung gewaltige Erdbeben auslöst, so gründlich erschüttert die Verschiebung unseres Standpunkts alle unsere Anschauungen. Uralte und heilig gehaltene Begriffsgebäude und Anschauungen stürzen donnernd in sich zusammen. Tiefe Einsichten dieser Art sind Urgewalten, die den Geist sprengen. Eine Zeit lang weiß man nicht mehr recht, wo oder woran man ist. Sicher weiß man aber, dass man keineswegs verrückt geworden ist. Geistig fühlt man sich sogar klarer und gesünder als je zuvor. Der Geist ist so klar, so still, so voller Glück. Lange Perioden anhaltender, köstlicher Glücksgefühle gehören zu den zwangsläufig mit tiefer Einsicht verbundenen Erscheinungen. Nach seiner Erleuchtung soll der Buddha sieben Tage lang regungslos gesessen haben, gebannt von diesem höchsten Glück der Freiheit (Vin I,I,I).

Nach einer gewissen Zeit, vielleicht nach Tagen, hat man das Gefühl, dass der Staub sich langsam setzt. Das blendende Licht der Euphorie dämpft sich so weit ab, dass man wieder unterscheiden kann. Man schaut, was an Gebäuden noch steht und was in Schutt und Asche liegt. Wenn es wirklich Stromeintritt *(Sotāpatti)* war, sieht man deutlich, dass jegliche Illusion eines Ich oder irgendeiner letzten Essenz, sei sie persönlicher oder universaler Natur, vollständig und für immer getilgt ist.

Nach Sotāpatti kommt einem alles so vollkommen klar und naheliegend vor. Es erscheint einem unfassbar, dass man so vernagelt sein konnte, diesen ganzen faulen Zauber nicht längst durchschaut zu haben. Die Wahrheit, dass nichts von letzter Wesenhaftigkeit ist, wird in den Lehren des Buddha immer wieder in deutlichen Worten ausgesprochen. Jetzt wird uns klar, dass wir uns vom Wunschdenken, vom Nichtwissenwollen und den übrigen fünf Hindernissen haben verleiten lassen, alles Gelesene so zu filtern, zu verbiegen und auszulegen, dass nur die Worte des Buddha zu uns durchdrangen, die wir hören wollten. Verblendung ist unvorstellbar stark und durchgängiger wirksam, als die meisten Menschen wissen oder wahrhaben wollen. Dazu passt Voltaires boshafte Anmerkung: »Wer sich eine Vorstellung vom mathematischen Begriff der Unendlichkeit machen will, vergegenwärtige sich das Ausmaß menschlicher Dummheit.«

Jetzt jedenfalls ist die Illusion aufgedeckt, und die Verblendung beginnt zu weichen. Man ist zum Kern der Ichlosigkeit (Anattā) vorgedrungen und vermag das volle Ausmaß des Leidens (Dukkha) einzuschätzen. Bisher hat man sich gescheut zu akzeptieren, dass alle Dinge Dukkha sind. Die Ich-Illusion verlangte nämlich immer, dass es irgendein von Dukkha freies Eckchen des Daseins geben muss, irgendeine himmlische Sphäre des vollkommenen Glücks, sei es »der ursprüngliche Geist« oder »Verschmelzung mit dem Einen« oder was gerade an spirituellen Fantasien in Umlauf ist. Alles andere mag Dukkha sein, aber diese kleine Nische, die die Ich-Illusion als ihren letzten Hort der Geborgenheit benötigt, soll ausgenommen bleiben. Aber wer die absolute Leerheit aller inneren und äußeren Phänomene einmal gesehen hat, der braucht kein solches »Altenheim« mehr. Das Interesse am Fortbestand der eigenen Person existiert nicht mehr. Man ist nicht mehr daran interessiert, die Realität des Leidens zu leugnen, sondern stimmt voll mit den Worten des Buddha überein: »Sabbe Sankhāra Dukkha« (Dhp 278), »Alle Phänomene sind Leiden«, samt und sonders, und daran ist nichts zu ändern.

Und da Körper und Geist ohnehin keinen Kern von dauerhaftem Sein haben, geht eigentlich nichts verloren, wenn das Ganze zu einem vollkommenen, restlosen Ende kommt. Mich fasziniert immer wieder, wie viele gestandene Buddhisten sich einzubilden versuchen, dass sie nach ihrer Erleuchtung doch noch etwas für sich zurückbehalten können. So etwas nennt man »Haften«, auch wenn es sich bei dem, was man behalten möchte, um etwas höchst Verfeinertes handelt. Nach dem Stromeintritt jedoch fallen alle diese Anhaftungen, die aus dem Ich-Gefühl erwachsen, endgültig ab. Man erkennt, dass alle Erfahrungen nur auf bestimmte Ursachen zurückgehende Phänomene sind und deshalb irgendwann vollkommen verschwinden werden. Das betrifft auch Körper und Geist. Anicca, das volle Bewusstsein der Vergänglichkeit aller Dinge, besagt nicht nur, dass man alle Phänomene wie Meereswellen betrachtet, die sich aufwölben und wieder zurücksinken; man erkennt vielmehr, dass der gesamte Ozean mit seinen Landmassen irgendwann verschwinden wird. Dieses vollständige Aufhören muss man gesehen haben, um Anicca wirklich zu verstehen. Und das Erkennen ergibt sich nahtlos aus dem Offenbarwerden des Nicht-Ich, Anattā. So finden wir in den alten Schriften viele Aussagen von in den Strom Eingetretenen, die mit unterschiedlichen Worten immer dasselbe besagen:

Alles, was entsteht, wird auch ganz und gar vergehen. (SN 56,11)

Wenn der Geist Anattā gänzlich erfasst hat, weiß er auch alles über Dukkha und Anicca. Stromeintritt beinhaltet die Erkenntnis, dass alle Erfahrung, einschließlich dem, was die Erfahrung realisiert, Anicca, Dukkha und Anattā ist, »dem Aufhören und Leiden unterworfen und ohne bleibendes Sein«. Diese drei Merkmale des Daseins gelten für alles. Deshalb liegt es auch in der Natur von Körper und Geist, dass sie eines Tages restlos verschwinden.

Aus nichts etwas machen

Viele hängen, wie eben schon gesagt, so sehr an ihrem Dasein, dass sie Nibbāna als eine Art Altenheim für die Wissenden betrachten. Sie halten »nirgendwo« für einen Ortsnamen, »Leere« für ein besonders kostbares Etwas und »Aufhören« oder »Erlöschen« für den Beginn von etwas ganz Wunderbarem. Sie versuchen aus nichts etwas zu machen.

Sprache hat mancherlei Haken. Wenn wir zum Beispiel sagen wollen, was eine Sache *nicht* ist oder welche Eigenschaften sie *nicht* hat, kann diese Verneinung, dieses Nichtvorhandene, leicht als ein eigenes Ding genommen werden. Schöne Beispiele bietet Lewis Carroll in *Alice hinter den Spiegeln.*[26] Der Weiße König fragt Alice, ob sie einen seiner Boten auf der Straße sehen könne. Alice sagt: »Ich sehe niemanden auf der Straße.« »Ach«, seufzt der König, »hätte ich doch nur solche Augen! Niemanden sehen zu können! Und auf diese Entfernung! Also, ich könnte bei diesem Licht gerade mal richtige Leute erkennen.« Als der Bote schließlich kommt, fragt ihn der König: »An wem bist du unterwegs vorbeigekommen?« »An niemandem«, antwortet der Bote. »Ah, richtig«, sagt der König, »die junge Dame hier hat ihn auch gesehen. Das kann nur bedeuten, dass Niemand langsamer war als du.« »Ich tue mein Bestes«, entgegnet der Bote in betretenem Tonfall, »und ich bin ganz sicher, dass niemand schneller geht als ich.« »Das kann nicht sein«, sagt der König. »Dann wäre er ja vor dir hier gewesen.«

Es gibt im Buddhismus eine ähnliche Geschichte über Anuruddha, einen der Hauptschüler des Buddha. Da Anuruddha sich in einem früheren Leben durch eine große Tat sehr viel gutes Kamma geschaffen hatte, bekam er in diesem Leben stets alles, was er sich wünschte (Dhp-a 5,17). Als Junge spielte er einmal mit seinen Freunden das Murmelspiel, und da es bei diesem Spiel um etwas gehen sollte, setzte er den Inhalt seines Verpflegungskörbchens ein. Leider verlor er so anhaltend, dass schließlich sein Körbchen leer war. Da er aus sehr reichem Hause war, trug er seinem Diener auf, mit dem Korb heimzugehen und mit frischen Fladen wiederzukommen. Der Diener tat es, doch Anuruddha verlor auch die neuen Fladen. Wieder musste der Diener losgehen und neue Fladen holen, und wieder verlor Anuruddha sie. Ein drittes Mal trug er dem Diener auf, neue Fladen zu holen, aber inzwischen hatte seine Mutter keine mehr und schickte den Diener mit leerem Korb zurück. Er sollte dem Jungen sagen: »*Natthi* Fladen!« Natthi ist das Pāli-Wort für »es gibt kein(e)«.

So ging der Diener mit dem leeren Korb zurück, aber die *Devas* (Himmelswesen) sagten sich, dass etwas geschehen müsse, denn sonst würde Anuruddha ja nicht bekommen, was er sich wünschte. Das durfte aber wegen Anuruddhas gutem Kamma aus einem anderen Leben nicht sein, und so schmuggelten die Devas ein paar himmlische Fladen in den leeren Korb.

Der Diener reichte seinem jungen Herrn den Korb mit den Worten: »Natthi Fladen, Herr.« Aber als Anuruddha den Korb öffnete, stieg ihm ein so himmlischer Duft in die Nase, dass er einfach probieren musste. Die Fladen waren so köstlich, dass er seine Mutter bat, ihm künftig nur noch Natthi-Fladen zu geben.

Wenn keine Devas im Spiel sind, heißt Natthi-Fladen natürlich einfach keine Fladen. Und wenn kein Wunschdenken im Spiel ist, bedeutet *Ajātaṁ* einfach »kein Geborensein«, *Abhūtaṁ* bedeutet »kein Gewordensein«, *Akataṁ* bedeutet »kein Gemachtsein« und *Asankhataṁ* bedeutet »kein Bedingtsein« – die im *Udāna* genannten vier berühmten Synonyme des Nibbāna (Ud 8,3). Leider geben die meisten Übersetzungen diesen Begriffen (deren Präfix *A-* das Nichtvorhandensein des jeweils Angesprochenen meint) einen verfälschenden Drall, und es entsteht der Eindruck, es wäre doch etwas namens »das Ungeborene«, »das nicht Entstandene«, »das Unerschaffene« oder »das Unbedingte« vorhanden – ungefähr so, wie der Weiße König »niemand« als den Namen einer Person auffasst.

Auslösende und unterstützende Bedingungen

Der Buddha hat vielfach betont, dass Sammā-Samādhi oder Jhāna dafür verantwortlich ist, dass man »die Dinge sieht, wie sie wirklich sind« (AN V,24; V,168; VI,50; VII,61; VIII,81; X,3; XI,3). Weshalb wird dann nicht jeder, der eine Jhāna-Erfahrung macht, ein in den Strom Eingetretener?

Nun, außer Jhāna ist auch noch erforderlich, dass man die Lehren des Buddha richtig verstanden hat. In Kapitel 12 habe ich den Vergleich mit Taschenlampe und Landkarte angeführt. Stellen Sie sich drei Männer vor, die unabhängig voneinander im nächtlichen Wald einen Schatz suchen. Der erste hat eine Lampe, aber keine Karte, der zweite eine Karte, aber keine Lampe, der dritte sowohl Lampe als auch Karte. Nur dieser dritte findet den Schatz. Die Taschenlampe steht für den von Jhāna beflügelten strahlenden Geist, die Karte für zutreffende Kenntnis der Lehren des Buddha, und der Schatz ist der Stromeintritt. Nur wer im Dhamma unterwiesen ist und über Jhāna-Erfahrung verfügt, findet Nibbāna.

Im *Mahāvedalla-Sutta* sagt Sāriputta, es gebe zwei »Auslöser« für das Eintreten der rechten Anschauung (was so viel heißt wie für den Stromeintritt), nämlich »die Worte eines anderen« *(Prato Ghosa)* zusammen mit »Arbeit des Geistes, die zum Ursprung vordringt« *(Yoniso Manasikara)*. Und für diese beiden Auslöser gibt es nach Sāriputtas Worten fünf unterstützende Bedingungen: Sittlichkeit *(Sīla)*, Lernen *(Suta)*, Erörterung *(Sākacchā)*, Jhāna *(Samatha)* und Einsicht *(Vipassanā)* (MN 43,13-14).

Mit »Arbeit des Geistes, die zum Ursprung vordringt«, ist Einsicht aufgrund von Jhāna gemeint. Wenn wir auf das Bild des tausendblättrigen Lotos zurückgreifen, der in der Mitte seiner Blüte Nibbāna als das kostbarste aller Juwelen birgt, besteht die Aufgabe des Meditierenden darin, diesen Lotos Schicht für Schicht allmählich zu öffnen, bis man das Herz erreicht. Das ist »die Arbeit des Geistes, die zum Ursprung vordringt«. Jhāna ist das, was uns diesem Ursprung nahe genug bringt. Einsicht lässt uns die vollkommene Leere darin erkennen. Und beide, Jhāna und Einsicht, müssen auf einen sittlichen Lebenswandel gegründet sein. Denn wie wir gesehen haben: Wenn der Lebenswandel nicht in Ordnung ist, wird das Nimitta trüb sein oder gar nicht erst auftauchen, und damit bleibt auch Jhāna unerreichbar. Der zweite von Sāriputta genannte Auslöser, »Arbeit des Geistes, die zum Ursprung vordringt«, umfasst demnach die drei unterstützenden Bedingungen Sittlichkeit, Jhāna und Einsicht.

»Worte eines anderen« stellen die andere notwendige Voraussetzung für den Stromeintritt dar. Das entspricht bei den fünf unterstützenden Bedingungen dem Lernen und der Erörterung. Es genügt nicht, die Texte zu lesen oder sich Vorträge fortgeschrittener Mönche und Nonnen anzuhören. Wir müssen vielmehr das Gelesene oder Gehörte mit einem kompetenten Lehrer erörtern, um sicherzustellen, dass wir es auch verstanden haben. Das Zusammenspiel von Vorlesungen und vertiefenden Seminaren, wie wir es an unseren Universitäten vorfinden, verdeutlicht dieses Prinzip.

Wenn die geschriebenen oder gesprochenen »Worte eines anderen« ihre volle Wirkung entfalten sollen, müssen sie von einem »Edlen« stammen. Edel sind die in den Strom Eingetretenen, die einmal Wiederkehrenden, die nie Wiederkehrenden und die Arahats. Nur sie haben Anicca, Dukkha und Anattā bis ganz in die Tiefe ausgelotet. Sie verfügen über unmittelbare persönliche Nibbāna-Erfahrung und wissen genau, wovon sie reden. Den Dhamma von einem Edlen gehört zu haben ist nach den Worten des Suttas entscheidend wichtig für den Stromeintritt (AN X,61). Ein Edler und ein gewöhnlicher Mensch mögen zum gleichen Thema sprechen, der Zuhörer wird doch intuitiv spüren, dass Welten dazwischen liegen. Es kommt eben darauf an, wer die Worte spricht. Aus dem Mund eines Edlen wird die Darlegung lebendig und faszinierend sein, aus dem Mund eines gewöhnlichen Menschen bestenfalls interessant. Wir haben demnach auch im Theravāda-Buddhismus so etwas wie eine Tradition der Weitergabe, wie wir sie normalerweise eher mit dem Vajrayāna oder Mahāyāna in Verbindung bringen; allerdings tritt sie im Theravāda in gänzlich entmystifizierter Form auf und wird klar als die in den Worten eines Edlen liegende Kraft benannt. Außerdem sind Lernen und Erörterung – die Worte eines anderen – nur die Hälfte dessen, was für den Stromeintritt erforderlich ist.

Der Pfad zum Eintritt in den Strom setzt also voraus, dass wir uns sehr entschlossen um die fünf unterstützenden Bedingungen Tugend, Lernen, Erörterung, Jhāna und Einsicht bemühen und sicherstellen, dass Lernen und Erörtern, die in der Wendung »Worte eines anderen« zusammenfallen, ihren Ursprung bei einem Edlen haben. Sittlichkeit und Jhāna müssen die Grundlage der Einsicht sein, denn nur so tun wir »das Werk des Geistes, das zum Ursprung vordringt«. Wenn dieses geistige Werk und die Worte eines anderen so nahe beieinander sind, dass sie sich berühren, kommt es wie bei der Berührung von Feuer und Schießpulver zu einer gewaltigen Stichflamme. Das ist es, was wir tiefe Einsicht nennen. Danach, wenn der Rauch sich verzogen hat, wird erkennbar, dass die Ich-Illusion vollständig verpufft ist. Das ist der Eintritt in den Strom.

Ist Stromeintritt ohne Jhāna möglich?

Unter Buddhisten entbrennt immer wieder die Diskussion, ob man ohne Jhāna-Erfahrung zum Stromeintritt kommen kann. Nach allem, was ich bisher geschrieben habe, dürfte klar sein, dass ich keine Möglichkeit sehe, Anattā, Dukkha und Anicca ohne die im Jhāna gewonnenen Erkenntnisse vollständig zu erfassen. Aber es gibt im Tipiṭaka (den »Drei Körben«, die zusammen den Pāli-Kanon bilden) Erzählungen, die zu besagen scheinen, dass es doch möglich ist.

In der überzeugendsten Stelle, die ich bisher gefunden habe, wird von einunddreißig Mördern erzählt, die Devadatta ausschickte, um den Buddha zu töten, und zwar so, dass alle Spuren der Tat verwischt wurden. Der erste Mörder sollte den Buddha töten, dieser wiederum sollte von den nächsten beiden getötet werden, diese beiden von den nächsten vier, die vier von den nächsten acht und diese schließlich von den letzten sechzehn. So würde niemand mehr feststellen können, wer den Buddha getötet hatte. Keiner dieser Mörder vermochte jedoch die machtvolle Ausstrahlung des Buddha zu durchbrechen und die Tat wirklich zu vollbringen. Tatsächlich baten sie den Buddha nacheinander in immer größer werdenden Gruppen um Vergebung und bekamen Dhamma-Belehrungen. Bei Auftragskillern denkt man nicht als Erstes an Tugend oder gar an Jhāna-Praxis, aber alle diese einunddreißig verhinderten Mörder erlangten den

Stromeintritt, nachdem sie den Buddha hatten sprechen hören (Vin 2,7,3,7-8).

Vielleicht ist dieser ungewöhnliche Vorgang zu erklären, wenn wir an zwei der sieben Arten von »Edlen Jüngern« denken, den *Saddhānusārī* oder »durch Glauben Ergebenen« und den *Dhammānusārī* oder »durch Weisheit Ergebenen« (MN 70). Was den Geist in Richtung Erleuchtung vorantreibt, sind die fünf spirituellen Vermögen Glaube, Energie, Achtsamkeit, Samādhi und Weisheit. Wenn der Samādhi und die aus ihm erwachsende Weisheit schwach sind, können der Glaube und die aus ihm erwachsende Energie diese Schwäche wettmachen. Wer überwiegend durch Glauben und Energie zum Stromeintritt kommt, ist ein Saddhānusārī, und wenn Samādhi und Weisheit die stärksten Triebkräfte sind, ist man ein Dhammānusārī. Beide brauchen natürlich Achtsamkeit. Es könnte also sein, dass jemand mit sehr starkem Glauben an den Buddha und mit der gewaltigen Energie, die solchem Glauben entspringt, ohne Jhāna zum Stromeintritt gelangen kann. Wie auch das Sprichwort sagt: Der Glaube versetzt Berge.

Dieser Glaube muss aber schon wirklich gewaltig sein, um den Mount Everest der Verblendung zu versetzen und ohne Jhāna den Stromeintritt zu erlangen. Die folgende Geschichte, die ich aus den Kommentaren nacherzähle (Dhp-a III,417-21), mag das Ausmaß des hier erforderlichen Glaubens verdeutlichen: Ein junger Mann bat einen Meister, ihn als Schüler anzunehmen. Der Meister lehnte ab und ließ durchblicken, dass Schüler ihm nur lästig waren, weil sie nie taten, was man ihnen sagte. Der junge Mann wandte ein, er vertraue ihm so sehr, dass er getreulich alles ausführen würde, was er ihm auftrug. Der Meister ließ sich darauf ein, ihn auf die Probe zu stellen. Er trug dem jungen Mann auf, schnurgerade nach Osten zu gehen und unter keinen Umständen anzuhalten oder die Richtung zu ändern. Der machte sich auf den Weg, und als er an einen Dornbusch kam, ging er einfach hindurch. Dann kam er an ein Reisfeld und kämpfte sich geradeaus durch den Schlamm, anstatt dem Lauf der kleinen Dämme zu folgen. Und als er danach an das Ufer eines Sees kam, ging er ebenfalls einfach weiter, ohne im Geringsten aus der Richtung zu kommen. Schnell reichte ihm das Wasser bis an die Hüfte, dann bis zum Hals und schließlich bis zur Nase. Er ging unbeirrbar weiter. Als die Ohren gerade noch über Wasser waren, rief der Meister, er solle anhalten und aus dem Wasser kommen. Der junge Mann wurde sein Schüler. Es ist eine dankbare Aufgabe, einen solchen Schüler zu unterweisen, der sogar sein Leben einzusetzen bereit ist, um die Anweisungen seines Lehrers zu befolgen. Solchen Glauben braucht man, um ein Saddhānusārī zu sein und ohne Jhāna-Erfahrung in den Strom einzutreten. In diesen skeptischen Zeiten sehe ich dafür keine großen Chancen.

Solch tiefes Vertrauen darf man natürlich nur in einen Edlen setzen. Vertrauen ohne Weisheit ist Glücksspiel. Deshalb rate ich eher zum Pfad der Weisheit aus Jhāna, zum Weg des Dhammānusārī.

Und zu den weiteren Stufen der Erleuchtung machen die Suttas denn auch sehr eindeutige Aussagen, nämlich dass es nicht möglich ist, die Stufe des nicht Wiederkehrenden zu erreichen, geschweige denn ein Arahat zu werden, wenn man nicht über Jhāna-Erfahrung verfügt – genauso, wie man nicht zum Kernholz eines Baums gelangen kann, ohne sich vorher durch die Rinde und das Splintholz zu arbeiten (MN 64; siehe auch AN V,22; VI,68; VIII,81; IX,12).

Stromeintritt: Kausalzusammenhänge und Folgen

Der Buddha sagte: »Wer das abhängige Entstehen sieht, der sieht den Dhamma; wer den Dhamma sieht, der sieht das abhängige Entstehen.«[27] Es gehört zu den unausweichlichen Folgen des Stromeintritts, dass man das Prinzip des bedingten oder abhängigen Entstehens voll durchschaut. Vor dem Durchbruch zum Dhamma sieht man den Erkennenden und den Macher als Bestandteile des eigenen Ich. Nach dem Stromeintritt erkennt man sie als bloße Naturerscheinungen, die nicht von einer Person ausgehen, sondern einfach dem unpersönlichen Gesetz von Ursache und Wirkung unterliegen, das im Rahmen der Lehre vom abhängigen Entstehen in vollendeter Klarheit dargelegt ist.

In den Strom Eingetretene erkennen sehr klar die Ursachen aller Akte der Erkennens und Tuns. Sie erfassen auch die Folgen des Erkennens und Tuns. Insbesondere durchschauen sie, wie das Verlangen nach sinnlicher Lust *(Kāmataṇhā)* und das Verlangen zu sein *(Bhavataṇhā)* diesen Erkenntnisprozess von Augenblick zu Augenblick, aber auch von Leben zu Leben antreiben und lenken. Dem in den Strom Eingetretenen wird eine ganz wichtige Schlussfolgerung aus der Lehre vom abhängigen Entstehen offenbar: dass sich Wiedergeburt ohne Beteiligung eines Ich oder einer Seele ereignet. Vor allem diese beiden Arten des Begehrens halten den Daseinsprozess in Gang und sorgen für weitere Wiedergeburten. Man könnte es auch so ausdrücken: Die Ich-Illusion in Verbindung mit dem Nicht-sehen-Wollen der Leidhaftigkeit allen Seins – Verblendung also – sorgt dafür, dass Kamma neues Bewusstsein für einen weiteren Lebenszyklus hervorbringt. Der in den Strom Eingetretene hat nicht mehr den geringsten Zweifel an den Worten des Buddha, dass Wiedergeburt tatsächlich eintritt. Und er weiß jetzt auch, warum es dazu kommt.

Er besitzt auch vollkommene Klarheit über die zwölf Faktoren des abhängigen Entstehens in ihrer Anwendung auf das Enden oder Vergehen von etwas. Ich spreche hier vom *abhängigen Aufhören.* Nachdem er gesehen hat, was diesen unpersönlichen Körper-Geist-Prozess in Gang hält, sieht er auch klar, wie dieser Prozess enden kann, ohne irgendetwas zu hinterlassen. Und schließlich sieht er, dass dieses Aufhören im Augenblick seines Eintretens in den Strom begonnen hat. Er erkennt, dass der Daseinsprozess tödlich verwundet wurde und das Ende seiner Existenz unabwendbar bevorsteht.

Wer Anicca gänzlich erfasst hat, sieht deutlich, dass Körper und Geist enden können, ohne etwas zu hinterlassen. Wer Anattā gänzlich erfasst hat, sieht deutlich, dass mit diesem endgültigen Aufhören nichts verloren geht, weil ohnehin von Anfang an nichts von dauerhaftem Sein da war. Und wer Dukkha gänzlich erfasst hat, empfindet unweigerlich den Drang nach Beendigung dieses ganzen Prozesses. Das ist so, als hätten Sie einen Apfel, der sich als durch und durch faul erweist und an dem wirklich nichts mehr zu retten ist. Sie empfinden dann einfach den Drang, diesen Apfel so, wie er ist, wegzuwerfen. Nach dem Stromeintritt wird das Wissen, dass alles durch und durch Dukkha ist, zum Hauptantrieb für die Beendigung des Körper-Geist-Prozesses.

Abscheu

Abscheu *(Nibbidā)* vor diesem Menschendasein setzt ein. Auch der Buddha hat es immer wieder gesagt: Wenn man in den Strom eingetreten ist, die Dinge also sieht, wie sie wirklich sind, ist Abscheu die unausweichliche Folge (SN 12,23). Wer den Apfel als faul erkannt hat, den ekelt es, und er wirft ihn weg.

Halten wir aber fest, dass dieser Widerwille nichts Persönliches hat, denn alle Ich-Vorstellungen wurden bereits abgelegt. Nibbidā ist unpersönlich und stellt sich nach dem Stromeintritt spontan ein, ob man will oder nicht (vergleiche AN XI,2). Es liegt in der Natur der Sache, Dhamma, weiter nichts. Außerdem ist der Widerwille eines der Zeichen des Stromeintritts. Wer den Dhamma, namentlich Dukkha, ganz erfasst hat, wird den Wunsch nach Befreiung verspüren, wie auch ein in Gefangenschaft geborener Mensch sich von dem Augenblick an nach Freiheit sehnt, in dem er Klarheit über seine Lage gewinnt. Verblendung *(Avijjā)* und Begehren *(Taṇhā)* binden uns an das Rad des Saṃsāra, und was uns schließlich doch herunterschleudert von diesem Rad, ist die Abscheu *(Nibbidā)*. Nibbidā ist im Saṃsāra der Schleudersitz. Vor dem Stromeintritt stand alles Tun in Zeichen der Verblendung, weshalb es nur um Besitz und Beziehungen ging. Nach dem Stromeintritt kommt das Tun immer mehr unter den Einfluss des Dhamma, womit insbesondere die Erkenntnis der Leidhaftigkeit allen Seins gemeint ist, und es entsteht eine immer stärkere Neigung zu Verzicht und Alleinsein.

Das Schwinden

Noch ein Stück weiter in der Kausalkette des Aufhörens – dem »Nibbāna-Gesetz« folgend, wie man sagen könnte – leitet Nibbidā ein Schwinden oder Verblassen *(Virāga)* ein, vor allem das Schwinden des sinnlichen Begehrens und des Übelwollens. Wenn Sie einmal gesehen haben, dass die Welt der fünf Sinne gänzlich mit Dukkha getränkt ist – was könnte sie Ihnen dann noch bieten? Der Geist weist diese Welt zurück (nicht weil *Sie* es so wollen, sondern weil es unweigerlich so kommen muss), und jetzt schwindet die Welt buchstäblich nach und nach aus dem Bewusstsein. Etwas später wird auch die Welt des Geistes verblassen, denn auch sie ist durch und durch Dukkha. Je nachdem, wie tief unsere Erfahrung des Stromeintritts war und wie stark unsere Gewohnheitsmuster infolgedessen bereits durch unser Verständnis von Dukkha, Anattā und Anicca aufgeweicht wurden, dauert es mehr oder weniger lange, bis das Verblassen in der Erfahrung der vollen Befreiung oder Erlösung *(Vimutti)* gipfelt. Dieser Prozess unterliegt Naturgesetzen und ist daher von endlicher Dauer.

Höchstens noch sieben Leben

Nach dem Nibbāna-Gesetz erreicht der Prozess des Schwindens und Endens nach höchstens sechs weiteren Leben sein Finale.[28] Da sich mittlerweile gezeigt hat, dass der Macher kein Ich, sondern einfach Bestandteil eines Kausalgefüges ist, dürfte auch klar sein, dass der in den Strom Eingetretene nicht wählen kann, ob er zum Beispiel noch drei weitere Leben oder die ganzen sechs absolvieren möchte. Das liegt nicht mehr in seiner Hand. Es ist, als säße man im Nibbāna-Bus. Man kann weder aussteigen noch den Fahrer beeinflussen. Der Nibbāna-Bus fährt nach seinem eigenen Fahrplan und kennt nur eine einzige Endhaltestelle. Vom Stromeintritt an kann man nicht mehr beschließen, die eigene Erleuchtung aus Mitgefühl mit anderen Lebewesen aufzuschieben. Für Bodhisattva-Gelübde ist es jetzt zu spät. Der Prozess des Aufhörens hat den Punkt überschritten, von dem an es kein Zurück mehr gibt. Er ist nicht mehr aufzuhalten. Nibbāna wird spätestens im siebten Leben von jetzt an eintreten. Ade.

15 WEITER ZUR VOLLEN ERLEUCHTUNG

Es gibt vier Ebenen der Erleuchtung: den in den Strom Eingetretenen *(Sotāpanna)*, den einmal Wiederkehrenden *(Sakadāgāmī)*, den nicht Wiederkehrenden *(Anāgāmī)* und den voll Erleuchteten *(Arahat)*. Der in den Strom Eingetretene erkennt den Dhamma, ist zur rechten Anschauung *(Diṭṭhipatta)* gelangt, und ihm ist bestimmt, dass er innerhalb von sieben Leben volle Erleuchtung findet. Der einmal Wiederkehrende ist ein gutes Stück weiter, sinnliches Verlangen und Übelwollen sind so weit verblasst, dass er nur noch höchstens einmal in das menschliche Dasein zurückkehren wird. Nach dem Kommentar zum Aṅguttara Nikāya finden sich alle einmal Wiederkehrenden nach diesem Leben im Tusiṭa-Himmel wieder, um dann ein letztes Mal in der Menschenwelt wiedergeboren zu werden.[29] Ein nie Wiederkehrender ist noch weiter und hat alles sinnliche Verlangen und Übelwollen vollständig abgelegt. Sollte er beim Tod nicht volle Erleuchtung finden, wird er in die reinen Gefilde *(Suddhāvāsa)* eingehen und dort zur vollen Erleuchtung kommen. Er wird nie mehr in der Menschenwelt wiedergeboren. Der Arahat schließlich, der in diesem Leben volle Erleuchtung findet, hat die Aufgabe bewältigt und muss nichts mehr erreichen. Dies ist sein letztes verkörpertes Dasein.

Die sieben Schiffbrüchigen

Der Buddha erläutert diese vier Stadien der Erleuchtung im *Udakūpama-Sutta* am Bild der sieben Schiffbrüchigen (AN VII,15). Es ist hier zwar nicht ausdrücklich von Schiffbruch die Rede, aber ich ergänze mir die Geschichte so, während das Sutta einfach von sieben Männern im Wasser erzählt, weit vom Land entfernt.

Sieben Männer schwimmen also nach dem Untergang ihres Bootes im Wasser. Einer geht gleich unter und ertrinkt. Der Zweite hält sich noch ein wenig, versinkt dann aber auch. Dem Dritten gelingt es, den Kopf irgendwie über Wasser zu halten. Der Vierte hält nicht nur den Kopf über Wasser, sondern sieht sich auch noch um und entdeckt in nicht allzu großer Ferne Land. Der Fünfte, der sich ebenfalls an der Oberfläche hält und das Land schon früher entdeckt hat, ist bereits in diese Richtung unterwegs. Der Sechste, ebenfalls Schwimmer, hat das Land noch früher gesehen und ist in diese Richtung geschwommen, sodass er schon fast da ist, die Brandung überwunden hat und an Land watet. Der siebte Schiffbrüchige hat noch früher das Land gesehen und sich auf den Weg gemacht, sodass er die Brandung längst überwunden hat und an Land gewatet ist, wo er jetzt erleichtert und in Sicherheit sitzt.

So weit das Gleichnis, jetzt die Auslegung des Buddha:

Der erste Schiffbrüchige, der gleich ertrank, steht für alle Menschen, die sich eine Menge schlechtes Kamma geschaffen haben. Sie tauchen nach dem Tod gleich in die niederen Daseinswelten ab.

Mit dem zweiten Schiffbrüchigen, der sich ein Weilchen halten konnte, dann jedoch ebenfalls ertrank, sind Menschen gemeint, die die sieben spirituellen Stärken besaßen, dann jedoch wieder verloren. Diese sieben Stärken *(satta Balāni)* sind Scham *(Hiri)*, Furcht vor den kammischen Folgen unguten Handelns *(Ottappa)*, Glaube, Energie, Achtsamkeit, Samādhi und Weisheit. (Letztere haben wir bereits als die üblichen fünf spirituellen Vermögen oder Kräfte kennengelernt.) Diese Menschen haben ihre Kräfte durch halbherzige Praxis wieder verloren und finden sich deshalb nach dem Tod ebenfalls in den niederen Bereichen wieder.

Der dritte Schiffbrüchige, der sich an der Oberfläche halten kann, vertritt alle Menschen, die ihre sieben spirituellen Vermögen wahren. Im Auf und Ab des Lebens gelingt es ihnen, den Kopf über Wasser zu halten.

Mit dem vierten Schiffbrüchigen, der sich schwimmend auch noch umsehen kann und das sichere Land erblickt, kommen wir zum in den Strom Eingetretenen, der die sichere Zuflucht des Nibbāna erkannt hat.

Der Fünfte, der bereits in Richtung Land schwimmt, ist der einmal Wiederkehrende, der sinnliches Begehren und Übelwollen schon zu einem guten Teil überwunden hat.

Der Sechste, schon so nah am Land, dass er Grund unter den Füßen hat und den Rest laufen kann, repräsentiert den nie Wiederkehrenden, der alles Begehren und Übelwollen in der Welt der fünf Sinne hinter sich gelassen hat. Er hat den größten Teil des Weges bewältigt und ist dem Nibbāna schon sehr nahe.

Den Siebten kann man schon nicht mehr als Schiffbrüchigen bezeichnen, denn er hat die Sicherheit und Geborgenheit des trockenen Landes erreicht. Er ist der voll Erleuchtete, der Arahat.

Dieses aufschlussreiche Gleichnis des Buddha sagt uns eine Menge über diese vier Stufen der Erleuchtung. Zunächst streicht es noch einmal die Wichtigkeit der fünf spirituellen Vermögen Glaube, Energie, Achtsamkeit, Samādhi und Weisheit für den Stromeintritt heraus und ergänzt sie um zwei entscheidend wichtige Punkte, nämlich *Hiri* oder »Scham« und *Otappa* oder »Furcht vor schlechtem Handeln«, die der

Buddha als »Hüter der Welt« bezeichnet, weil sie den sittlichen Lebenswandel sichern (AN II,1,9). Zweitens verdeutlicht das Gleichnis aber auch den Unterschied zwischen dem in den Strom Eingetretenen und einem Arahat: Ersterer kann Nibbāna lediglich *sehen*, Letzterer hat es *erreicht*. Ein anderes Gleichnis stellt den in den Strom Eingetretenen als einen durstigen Menschen dar, der zwar das Wasser im tiefen Brunnenschacht sieht, aber keinen Eimer und kein Seil hat, während der Arahat über beides verfügt, sich Wasser heraufzieht und seinen Durst löscht (SN 12,68). Drittens sagt das Gleichnis, was der in den Strom Eingetretene für den weiteren Weg zur vollen Erleuchtung zu tun hat. Wir wollen jetzt betrachten, wie diese Praxis im Einzelnen aussieht, die ihn zum einmal Wiederkehrenden, zum nicht Wiederkehrenden und schließlich zum voll Erleuchteten macht.

Vipallāsa und die Läuterung des Denkens

Die Praxis, die vom Stromeintritt zur Nichtwiederkehr führt, ist natürlich der edle achtfache Pfad, der eigentlich jetzt erst mit vollem Recht »edel« genannt werden kann, weil er von hier an von einem Edlen geübt wird. Das erste Glied dieses Pfades, rechte Anschauung, ist jetzt vollkommen verwirklicht. Erst wenn dieser Grundstein des edlen achtfachen Pfades vom in den Strom Eingetretenen gelegt worden ist, können die übrigen Glieder des Pfades zur Vollendung gebracht werden (AN X,121). Jetzt stellt sich dem in den Strom Eingetretenen das zweite Glied als Aufgabe, das rechte Denken oder *Sammā-Sankappa*.

Wenn er ein nicht Wiederkehrender werden möchte, muss er sich ganz und gar von Gedanken des sinnlichen Begehrens *(Kāma-Sankappa)*, Gedanken des Übelwollens *(Kāma-San-*

kappa) und Gedanken der Grausamkeit *(Vihiṃsa-Sankappa)* lösen. Eifer, Achtsamkeit und Samādhi müssen sich zur Läuterung des Denkens verbinden. Erst nach dem Stromeintritt hat man eine Chance, diese heimtückischen Verunreinigungen des Geistes *(Kilesa)*, die das Denken über unzählige Leben in ihrem Sinne gelenkt haben, endgültig auszurotten. Deshalb wird ein Schüler vom Buddha erst nach dem Stromeintritt *Sekha* oder »Lernender« genannt. Erst jetzt beginnt die eigentliche Schulung.

Um erläutern zu können, was nun zu geschehen hat und weshalb, muss ich erst einmal auf die Vipallāsa-Lehre des Buddha eingehen. Vipallāsas sind »Verdrehtheiten« des Denkens (AN IV,49). Der gesamte mentale Ablauf wird hier als dreiteilig aufgefasst: Anschauung, Wahrnehmung und Denken. Der Buddha hatte beobachtet, dass Anschauungen die Wahrnehmung färben, Wahrnehmungen das Denken bestimmen und das Denken wiederum auf die Anschauungen zurückwirkt. Falsche Anschauungen werden die Wahrnehmung möglichst so gestalten, dass sie ihnen nicht widerspricht, und das kann natürlich nur falsche Wahrnehmungen hervorbringen. Wahrnehmungen sind aber die Bausteine des Denkens (MN 18,16). Deshalb erwachsen aus falschen Wahrnehmungen irrige Gedanken. Und mit diesen Gedanken rationalisiert man seine Anschauungen. Irrige Gedanken sorgen demnach dafür, dass unsere ursprünglichen falschen Anschauungen immer fester und stärker werden. Das ist der ganze, scheinbar kaum zu durchbrechende Teufelskreis der Verdrehtheiten: Eine falsche Anschauung führt zu Fehlwahrnehmungen, die irrige Gedanken hervorbringen, welche falsche Anschauungen nach sich ziehen, die wiederum Fehlwahrnehmungen bedingen ... Das Unselige an diesen ganzen Verbiegungen des Erkenntnisprozesses liegt darin, dass die meisten Menschen nichts davon bemerken. Sie gehen einfach davon aus, dass ihre Wahrnehmungen – das also, was die Sinne liefern – ein zuverlässiges Rohmaterial darstellen. Da kann es uns nicht wundern, dass buchstäblich jeder Recht zu haben glaubt.

Als ein ziemlich beklemmendes Beispiel kann die sehr verbreitete Einstellung heutiger Ehepartner während der Scheidung dienen. Sehr oft erlebt man da, dass der jeweils andere einfach als »mies« oder Schlimmeres angesehen wird. Aus dieser in aller Regel falschen Anschauung heraus wird man am anderen dann nur noch das Miese wahrnehmen. Was nicht mies an ihm oder ihr ist, wird man entweder völlig ausblenden oder so umdeuten, dass es als berechnend und folglich eben doch mies ausgelegt werden kann. Und was überhaupt nicht als mies ausgelegt werden kann, kommt in der Wahrnehmung schlichtweg nicht mehr vor. Wer sich hier auf seine ganz selbstverständlich als zuverlässig angesehenen Wahrnehmungen als Beweismaterial stützt, wird sich absolut berechtigt fühlen, seine(n) Ex weiterhin als Schwein zu betrachten. Nach diesem Verfahren bestätigt das Denken ja nur das, was man ohnehin längst wusste. Er/sie ist eine Sau, sag ich doch! So schafft sich eine falsche Anschauung ihre eigene Bestätigung, und der Teufelskreis der Verdrehungen geht unbemerkt weiter.

Ein vielleicht etwas subtileres Beispiel sind Nahtoderfahrungen, bei denen man seinem Körper entschwebt, sich durch einen Tunnel auf ein Licht zu und durch das Licht hindurch bewegt, um schließlich auf ein göttliches Wesen zu treffen, das dann verkündet, es sei noch nicht an der Zeit, woraufhin man zurückkehrt und alles getreulich berichtet. Das Interessante an dieser Sache liegt in der Identität des göttlichen Wesens. Aus dem, was ich gelesen und gehört habe, geht hervor, dass fromme Christen Jesus begegnen (wobei es bei Katholiken auch Maria sein kann), wogegen es bei Buddhisten Kuanyin, die Göttin der Barmherzigkeit, ist und manche Hindus von Krishna höchstselbst empfangen werden ... während der Atheist steif und fest behauptet, es habe sich um den kürzlich verstorbenen Onkel Georg gehandelt!

Was ist da los? Spähen all diese höheren oder entrückten Wesen hinter einem Vorhang hervor, um dann den jeweils Zuständigen vorzuschicken? »Da kommt ein Buddhist aus Hongkong, der geht auf dich, Kuanyin.« Verzeihen Sie meine Flapsigkeit, ich möchte bestimmt niemanden kränken. Aber ich möchte klarmachen, dass ich solche Berichte nicht sehr glaubwürdig finde. Ist es nicht eher so, dass die Erfahrung jedes Einzelnen (die ja in Wirklichkeit nichts anderes als die Widerspiegelung seiner eigenen geistigen Ausstrahlung ist) stark von seinen religiösen Anschauungen gefärbt wird, die seine Wahrnehmungen so umgestalten, dass sie zu seinem Glauben passen? Die Leute bemerken von diesem Umdeutungsprozess nichts und nehmen ihre Wahrnehmungen für bare Münze. Der Christ ist außer sich vor Freude über die Begegnung mit Jesus, der Katholik so beseligt vom Anblick der heiligen Jungfrau – und sogar den gestandenen Atheisten reißt das Wiedersehen mit dem guten alten Onkel Georg zu Begeisterungsstürmen hin. Kein Wunder, dass jeder die reine (und einzige) Wahrheit erlebt zu haben glaubt.

Die vierfache Verblendung

Der Buddha kümmerte sich insbesondere um die »Verdrehtheiten« des Erkenntnisprozesses, die den vierfachen Wahn des Ich, der Lust, der Dauerhaftigkeit und der Schönheit aufrechterhalten (AN IV,49). Wenn man zum Beispiel der Ansicht ist, es gebe »hier drinnen« ein Ich, wird diese falsche Anschauung die Wahrnehmung so verdrehen, dass es so aussieht, als gäbe es tatsächlich ein Ich. Natürlich denkt man dann stets unter dem Gesichtspunkt von »ich« und »mein«

und verstärkt dadurch die ursprünglich falsche Anschauung. Wird diese Ich-Vorstellung einmal infrage gestellt, verlegt man sich auf das sogenannte rationale Denken und zieht das hinzu, was man als Lieferanten verlässlicher Rohdaten sieht: die Wahrnehmung. Verstand und Erfahrung scheinen dann unabweisbar zu bestätigen, dass wirklich ein Ich vorhanden ist – da mag der Buddha reden, was er will. Erst eine revolutionäre neue Wahrnehmung, wie sie durch die Jhāna-Erfahrung entsteht, kann diesen Wahn durchbrechen.

Betrachten wir noch ein Beispiel. Die meisten Menschen sind der Anschauung, Sex sei lustvoll. Diese Anschauung gilt als so selbstverständlich – wenn ich sage, dass sie falsch ist, werden viele meiner Leser nicht nur »Mönchsgerede« hören, sondern meinen, ich hätte »nicht alle Tücher am Gewand«, wie wir Mönche in Anlehnung an ähnliche volkstümliche Redewendungen gern sagen. Und weil diese Anschauung so stark ist, erscheint Sex tatsächlich als lustvoll. Das liegt aber daran, dass nur lustvolle sexuelle Erfahrungen überhaupt in die Wahrnehmung eingelassen werden. Aufgrund solcher Erfahrungen denkt man – und zwar oft – an Sex und denkt sich den Sex lustvoll. Deshalb gilt die Anschauung, Sex sei lustvoll, als Fakt. Der Buddha sagt, es sei eine falsche Anschauung (MN 22,3). Doch bloße Worte werden solch einen eingefahrenen und sich selbst fortsetzenden wahnhaften Teufelskreis niemals durchbrechen können. Auch den Mythos vom lustvollen Sex kann nur die durchschlagende Kraft des Jhāna entlarven.

Der Buddha sprach von einem vierfachen Wahn oder von vier Formen der Verblendung *(Avijjā)*: Ein Ich sehen, wo kein Ich ist, das Vergängliche als dauerhaft sehen, das Leidvolle als lustvoll sehen und das Widerwärtige als schön sehen. Jede dieser vier Fehleinschätzungen bekundet sich auf allen Ebenen des Erkenntnisprozesses, also in Anschauung, Wahrnehmung und Denken. Da liegt das Problem.

Die vierfache Verblendung ist auf der Ebene der Anschauung zu durchbrechen. Wenn die fünf Hindernisse im Jhāna-Zustand zurückgedrängt sind und die Wahrnehmung deshalb keinen verzerrenden Einflüssen unterliegt, kann man die Dinge so sehen, wie sie wirklich sind. Mit dem Stromeintritt wird die rechte Anschauung zuverlässig und sicher. Ein in den Strom Eingetretener wird nie wieder auf die vier falschen Anschauungen des Ich, der Unvergänglichkeit, der Lust und der Schönheit verfallen. Das heißt aber noch nicht, dass ihm lustvolle Wahrnehmungen oder zornige Gedanken erspart bleiben. Die Anschauung ist jetzt geläutert, aber Wahrnehmung und Denken folgen dem nicht automatisch. Die Wahrnehmungen und Gedanken des Sekha oder »Lernenden« können zwar vielfach von seiner rechten Anschauung geformt sein, aber es kann auch sein, dass sie noch früheren falschen Anschauungen folgen, dem also, was wir »Gewohnheitstendenzen« nennen. Alte Gewohnheiten abzubauen, kann eine ganze Weile oder sogar mehrere Leben dauern. Jedenfalls, wenn ein Sekha beispielsweise lustvolle Gedanken hat, betrachtet er sie als Zeichen für ein vorübergehendes Nachlassen der Achtsamkeit und macht sich klar, dass sein Geist sich kurz von der rechten Anschauung entfernt hat und in uralte eingefleischte Gewohnheiten zurückgefallen ist.

Der Weg vom Stromeintritt zur Stufe des niemals Wiederkehrens besteht demnach darin, dass man die Wahrnehmung und das Denken vom sinnlichen Begehren und Übelwollen säubert. Dazu muss man sich den beim Stromeintritt realisierten Dhamma gegenwärtig halten, bis er von selbst als »ununterbrochene Achtsamkeit« präsent bleibt. Nur Jhāna und rechtes Bemühen, unterstützt durch einen sittlichen Lebenswandel, können diese stetige Achtsamkeit schaffen. Dieser Wegabschnitt ist im Gleichnis von den sieben Schiffbrüchigen das »Ans-Ufer-Schwimmen«. Einsatz, Achtsamkeit und Jhāna überwinden nach und nach alle Gedanken des sinnlichen Verlangens, des Übelwollens und der Grausamkeit, bis sie schließlich gar nicht mehr auftreten können. Damit ist das zweite Glied des edlen achtfachen Pfades verwirklicht, das rechte Denken. Man ist ein nicht Wiederkehrender geworden. Jetzt muss man nur noch an Land waten.

Der nicht Wiederkehrende

Wenn die ersten beiden Glieder des edlen achtfachen Pfades bewältigt sind, folgen die nächsten drei Glieder - rechte Rede, rechtes Handeln und rechter Lebenserwerb -, denn alles körperliche und sprachliche »Handeln« hat seinen Ursprung im Denken. Wenn also sinnliches Verlangen und Übelwollen aus dem Denken gelöscht wurden, sind auch die Rede und das Handeln frei davon. Darüber hinaus sagt der Buddha, Sittlichkeit und Samādhi seien im nicht Wiederkehrenden gänzlich verwirklicht und die Weisheit bis zu einem gewissen Grad (AN III,85).[30] Es sind also auch die letzten drei Glieder des Pfades verwirklicht, die zusammen als Samādhi dargestellt werden (etwa in MN 44,11). Der nicht Wiederkehrende ist den gesamten Pfad gegangen und steht vor dem Ziel, dem Nibbāna.

Wie müssen wir uns einen nicht Wiederkehrenden vorstellen? Die in den Suttas am ausführlichsten dargestellten nicht Wiederkehrenden sind Laien, zum Beispiel Ugga aus Vesāli (AN VIII,21). Ugga hatte vier junge Frauen, bevor er ein nicht Wiederkehrender wurde. Danach teilte er ihnen mit, er könne nicht mehr ihr Ehemann bleiben, sie dürften aber wählen, ob sie als seine »Schwestern« im Haus bleiben, zu ihren Familien zurückkehren oder sich andere Männer nehmen wollten. Nicht Wiederkehrende leben sexuell enthaltsam, das ist ihre Natur. Und sie sind von Natur aus demütig, was bei Ugga dazu führte, dass er allen Mitgliedern des Sangha, selbst weniger fortgeschrittenen Mönchen, höchst achtungsvoll begegnete.[31] Im Saṃyutta-Nikāya wird vom Laien Citta erzählt, der in die vier Jhānas so tief einzutauchen vermochte, wie er nur wollte.[32] Auch Ghatīkāra, ein Töpfer, war ein nicht Wiederkehrender (MN 81). Er konnte nicht Mönch sein, weil er seine erblindeten alten Eltern versorgen musste. Er hielt die fünf Gebote, lebte enthaltsam, aß nur am Vormittag und wollte nichts mit Geld zu tun haben. Er ist demnach ungefähr einem *Sāmaṇera* oder Novizen vergleichbar. Wenn er Gefäße angefertigt hatte, ließ er die Leute wissen: »Wer mag, kann etwas Speise dalassen, und mitnehmen, was ihm gefällt.« So versorgte er sich und seine Eltern.[33] Schließlich wird auch von einer Frau erzählt, die nicht wiederkehrte, Nandamātā (AN VII,50). Als die Soldaten des Königs ihren einzigen Sohn vor ihren Augen töteten, hegte sie keinen Groll gegen die Männer. Auch sie konnte willentlich in jedes der vier Jhānas eintreten. Man kann sagen, dass sich auch die Laien unter den nicht Wiederkehrenden wie Menschen verhielten, die nicht von dieser Welt sind.

Betrachten wir den nicht Wiederkehrenden jetzt unter dem oben erläuterten Gesichtspunkt der »Verdrehtheit« oder Vipallāsa. Verblendung (Avijjā) ist auch bei ihm noch wirksam, jedoch nur auf der Ebene der Wahrnehmung und des Denkens. Die Anschauung ist für immer frei von allem Wahn. Deshalb kann auch der nicht Wiederkehrende manchmal noch begehrend wahrnehmen und denken, aber es geht dabei nicht mehr um die Welt der fünf Sinne, sondern um die Welt des Jhāna und der nicht stofflichen Bereiche. Der nicht Wiederkehrende denkt auch manchmal noch in Begriffen von »ich bin« (siehe zum Beispiel SN 22,89). So gefärbte Wahrnehmungen und Gedanken geben dem Macher Auftrieb, sodass ein Gefühl des Ungenügens entsteht, gefolgt von Rastlosigkeit. Deshalb sagt man, der nicht Wiederkehrende sei von den fünf höheren Fesseln gebunden, nämlich Verblendung (Avijjā), Verlangen nach den Jhānas *(Rūpa-Rāga)*, Verlangen nach den nicht stofflichen Gebieten *(Arūpa-Rāga)*, dem Gedanken »Ich bin« (Māna) und Unrast (Uddhacca).

Praktisch gesehen müssen nicht Wiederkehrende mit rechtem Bemühen, Achtsamkeit und Jhāna weiter dem Pfad folgen, damit ihnen die Einsichten gegenwärtig bleiben, die sie beim Stromeintritt gewonnen haben. Insbesondere halten sie sich vor Augen, dass Dukkha auch in die Jhānas und die unstofflichen Bereiche hineinreicht, sodass sich schließlich der Widerwille (Nibiddā) sogar auf diese Existenzformen erstreckt und der Geist sich von ihnen abwendet. Weiterhin halten sie sich den Dhamma des Nicht-Ich (Anattā) gegenwärtig, bis er auch auf der Ebene der Wahrnehmung und des Denkens sicher verankert ist. Wer all das erreicht hat, dessen Geist ist gänzlich geläutert. Er ist ein Arahat. Wie in dem bekannten Vers des *Dhammapada*, der die buddhistische Lehre auf kleinstem Raum zusammenfasst:

Nichts Böses tun,
das Gute pflegen,
den Geist läutern –
das ist die Lehre der Buddhas.
(Dhp 183)

Der Sprung in die Erleuchtung

Es kommt vor, dass ein Edler direkt vom Stromeintritt zur vollen Erleuchtung gelangt und die Stufen des einmal Wiederkehrenden und des nicht Wiederkehrenden überspringt.

Für die Schiffbrüchigen unseres Gleichnisses würde das bedeuten, dass sie direkt an Land gelangen, vielleicht von einer besonders großen Woge sanft bis an den Strand getragen.

Als Beispiel können wir Ānanda, den engen Vertrauten des Buddha, anführen. Nach dem Tod des Buddha wurde eine Versammlung der Hauptschüler einberufen, bei der man die Lehren des Meisters zusammentragen wollte, damit sie nicht vergessen oder entstellt würden. Diese Zusammenkunft wurde später als das erste Konzil bezeichnet (Vin 2,11). 500 Mönche wurden geladen, 499 von ihnen waren Arahats. Der eine, der noch nicht die Arahatschaft erreicht hatte, war Ānanda. Am Abend vor der Zusammenkunft beschloss er, die Nacht hindurch zu meditieren und alles zu geben, um doch noch volle Erleuchtung zu finden. Doch der Morgen dämmerte, und Ānanda schien dem Ziel nicht näher gekommen zu sein. Da gab er auf und ließ los – und Augenblicke später war er der fünfhundertste Arahat!

Dieses erstaunliche Ereignis lässt sich an dem allbekannten Bild des Esels und der Karotte erklären: Esel sind in ihrer sprichwörtlichen Sturheit manchmal nicht zu bewegen, ihren Karren zu ziehen. Dann lässt man eine saftige Karotte vor der Nase des Esels baumeln, die er fast, aber eben doch nicht ganz erreichen kann. Jedenfalls sieht er Chancen und läuft der Karotte nach – und zieht dabei den Wagen.

Buddhistische Esel, das unterscheidet sie von anderen, wissen, wie man doch an die Karotte kommt! Sie rennen wie verrückt hinter ihr her und bieten dafür alles auf, was ihnen an Eifer (Viriya) und Konzentration (Samādhi) zu Gebote steht. Natürlich bewegt sich die Karotte genauso schnell und bleibt stets gerade außer Reichweite. An diesem Punkt jedoch lässt der buddhistische Esel sein Begehren urplötzlich fallen und bleibt mit einem Ruck stehen. Er sieht der Karotte einfach aufmerksam zu, wie sie an ihrer Schnur immer weiter im Bogen von ihm wegschwingt, weiter und höher hinauf als je zuvor. Nun besitzt dieser Esel aber Glauben (Saddhā) und Weisheit (Paññā) und wartet in geduldiger Achtsamkeit (Sati), denn er weiß, dass Eifer und Konzentration ihr Werk getan haben. Jetzt sieht er, wie die Karotte ihren höchsten und am weitesten entfernten Punkt erreicht hat und die Bewegungsrichtung sich umkehrt. »Steigen und fallen«, vermerkt der Esel. Dann ist die Karotte wieder in ihrer üblichen Lage, doch seltsamerweise kommt sie weiter auf ihn zu, und zwar ganz schön schnell. Immer noch übt er Geduld und tut nichts. Die Karotte kommt ganz von allein immer näher ... und näher ... und schnapp! Der Esel muss nichts weiter tun, als das Maul aufzumachen. Ah, mampf, mampf, so was von süß und saftig! Jeder Esel kann sich die Karotte schnappen, er muss sich nur im Dhamma auskennen.

Der ehrwürdige Ānanda hatte der Nibbāna-Karotte die ganze Nacht hindurch verbissen nachgesetzt. Doch wie er sich auch mühen mochte, die volle Erleuchtung blieb immer gerade außer Reichweite. Als er aufgab und sich zu einem kleinen Nickerchen entschloss, schwang Nibbāna für ein paar Augenblicke noch weiter von ihm weg. Aber danach kam Nibbāna wie eine Karotte zu *ihm*! In dem bekannten Bericht von diesem Ereignis heißt es, Ānanda habe die Süße des Nibbāna gekostet, bevor sein Kopf das Kissen berührte.

Der Arahat oder voll Erleuchtete

Volle Erleuchtung bedeutet, dass man nie wieder an ein Ich glauben oder irgendetwas aus der Perspektive eines Ich wahrnehmen und nichts jemals noch einmal als »mein Ich« oder »mein« oder überhaupt als ein Ich sehen wird. Und da der Arahat kein »ich« oder »mein« mehr kennt, wird er keinen

Besitz mehr ansammeln, wie es andere Menschen tun. Auf der Höhe seines Ruhms und aktiven Wirkens bat mein Lehrer Ajahn Chah mich einmal, ihm etwas von oben aus seinem Zimmer zu holen. Ich hatte sein Wohnumfeld noch nie betreten und werde nie vergessen, was ich da vorfand. Ajahn Chah bekam immer wieder Geschenke von hohen Regierungsbeamten, Militärs und Wirtschaftsvertretern, aber er behielt nichts davon für sich. In seinem Zimmer befanden sich eine zusammengerollte Grasmatte, seine Almosenschale, Kleidungsstücke und sonst nichts! Es hätte ihn keine Minute gekostet, seine gesamte Habe zusammenzupacken. Das Zimmer wirkte auf mich, als wohnte dort niemand – und das ist sehr bezeichnend für die geistige Haltung eines Arahat.

Die neun Unmöglichkeiten im Leben eines Arahat

Es liegt in der Natur eines Arahat, dass neun Dinge für ihn nicht mehr möglich sind: Besitz anhäufen, irgendein Lebewesen willentlich töten, stehlen, sich sexuell betätigen, lügen und aus sinnlichem Verlangen, aus Übelwollen, aus Verblendung oder aus Angst unsittlich handeln (AN IX,7).[34] Da alles sinnliche Verlangen vollständig überwunden ist, glimmt beispielsweise nirgendwo mehr ein Funke, der sexuelle Leidenschaft entfachen könnte. Alle Arahats sind »auf höchst potente Weise impotent«.

Außerdem hat der Arahat alle drei Formen der Selbstgefälligkeit oder des Dünkels *(Māna)* mit Stumpf und Stiel ausgerottet, nämlich »Ich bin besser«, »Ich bin schlechter« und »ich bin gleich«. Sogar alle Selbstherabsetzung vom Typ »Ich bin ein hoffnungsloser Fall« gilt im Buddhismus als verdrehte Form der Selbstgefälligkeit. Ein Arahat dagegen ist überhaupt nicht mehr in der Lage, im Sinne irgendeines »Ich bin« zu denken (SN 22,89). Er sieht Körper und Geist als einen unpersönlichen Prozess. Vergleiche zwischen verschiedenen Prozessen dieser Art sind für ihn so sinnlos, wie den Wert eines Stücks Holz mit dem einer Mango zu vergleichen.

Volle Erleuchtung beendet alles persönliche Vergleichen. Damit verschwinden auch alte und sinnlose Streitthemen wie etwa die Frage, ob der Arahat oder der Bodhisattva höher stehe. Ein Arahat lebt eine Wahrheit, nämlich die des Nicht-Ich, und da hat das Messen und Vergleichen keinen Platz mehr. Elitebewusstsein hat nichts mit Erleuchtung zu tun. Man kann von einem Arahat also immer bescheidene Zurückhaltung erwarten. Dazu eine Geschichte:

Sāriputta war ein berühmter Arahat, von allen wirklich Weisen anerkannt. Einmal hatte er zum morgendlichen Almosengang sein Mönchsgewand nicht richtig angelegt. Ein junger und vorwitziger Novize merkte es gleich und wies den großen Mönch vor allen anderen auf seinen Fehler hin. Draußen in der Welt hätte es jetzt vielleicht eine Zurechtweisung gegeben: »Für wen hältst du dich eigentlich, du Wicht, dass du mir etwas zu sagen hast!?« Nicht so Sāriputta. Er überprüfte einfach ganz ruhig, ob sein Gewand wirklich in Unordnung war. Und da es zutraf, ging er hinter einen Strauch und brachte es in Ordnung. Als er wieder hervortrat, bedankte er sich bei dem kleinen Novizen und sprach ihn achtungsvoll mit »mein Lehrer« an. Das ist die unaufdringliche Bescheidenheit eines Arahat (Th-a 2,116).

Der Arahat und die Gesetzlosen

Da ein Arahat nichts mehr von einem Ich weiß, hat er auch nicht das Bedürfnis, beliebt zu sein. Er muss keinen Eindruck mehr schinden, er ist frei davon. Er kennt auch keine Furcht, weil er nichts mehr zu verlieren hat. In den folgenden Versen des *Theragāthā* begegnen wir solch einem Furchtlosen, dem Arahat Adhimutta, im Gespräch mit Räubern:

(Der Räuberhauptmann zu Adhimutta)

705 *Zum Zweck des Opferns, des Besitzes*
zerstörten früher wir so viel –
zurück blieb nichts als lauter Furcht,
es zittern alle, alle klagen.

706 *Du bist in Dir nicht voller Furcht*
schön strahlst Du wie aus tiefer Ruhe –
warum nicht bist Du voller Klagen
bei solcher großen Furcht umher?

(Adhimutta:)

707 *Es gibt im Inneren kein Leid*
dem, der nichts wünscht, du Hauptmann, du –
die Ängste all sind überwunden
dem, der die Fessel abgestreift.

708 *Wenn alles Werden ausgeschöpft,*
der Dhamma ist ganz klar erschaut,
nicht gibt es länger Todesfurcht,
als wär die Last schon abgelegt.

709 *Mein Brahmaleben ist vollbracht*
und auch der Weg ist ganz entfaltet:
vorm Tode ist mir nicht mehr bang,
ist aller Krankheit Ende nur.

710 *Mein Brahmaleben ist vollbracht,*
und auch der Weg ist ganz entfaltet:
sah ohne Süße alles Werden,
getrunknes Gift, schnell ausgespien.

711 *Bin Jenseitsgänger, Haftensfreier,*
tat, was zu tun, bin Einflussfreier,
zufrieden, wenn das Leben endet (wenn die Zeit vorbei)
wie freigekommen aus dem Schlachthaus.

*712 Wer höchstes Dhammatum erlangt,
in aller Welt sieht keinen Sinn,
ist aus dem Flammenhaus befreit,
beim Tode jammert er nicht mehr.*

*713 Was es auch an Verbindung gibt
und wo er Werden auch erlangt:
All dies ist ohne Ausweg stets,
so ward's gesagt vom großen Weisen.*

*714 Wer dieses wirklich so versteht,
wie es vom Buddha aufgezeigt,
nicht greift er mehr nach einem Werden,
als wär es glüh'nde Eisenkugel.*

*715 Nicht gibt es mehr für mich »Ich war«,
»Ich werde sein« gibt es nicht mehr –
Sankhāras werden nicht mehr sein:
Was gäbe es zu klagen da?*

*716 Das reine Kommen aller Dhammas,
die reine Dauer der Sankhāras,
wer das, so wie es wirklich, sieht,
der kennt nicht Furcht, du Hauptmann, du.*

*717 Gleich Gras und Feuerholz ist Welt –
wenn er mit Weisheit das so sieht,
hat er nicht Mein-Empfinden mehr,
»Nicht gibt es Mein!« er nicht beklagt.*

*718 Bin unzufrieden mit dem Leibe,
beim Werden bin ich ohne Wunsch,
der Körper wird zerbrechen einst,
ein anderer wird nicht mehr sein.*

*719 Was ihr zu tun habt mit dem Leibe,
das tut, wenn ihr es denn so wünscht!*

Nicht wird in mir, dadurch bedingt,
Hass oder Liebe zu euch sein.

720 *Als diese Rede sie gehört,*
die alle Haare sträuben lässt,
die Schwerter legten sie zu Boden,
die Jünglinge, und sprachen dies:

721 *Was hast du da nur, Herr, vollbracht?*
Wer ist Dein Lehrer wohl gewesen?
Aufgrund von wessen Lehre wohl
wird so erlangt Klaglosigkeit?

(Adhimutta:)

722 *Der All-Erkenner, Alles-Seher,*
der Sieger ist ein Lehrer mir,
der Groß-Erbarmer ist mein Meister,
der aller Welt ein Heiler ist.
(der ganz erbarmensweite Meister)

723 *Er zeigte diese Lehre auf,*
die zum Versiegen führt, die höchste –
aufgrund von dessen Lehre ja
wird so erlangt die Klaglosigkeit.

724 *Als angehört des Weisen gutes Wort die Räuber,*
da legten sie die Schwerter ab und ihre Waffen –
die einen lösen sich von ihrem Tun,
die anderen entschlossen sich hinauszuziehn.

725 *Und als sie angelangt in des Sugato Botschaft,*
entfaltet die Erwachungsglieder-Kräfte, weise,
von scharfem Geist, die Sinne gut in der Gewalt:
berührten sie Nibbānapfad, den ungeschaffnen.

(Aus dem Pāli übersetzt von Eckehard Saß
www.ub.uni-konstanz.de/kops/volltexte/2000/571/)

Was Arahats tun

Volle Erleuchtung ist natürlich nicht allein durch das definiert, was man dann nicht mehr tun kann, sondern ebenso sehr durch das, was ein Mensch anschließend tut. Für das Verhalten eines Arahat sind, um es auf den kürzesten Nenner zu bringen, Güte, Mitgefühl, Mitfreude und Gleichmut kennzeichnend. Diese vier »erhabenen Verweilzustände« oder *Brahmavihāras* bilden die Motivation eines Arahat bei allem, was er tut, ob er lehrt oder dient, isst oder sich ausruht oder eben mit irgendetwas beschäftigt ist, was gerade ansteht.

Ich betrachte es als den glücklichsten Umstand in meinem Leben, dass ich zwischen 1974 und 1983 in Thailand gelebt habe und vielen dieser Arahats begegnet bin. Einer von ihnen, den ich nie vergessen werde, stand im Ruf, übernatürliche Kräfte zu besitzen. Solche Kräfte stellen sich nicht immer, aber häufig zusammen mit der vollen Erleuchtung ein (SN 12,70). Diesem großen Mönch wurde vor allem nachgesagt, er könne Gedanken lesen. Ich hielt so etwas durchaus für möglich und hatte es nicht gerade eilig, solch einem Arahat zu begegnen – besser gesagt, mir graute davor. Meine Gedanken als junger Mönch eigneten sich als »Lektüre« für einen großen Mönch so wenig wie ein Pornoroman – und dann auch noch öffentlich! Aber als ich ihm, der so gar nichts mehr von einem »Ich« hatte, schließlich begegnete, verflüchtigten sich meine Befürchtungen augenblicklich. Ich wurde ganz ruhig und fühlte mich trotz aller meiner Fehler so vollkommen angenommen. Ein Arahat blickt auf niemanden herab, er vergleicht nicht mehr. Man fühlt sich in seiner Gegenwart völlig ungezwungen. Man spürt nichts als Mitgefühl und Weisheit von ihm ausgehen. Etwas Tröstlicheres und Ermutigenderes als die Begegnung mit einem Arahat ist kaum vorstellbar.

Einige Zeit später gab mir ein anderer Mönch eine ziemlich ungewöhnliche, aber genau treffende Metapher für einen

Arahat. Er sagte, die allermeisten Menschen seien über und über voller unsichtbarer, aber sehr spitzer spiritueller Stacheln. Bei manchen seien sie so lang und spitz, dass Menschen in einem Raum sich bereits unwohl zu fühlen beginnen, wenn so einer auch nur eintritt. Wo er auftaucht, verletzt er. Bei den meisten Menschen sind die Stacheln nicht gar so lang und spitz. Man kann ihnen durchaus nahekommen, aber wenn es zu nahe wird – au!, dann bekommt man Kratzer ab. Dann gibt es besondere Menschen, die nur wenige kurze und abgerundete Stacheln haben. Doch selbst solchen Menschen kann man noch zu nahekommen und sich an ihnen verletzen. Auch sie haben noch ein Territorium zu verteidigen. Und schließlich gibt es sehr seltene und besondere Menschen, die gar keine spirituellen Stacheln mehr haben. Das sind die Arahats. »Die sind einfach nur weich und kuschelig«, hat einmal jemand zu mir gesagt, ein bisschen ungehörig, aber nachvollziehbar. Ein Arahat ist wie der perfekte spirituelle Großvater, durch und durch sanft und weise, keine Spur von Unmut, um nichts anderes als dein Wohlergehen besorgt. Wenn man einmal in der Nähe solch eines Menschen war, möchte man nie wieder weg.

Aller Leiden Ende

Das dürfen Sie erwarten, sollten Sie je das Glück haben, einem Arahat zu begegnen. Er wirkt wie der glücklichste Mensch auf der Welt (MN 89,12). Aber wie sieht es in ihm aus? Leidet er nicht mehr?

Die Antwort mag manchen überraschen: Doch, auch ein Arahat leidet noch. Er ist nicht endgültig frei von Dukkha. Der Buddha erläuterte den Unterschied zwischen einem Arahat und allen anderen Menschen mit dem Gleichnis der beiden Wurfpfeile (SN 36,6). Wer von einem Wurfpfeil getroffen wird, erfährt heftigen Schmerz. Trifft ihn gleich darauf ein zweiter Pfeil, wird sich sein Schmerz mindestens verdoppeln. Die beiden Pfeile vertreten hier das körperliche und das geistige oder seelische Empfinden.

Und so läuft es ja bei den allermeisten Menschen ab: Einem körperlichen Schmerz folgt unmittelbar ein seelischer Schmerz. Das sind die beiden Pfeile, von denen man kurz nacheinander getroffen wird. Bei Arahats (und nicht Wiederkehrenden)[35] ist es jedoch anders. Einer schmerzhaften Körperempfindung folgt keine schmerzhafte seelische Empfindung. Es ist, als würden sie nur von einem Pfeil getroffen, aber nicht vom zweiten. Voll Erleuchtete empfinden keinen seelischen Schmerz mehr, aber der Pfeil körperlichen Leidens bleibt ihnen nicht erspart. Sogar der Buddha hatte körperliche Schmerzen zu leiden (DN 16,4,20). Während der letzten Monate seines Lebens war es nach seinen eigenen Worten sogar so, dass er von körperlichen Beschwerden nur frei war, wenn er sich in den »zeichenlosen Samādhi« versenkte (DN 16,2,25).

Der Wurfpfeil des körperlichen Leidens ist natürlich sehr klein im Vergleich zu all den seelischen Leiden, die jetzt nicht mehr existieren. Deshalb ist ein Arahat der denkbar glücklichste Mensch. Das noch verbleibende Leid ist jedoch von großer Bedeutung. Es macht ja einen Teil der Erfahrung eines Arahat aus und wird so zur Triebkraft seines Strebens nach dem Parinibbāna oder vollständigen Erlöschen. Dazu möchte ich die Nonne Vajirā zitieren. Nachdem sie die Arahatschaft erreicht hatte, wurde sie einmal aufgefordert zu sagen, wer sie sei, und sie beschrieb in deutlichen Worten, wie sich dieser Körper-Geist-Prozess ausnimmt, wenn er von innen her mit dem geistigen Auge der Erleuchtung betrachtet wird:

Es ist nur Leid, dass entsteht und wird,
Leid, das verweilt und abfällt.

Nichts als Leid entsteht,
nichts als Leid hört auf.[36]

Der Buddha selbst bestätigt diese Innenansicht des Arahat im *Kaccānagotta-Sutta* (SN 12,15), wenn er sagt: »Was entsteht, ist nur entstehendes Leiden, was aufhört, ist nur aufhörendes Leiden.«[37] Wie ich bereits dargestellt habe, ist Dukkha auf jeder Daseinsebene anzutreffen, selbst auf der des Arahat. Deshalb entsteht ein Widerwille (Nibiddā), der zur Folge hat, dass der Körper-Geist-Prozess des Arahat schließlich vollständig endet.

Volle Erleuchtung ist also noch nicht das Ende aller Leiden! Man nennt sie vielmehr *Sa-Upādisesa Nibbāna*, was so viel bedeutet wie »Nibbāna mit verbleibendem Dasein«. Der Arahat befindet sich auf der allerletzten Stufe des Seins, und hier weiß er zweierlei. Erstens kennt er die Ursachen der Wiedergeburt, nämlich vor allem das Verlangen nach sinnlicher Lust (Kāmataṇhā) und das Verlangen zu sein (Bhavataṇhā). Zweitens weiß er, dass diese Ursachen vollständig beseitigt worden sind. Wozu noch sein wollen, wenn man erkannt hat, dass selbst das Sein eines Arahat noch Dukkha ist? Deshalb ist der Arahat einer, der »die Saat zerstört« hat (SN 235), gleichsam die »spirituellen Gene«, die Dukkha von Leben zu Leben immer wieder neu entstehen lassen, und er weiß, dass all das vollkommen ausgelöscht worden ist. Nur der Arahat weiß das in vollkommener Gewissheit. Deshalb ist es für ihn nur noch eine Frage der Zeit bis zum *An-Upadisesa Nibbāna*, dem »Nibbāna ohne Rest von Dasein«, das man auch Parinibbāna oder endgültiges Erlöschen nennt. In den zeitlosen Worten aus dem Gāthā des Arahat Sankicca Thera:

Ich ersehne nicht den Tod, es verlangt mich nicht nach Leben.
Wie ein Knecht, der auf seinen Lohn wartet, harre ich
meiner Zeit (Thag 606).

Parinibbāna

Dieser Augenblick, in dem der Arahat seinen »Lohn« empfängt, das endgültige Ende aller Leiden, ist das Parinibbāna. Es ist das Ende des Daseins, *Bhavanirodha* (SN 12,68). In dieser Zeit von seiner vollen Erleuchtung bis zum Parinibbāna ist der Arahat ein Segen für die Welt (*Ratana-Sutta*, SN 233). Er lehrt aus seiner Nibbāna-Erfahrung heraus durch Vorbild und ist eine lebende Verkörperung des Dhamma. Die fünfundvierzig Jahre, die der Buddha zwischen seiner vollen Erleuchtung und dem Eingehen ins Parinibbāna wirkte, sind nach wie vor die prägende Phase dieses Zeitalters. Diese Jahre hallen in weit von der fruchtbaren Gangesebene entfernten Ländern noch heute wie Donner nach, und ihr Licht erhellt auch noch diese über zweieinhalb Jahrtausende spätere Zeit wie das gewaltige Gleißen einer Supernova am Himmel. Lange ist es her, dass der Buddha das Dhamma-Rad andrehte, und in den Jahrhunderten seitdem waren es die Arahats, die es in Bewegung hielten. Alle Arahats zeigen lediglich den Weg, wie es schon der Buddha tat, der erste Arahat dieses Zeitalters. Ihn zu gehen ist Sache ihrer Zuhörer. Der Weg wird nach wie vor gewiesen und auch heute von vielen begangen. Da sie sonst nichts für die Lebewesen tun können, gehen alle Buddhas und Arahats ins Parinibbāna ein. Was ohnehin nur »entstehendes und vergehendes Dukkha« war, ist jetzt für immer zu Ende.

Und was kommt nach dem Parinibbāna? Nach dem völligen Erlöschen ist kein Erkennen und nichts Erkennbares mehr da, weshalb auch keine beschreibenden Worte mehr möglich sind. Es gibt nichts mehr zu sagen. Nicht einmal »nichts« wäre eine sinnvolle Beschreibung (siehe etwa AN IV,174), denn gleich würde wieder jemand meinen, »nichts« sei der Name von etwas.

Wie man Erleuchtete erkennt

Häufig wird gefragt, wie man feststellt, ob jemand erleuchtet ist. Nun, ganz sicher weiß man das nie. Nur ein Buddha kann es wissen (AN VI,44),[38] denn es ist die sechste der zehn Kräfte eines Buddha (AN X,21).[39] Solange er lebte, war er der Einzige, der die Erleuchtung eines anderen bestätigte. Selbst große Arahats wie Sāriputta mussten dazu den Buddha befragen (SN 35,87).[40]

Für uns heute gilt, dass wir zwar nicht mit Sicherheit wissen können, ob jemand erleuchtet ist, während es aber sehr wohl möglich ist, jemanden zu erkennen, der nicht erleuchtet ist. Für die vier Stufen der Erleuchtung gibt es klare Zeichen. Wo diese Zeichen fehlen, kann man sicher sein, dass der Betreffende diese Stufe nicht erreicht hat.

Die wesentlichen Kennzeichen

Die wesentlichen Anzeichen des Eintritts in den Strom sind zunächst die »vier Merkmale eines in den Strom Eingetretenen«, nämlich: unerschütterlicher Glaube an die Erleuchtung des Buddha, unerschütterlicher Glaube an die Vortrefflichkeit seiner Lehre (Dhamma), unerschütterlicher Glaube an die Lauterkeit der Edlen im Sangha und eine vorbildliche sittliche Lebensführung, wie sie »den Edlen lieb ist« (DN 16,2,9; SN 55,1). Näheres zur vorbildlichen Lebensführung finden wir im *Kosymbiya-Sutta* (MN 48): Sollte ein in den Strom Eingetretener je die Gebote verletzen, wird er es, seiner Natur folgend, unbedingt seinem Lehrer oder einem anderen Schüler mitteilen und solches Fehlverhalten in Zukunft meiden.[41] Da er außerdem alle »persönliche Anschauung« *(Sakkāya Diṭṭhi)* abgelegt hat, wird er keines der fünf *Khandhas* (Körper, Gefühl, Wahrnehmung, geistige Formkräfte, Bewusstsein) je wieder als ein Ich, als Besitz des Ich, als ein Ich enthaltend oder als in einem Ich enthalten wahrnehmen (MN 44,7; SN 22,1). Da diese personenbezogenen Anschauungen alle zweiundsechzig im *Brahmajāla-Sutta* (SN 41,3) verzeichneten falschen Anschauungen hervorbringen, kann der in den Strom Eingetretene sie unmöglich hegen (DN 1). Deshalb nennt man ihn auch einen »in der rechten Anschauung Vollendeten« *(Diṭṭhi-Sampanna)* (AN VI,89-95). Alle in den Strom Eingetretenen haben sich daher die Anschauung zu eigen gemacht, dass Wiedergeburt (MN 60,11) und Kamma (MN 60,19) tatsächlich existieren. Im Übrigen ist der Stromeintritt ein konkretes Ereignis (AN III,12), weshalb der in den Strom Eingetretene angeben können sollte, wann und wo das Ereignis stattfand.

Wenn jemand also beispielsweise den Sangha nicht achtet oder angibt, er glaube nicht an Wiedergeburt, oder der Meinung ist, das Geistige sei ewiger Natur (im *Brahmajāla-Sutta*, DN 1,2,13, als die achte falsche Anschauung angegeben), dann kann man sicher sein, dass er kein in den Strom Eingetretener ist.

Dieser Maßstab ist von klaren Aussagen der Suttas abgeleitet. Wenn jemand ihn ablehnt mit den Worten, für ihn seien die Aussagen der Suttas über den Stromeintritt nicht maßgebend, so kann man ebenfalls sicher sein, keinen in den Strom Eingetretenen vor sich zu haben, denn alle Edlen achten die Lehre des Buddha und beziehen Inspiration aus ihr (MN 48,13-14).[42]

Bei einem einmal Wiederkehrenden müssen alle Zeichen des in den Strom Eingetretenen vorhanden sein, und dazu müssen das sinnliche Begehren und das Übelwollen noch mehr nachgelassen haben. Für diese Stufe lassen sich kaum präzise Kriterien angeben, weshalb ich in diesem Kapitel nicht viel darüber gesagt habe. So finden wir in den Suttas die Geschichte der beiden Brüder Purāna und Isidatta, von denen der eine sexuell enthaltsam lebte, der andere nicht, und die trotzdem beide vom Buddha als einmal Wiederkehrende anerkannt wurden (AN VI,44).[43] Ein Fall, der deutlich macht, dass nur ein Buddha den Verwirklichungsgrad eines Menschen mit Sicherheit erkennen kann.

Bei nicht Wiederkehrenden herrschen dagegen recht klare Verhältnisse. Alle Kennzeichen des in den Strom Eingetretenen müssen vorhanden sein, dafür sind sinnliches Begehren und Übelwollen vollkommen verschwunden. Ein nicht Wiederkehrender hat also nicht einmal mehr sexuelle Fantasien (was aus AN VI,63 geschlossen werden kann),[44] und tatsächliche sexuelle Akte, welcher Art auch immer, sind völlig undenkbar. Ein sexuell aktiver Mensch ist also auf jeden Fall kein nicht Wiederkehrender, und das Gleiche gilt für jemanden, der sichtbar erzürnt ist.

Beim Arahat sind die Zeichen noch klarer. Alle Kennzeichen des in den Strom Eingetretenen und des nicht Wiederkehrenden müssen vorhanden sein. Weitere Zeichen sind die neun Dinge, die ein Arahat nicht mehr tun kann, zum Beispiel Besitz ansammeln (AN IX,7).[45] Weil die drei Formen der vergleichenden Selbstgefälligkeit (SN 22,89) nicht mehr vorhanden sind, ist ein Arahat zudem von natürlicher Bescheidenheit. Und was den Arahat in besonderem Maße auszeichnet, ist seine Furchtlosigkeit im Angesicht des Todes. (Erinnern wir uns an Adhimutta Thera, von dem weiter oben in diesem Kapitel die Rede war.) Wenn Sie also jemanden sehen, der viel besitzt, selbstgefällig ist oder den Tod fürchtet, dann können Sie sicher sein, dass dieser Mensch nicht voll erleuchtet ist.

So also können wir erkennen, dass jemand diese oder jene Stufe der Erleuchtung *nicht* erreicht hat. Aber wenn ausschließende Anschauungen oder Verhaltensweisen nicht erkennbar vorhanden sind, lässt sich daraus nicht ableiten, dass sie endgültig überwunden wurden. Vielleicht werden sie willentlich unterdrückt oder von Jhāna in Schach gehalten.

Könnte man in den Geist eines noch nicht erleuchteten Menschen hineinschauen, wenn er gerade aus einem Jhāna-Zustand hervorgeht, es würde darin – aber nur für diesen Augenblick – so vollkommen sauber aussehen wie im Bewusstsein eines Arahat. Nur ein Buddha kann mit Sicherheit erkennen, wie weit einer wirklich ist. Alle anderen können allenfalls an bestimmten Zeichen ablesen, was jemand noch vor sich hat, um diese oder jene Stufe zu erreichen.

Die beiden kleinen Arahats

Dazu eine Geschichte, die das Gemeinte verdeutlichen kann. Sie liegt etwa zwanzig Jahre zurück, und beteiligt war einer der angesehensten Meditationslehrer unserer Zeit. Zwei Jungen im Tempel, die über wenig Bildung verfügten, baten diesen berühmten Lehrer um Anleitung in der Meditation. Alle paar Tage berichteten sie dann von ihren Fortschritten, und die ließen sich sehen. In kürzester Zeit hatten diese hergelaufenen Bengel aus einem ärmlichen Dorf alle Mönche im Kloster überholt. Von Leuten, die zu jener Zeit dort waren, habe ich später erfahren, die ganze Stimmung im Kloster sei geradezu elektrisierend gewesen. Der Zufall hatte ihnen zwei kleine Jungen von außerordentlicher spiritueller Begabung in ihr Waldkloster geweht, und die beiden waren drauf und dran, ihr glänzendes karmisches Potenzial auszuschöpfen. Die Begeisterung der Mönche erreichte einen einsamen Höhepunkt, als der Meditationsmeister feierlich verkündete, die beiden Jungen hätten volle Erleuchtung erlangt. Zwei neue Arahats waren in der Welt erschienen – welch ein Ereignis! Nun gilt in der Theravāda-Tradition (einer Aussage in Miln 7,2 folgend), dass ein Laie, der volle Erleuchtung erlangt, so schnell wie möglich in den Sangha eintreten soll, da er sonst innerhalb weniger Tage sein Leben einbüßen könnte. Der große Lehrer war sich der Verwirklichung der beiden Jungen so sicher, dass er sie noch am gleichen Tag ordinierte. Einige Zeit später musste einer der beiden zum Arzt. Der Arzt sagte, es sei ein kleiner Eingriff nötig. Das beunruhigte den kleinen »Arahat« (der nicht wusste, dass man die Operation unter Narkose vornehmen würde) ganz erheblich. Seine Angst war nicht zu übersehen. Ein echter Arahat, wie gesagt, kennt solche Ängste nicht. So stellte sich denn zuerst bei diesem Jungen, später auch bei dem anderen heraus, dass sie doch nicht voll erleuchtet waren. Einer der größten Meditationsmeister des Landes hatte sich total geirrt. Und wenn selbst ein kompetenter und erfahrener Lehrer solche Fehler machen kann, dann gilt das sicher erst recht für uns Übrige.

Vielfach wird angenommen, übersinnliche Kräfte seien ein sicheres Anzeichen hoher Erleuchtungsstufen, doch auch das ist eine Fehlinformation. Devadatta, der Vetter des Buddha, gebot über ganz erstaunliche Kräfte, als er noch nicht einmal in den Strom eingetreten war. Er verlor diese Kräfte später und versuchte den Buddha zu töten (Vin 2,7,2,5). Übernatürliche Kräfte sind kein sicheres Zeichen der Erleuchtung.

Im *Sunakkhatta-Sutta* (MN 105) befragt ein Laie den Buddha über Mönche, über die ihm zu Ohren gekommen war, dass sie behaupteten, in der Gegenwart des Buddha zur vollen Erleuchtung gelangt zu sein. Er wollte wissen, ob wirklich alle diese Mönche Arahats waren. Der Buddha erwiderte, einige von ihnen seien Arahats, andere nicht.[46] Was einer über den Stand seiner spirituellen Entwicklung sagt, war also selbst in der Zeit des Buddha wenig verlässlich. Es ist sogar ein Verstoß gegen den Vinaya (das Regelwerk für Mönche), wenn sich ein Mönch einem Laien gegenüber zum Stand seiner spirituellen Verwirklichung äußert. Wer das Gewand eines buddhistischen Ordens trägt und öffentlich dergleichen verlauten lässt, verletzt nicht nur wissentlich die Gebote, sondern macht sich dadurch noch unglaubwürdiger. Als der

Buddha die Regeln für Mönche aufstellte, wusste er nur zu gut, wie leicht man den eigenen Entwicklungsstand überschätzt. Man schweigt am besten darüber, außer im Gespräch mit seinem Lehrer. Eine Nonne hat einmal gesagt: »Wenn du Erleuchtung findest, sag es bloß niemandem, sonst bist du den Rest deines Lebens beschäftigt, es zu beweisen.«

Wer seine eigenen Fortschritte einschätzen möchte, sollte zuerst die Zeichen der verschiedenen Stufen kennen, um dann in aller Ruhe und ohne Eitelkeit zu überprüfen, welche Zeichen wirklich da sind und welche nicht. Schreiben Sie sich nicht voreilig irgendeine Stufe der Erleuchtung zu; lassen Sie sich Zeit, vielleicht ein ganzes Jahr, um sicherzugehen. Stellen Sie alles, was Sie erreicht zu haben glauben, auf den Prüfstand des Lebens, auch wenn das Ergebnis, wie in der folgenden Geschichte, ungünstig ausfallen sollte.

Der Mönch, der den Tod nicht fürchtete

Es war gegen Ende 1980, als mir der große Waldmönch Tan Ajahn Juan im abgelegenen thailändischen Bergkloster Poo Tork diese Geschichte erzählte:

Eines Spätnachmittags kam ein Waldmönch in ein ärmliches Dorf mitten im Dschungel. Es war Brauch, dass wandernde Mönche ihre Ankunft in einem Dorf ankündigten, damit die frommen Dorfbewohner sich auf seinen Almosengang am nächsten Morgen einstellen konnten. Die Leute warnten den Mönch sofort vor einem reißenden Tiger, der in der Gegend sein Unwesen trieb und schon etliche Wasserbüffel, ja sogar Menschen aus dem Dorf gefressen hatte.

»Ich fürchte den Tod nicht mehr«, brüstete sich der Mönch. Er dachte nämlich wirklich, er sei schon erleuchtet.

Die Leute glaubten ihm nicht.

»Dann zeigt mir den Tigerwechsel«, verlangte er nassforsch. »Ich werde dort die Nacht hindurch meditieren.«

Sie führten ihn tief im Dschungel an eine Stelle, wo der Tigerwechsel den für Menschen angelegten Pfad kreuzte. Es war von hier aus recht weit bis zum Dorf. Der selbstsichere Mönch baute bedächtig Moskitonetz und Schirm auf und winkte die Leute dann weg, um ungestört meditieren zu können. Sie waren beeindruckt.

In der Tradition der Waldmönche im nordöstlichen Thailand wird gern mit dem Mantra »Buddho« meditiert. Beim Einatmen spricht man innerlich »Bud« und beim Ausatmen »dho«. Immer mit dem Atem: »Bud … dho, Bud … dho.«

Als mit fortschreitender Dunkelheit auch die meisten Insekten zur Ruhe gekommen waren, breitete sich Frieden in unserem Mönch aus. »Buuuuuud … dhoooooo« machte es in ihm, während sein Atem immer stetiger, langsamer, feiner wurde. Dann vernahm er ein Geräusch, wohl von irgendeinem Tier im Dschungel verursacht. Als er darauf lauschte, entging ihm nicht, dass sein Atem ein klein wenig kürzer wurde: »Buuud … dhooo.«

Das Geräusch nahm zu. Ohne die Augen zu öffnen, sagte er sich, es müsse wohl von einem größeren Tier stammen, das auf ihn zukam. Sein Atem war inzwischen durchaus vernehmlich und sehr kurz geworden: »Bud-dho, Bud-dho, Bud-dho …«

Das Geräusch wurde noch lauter. Das muss ja ein gewaltiges Tier sein! Seine Augen schnappten auf. Sein Mantra hatte sich inzwischen unversehens zu »Ti-ger, Ti-ger« gewandelt. Und da, gar nicht mehr so weit weg, kam dieser riesenhafte mönchefressende Tiger! Plötzlich hatte er nur noch Achtsamkeit für sein neues Mantra, sprang unter seinem Moskitonetz hervor und rannte in Richtung Dorf. »TI-GER! TI-GER!« Sein neues Mantra wurde umso lauter, je schneller er lief.

Nun ist das Laufen einem Mönch per Vinaya verboten, und das hat gute Gründe. Mönchsgewänder haben nämlich keine Knöpfe und Reißverschlüsse und halten nur durch geniales Falten und viel, viel Achtsamkeit zusammen. Läuft der Mönch, löst sich auch bald dieses kunstvolle Werk. Die Tücher rutschen und bilden erst noch eine Schleppe, um schließlich ganz auf der Strecke zu bleiben. Genau das geschah nun diesem Mönch, der sich für so erleuchtet hielt, dass er keinen Tiger mehr fürchtete.

Im Dorf angekommen schrie er aus Leibeskräften »TI-GER! TI-GER!« und weckte jedermann. Nackt und kahl geschoren – die Leute lachten noch lange über diesen ach so furchtlosen Waldmönch, der sich in jener Nacht in mehr als einer Hinsicht bloßgestellt sah.

ZUSAMMENFASSUNG: LOSLASSEN BIS ZUM ENDE

Die Methode im Überblick

Die Methode besteht im Lösen von Anhaftungen, im Verzichten oder Entsagen, auch Loslassen genannt. Das beginnt mit Großzügigkeit, weshalb wir in unseren buddhistischen Zentren keine Spendenschachteln, sondern »Loslassenschachteln« haben. Als Nächstes verzichten wir auf alles körperliche oder sprachliche »Handeln«, das uns selbst oder anderen schadet. Anders gesagt: Wir halten uns an die Gebote und führen ein ethisch einwandfreies Leben. Danach üben wir durch Meditation die Loslösung vom Denken und vom Körper mit seinen fünf Sinnen. Im nächsten Schritt verzichten wir darauf, dass der Macher die Welt des Jhāna betritt, das Schatzkästlein im Herzen der Meditation. Und schließlich entsagen wir dem Wahn eines dauerhaften Daseinskerns, eines »ich« oder »mein«, und tilgen damit die falsche Anschauung, die zwischen dieser Welt und dem Nibbāna eine Grenze zieht.

In diesem Buch ging es vor allem um die Form des Entsagens, die wir Meditation nennen. Die erste Stufe bestand darin, dass wir der Zeitlichkeit in unserer Meditation keinen Platz mehr einräumen, sondern das Jetzt-Gewahrsein üben. Dann lernten wir auf das innere Sprechen, also das Denken zu verzichten, um in den lichtvollen heiligen Raum des stillen Jetzt-Gewahrseins zu gelangen. Im nächsten Schritt haben wir gelernt, dem Körper teilweise zu entsagen; wir haben uns auf eine seiner Funktionen, den Atem, beschränkt, bis nichts anderes in unserem Bewusstsein übrig blieb. Mehr und mehr haben wir gänzlich dem Körper und den fünf Sinnen entsagt, um über den schönen Atem auf die Stufe des Nimitta zu kommen. Danach konnten wir bald auch den Macher hinter uns lassen und das Reich der Jhānas betreten. Von da an haben wir nach und nach von dem Einzigen losgelassen, was noch übrig war, dem Erkennenden oder Geist. Nur dadurch bekamen wir Zugang zu den herrlichen höheren Jhānas und den höchst subtilen unstofflichen Stufen. Kurzum, buddhistische Meditation ist ein Weg des allmählichen Loslassens. Jetzt wird auch klar, weshalb buddhistische Mönche und Nonnen auch kollektiv »Entsagende« genannt werden.

Aber lassen Sie sich von dem Wort »Entsagung« nicht verunsichern. Der Weg der Entsagung ist nämlich auch der Weg des Glücks. Nach und nach lassen wir los, und im gleichen Maße nimmt das Glück zu. Der Buddha schildert den Weg der Meditation als etwas ganz Natürliches:

Der Tugendhafte hat keinen Grund zu wünschen: »Möge ich von Reue frei sein.« Wer tugendhaft lebt, wird von selbst frei von Reue.
Der von Reue Befreite hat keinen Grund zu wünschen: »Möge ich frohgemut sein.« Wenn einer von Reue frei ist, wird er ganz von selbst frohgemut.
Der Frohgemute hat keinen Grund zu wünschen: »Möge Freude in mir sein.« Wenn einer frohgemut ist, wächst die Freude ganz von selbst in ihm.
Einer, der voller Freude ist, hat keinen Grund zu wünschen: »Möge mein Körper von gelassener Ruhe sein.« Wenn einer voller Freude ist, entsteht gelassene Ruhe ganz von selbst in ihm.
Einer, der in gelassener Ruhe ist, hat keinen Grund zu wünschen: »Möge ich glücklich sein.« Wenn einer gelassene Ruhe hat, entsteht Glück von selbst in ihm.

Einer, der glücklich ist, hat keinen Grund zu wünschen: »Möge mein Geist in den Samādhi eingehen.« Wenn einer glücklich ist, wächst Samādhi [Jhāna] von selbst in ihm. Einer, in dem Jhāna ist, hat keinen Grund zu wünschen: »Möge ich die Dinge sehen, wie sie wirklich sind.« Wenn einer Jhāna hat, wird es ganz von selbst dazu kommen, dass er die Dinge sieht, wie sie wirklich sind (AN X,2).

Wir gehen demnach vom Nichtschaden eines sittlichen Lebenswandels aus, und Zuversicht, Freude, Stille, Glück, die Seligkeit des Jhāna und die aus Weisheit erwachsende Freiheit folgen daraus – allesamt Formen des Glücks, die nach und nach in natürlicher Folge auseinander hervorgehen. Die Stufenfolge der Entsagung und des stetig zunehmenden Glücks findet ihren Höhepunkt im Sehen der Dinge, wie sie wirklich sind, in der Erleuchtung. Erleuchtung ist natürlich das größte Glück überhaupt. Im *Dhammacetiya-Sutta* (MN 89,12) hören wir König Pasenadi davon sprechen, welch große Freude ihm der Besuch des Klosters im Jeta-Hain war, weil er dort immer glücklich lächelnde Mönche sah. Und der Buddha bestätigt, dass es nicht anders sein kann, wenn man seine Meditation eifrig betreibt.

Die in diesem Buch dargestellte Methode ist also ein Weg des Glücks, ein Pfad der Seligkeit, ein Weg der Ekstase, der alle Ihre Bedenken verpuffen lassen wird. Je mehr Sie auf das »verzichten«, was ohnehin nur Leid ist, desto mehr wahres Glück werden Sie erleben. So viel zur Methode. Sprechen wir jetzt aber von den Zielen.

Ziele

In den alten Schriften heißt es: »Die beste Gemeinschaft ist die, in welcher die älteren Mönche bedürfnislos und eifrig sind, ohne die Zurückgezogenheit zu vernachlässigen, und wo die Kräfte geweckt werden, um das noch nicht Erreichte zu erreichen, das noch nicht Verstandene zu verstehen und das noch nicht Verwirklichte zu verwirklichen« (AN III,93). Der Buddha lehrte demnach, dass es drei Ziele zu erreichen gilt. Seine Schüler wussten wohl, dass es spirituelle Dinge gab, für die es sich einzusetzen galt. Es ging um höchsten Lohn, aber nur für den, der sich wirklich der Aufgabe widmete. Die Suttas lassen keinen Zweifel daran, dass buddhistische Praxis nicht für träge Menschen geeignet ist. Nur die Arahats haben nichts mehr zu tun (MN 70,12), aber selbst die voll Erleuchteten setzen sich häufig unermüdlich für das höchste Wohl aller ein.

Ich habe in diesem Buch an zahlreichen Beispielen gezeigt, wie spirituelle Ziele zu verfolgen sind. Es ist eines der lohnendsten Unterfangen, denen wir uns in der heutigen Welt zuwenden können. Es ist auch das kostbarste aller Ziele dabei, die volle Erleuchtung, wie sie zuerst vom Buddha verwirklicht worden ist.

Manche sagen, es gebe gar nichts zu erreichen. Wer solchen schlecht informierten Ratgebern folgt, wird natürlich nichts erreichen. Die Verblendung bleibt, und bleibt so dicht wie eh und je. Andere sehen natürlich, welchen Wirrwarr das nicht überwundene Begehren und Übelwollen im Leben solcher Menschen anrichtet. Diese Geburt als Mensch ist eine unschätzbar wertvolle Gelegenheit, auf dem Weg der Weisheit Fortschritte zu machen, aber diese Chance wird leider allzu oft durch Bequemlichkeit oder nutzlose Vorhaben vergeben. Der Buddha sagte, die Praxis des Weges müsse mit der gleichen Dringlichkeit verfolgt werden, mit der man agieren würde, wenn die Kleidung Feuer gefangen hätte.[47] Wie viel Zeit bleibt da wohl für anderes?

Ichlose Ziele

Buddhistische Ziele unterscheiden sich grundsätzlich von anderen Zielen, die man sich in der Welt setzen kann. Weltliche Ziele haben meist etwas mit dem Ansammeln irgendwelcher Güter zu tun und geben dem Ich Vorschub, während wir im Buddhismus nur auf Ichlosigkeit und den Verzicht auf jeglichen Besitz aus sind. Das ist der entscheidende Punkt, der den grundsätzlichen Unterschied zwischen buddhistischen Zielen und allem weltlichen Verlangen ausmacht.

Weise Lehrer warnen mit Recht vor dem Streben nach weltlichen Zielen, denn es endet immer in Enttäuschung. Entweder erreicht man das Ziel nicht und gibt auf, oder man setzt sich durch, um dann festzustellen, dass das Erreichte doch nicht die erwartete Zufriedenheit mit sich bringt. Dazu passt das berühmte Wort von Oscar Wilde: »Es gibt in dieser Welt nur zwei Tragödien. Die eine besteht darin, dass man nicht bekommt, was man sich wünscht. Und die zweite besteht darin, dass man es bekommt.«

Jhāna erreicht nur, wer sich entschlossen im Loslassen übt. Und es gibt hier nichts Greifbares zu erringen – nur dass man dann weiß, wie es sich anfühlt, von Körper und Denken frei zu sein. Die tiefen Einsichten, die solche Erfahrungen des Loslassens mit sich bringen, können einen Menschen nicht überheblich machen. Wie sollten sie? Solche Erfahrungen bauen ja die Ich-Illusion ab, die Wurzel menschlicher Überheblichkeit. Wo kein Ich zu sehen ist, kann sich Selbstgefälligkeit nicht lange halten.

Die Ziele, die ich Ihnen hier, dem Buddha folgend, ans Herz lege, haben folglich nichts mit den Zielen gemein, die sonst in der Welt verfolgt werden. Nur Gutes ist hier zu gewinnen, weshalb Sie diese Ziele ganz in den Vordergrund stellen, zum Brennpunkt Ihres Strebens machen und unerschrocken verfolgen sollten. Nur wer sich so klare Ziele steckt, hat die Chance, sich spirituell zu entwickeln.

Stellen Sie sich zur Verdeutlichung der Unterschiede in der Zielsetzung eine Fußballmannschaft aus hoch entwickelten Buddhisten vor. Da es ihnen vor allem anderen um das Loslassen zu tun ist, geben sie den Ball immer wieder und mit größter Wonne an den Gegner ab. Da sie sich im Mitgefühl üben, werden sie dem Gegner freundlich entgegenkommen, sollte es ihm trotzdem nicht gelingen, Tore zu erzielen. Und wenn sich am Ende der Saison zeigt, dass sie in die nächsttiefere Liga absteigen müssen, werden sie das mit großem Hallo begrüßen, so ähnlich ist es ihrem Streben nach »Ausschluss« vom Saṃsāra!

Buddhisten denken anders. Ihre Zielsetzungen gehen nie zulasten anderer. Sie möchten allen Besitz loswerden und sind mit Freuden Verlierer.

Die Latte höher legen

Sie haben in diesem Buch die Jhānas und die vier Stufen der Erleuchtung kennengelernt, und das sind, wie der Buddha sagte, *Uttari-Manussa-Dhamma*, »Stufen, die die normale menschliche Erfahrung übersteigen«. In der Frage, wonach man als Meditierender streben soll, lege ich die Latte gern ziemlich hoch und feuere meine Schüler an, sich voll einzusetzen. Ein guter Coach treibt seine Leute immer an ihre Grenzen, damit sie wirklich gut werden. Was spräche dagegen, auf dem Gebiet gut zu sein, das die lohnendsten Ziele bietet? Nichts spricht gegen den Versuch, Uttari-Manussa-Dhamma noch in diesem Leben zu erreichen. Dieses Buch möchte Sie dabei anfeuern.

Aber ich habe mich nicht nur für diese Ziele stark gemacht, sondern auch den Weg im Detail aufgezeigt. Auf diesem Weg blicken wir mehr auf die Voraussetzungen als auf die Ergebnisse. Wer zu anhaltend und sehnsüchtig auf das Ziel starrt, kommt am Ende nicht dazu, die Voraussetzungen für das Erreichen des Ziels zu schaffen.

Stellen Sie sich jemanden vor, der sich grämt, weil so viel schmutziges Geschirr in der Küche steht. »Ach, wann wird dieses Geschirr endlich sauber sein? Ich hab mein Geschirr doch so gern blitzblank!« Aber dann sinken ihm doch die Hände, weil es wirklich sehr viel schmutziges Geschirr ist. Ein anderer denkt ebenfalls: »Wie kann mein Geschirr sauber werden?«, macht sich dann aber an das Werk, die Ursachen für sauberes Geschirr zu schaffen – er spült es ab. Und als ganz normale Folge des Geschirrspülens hat man anschließend blitzblankes Geschirr. Das Ziel ist erreicht.

So ist es auf dem Weg zum Jhāna auch. Der eine jammert: »Wann werde ich endlich Glückseligkeit erfahren. Mein Geist soll funkeln vor Jhāna!« Aber der schiere Umfang der Aufgabe schreckt ihn ab. Ein anderer fragt zweckdienlicher: »Wie kann mein Geist ins Jhāna eintreten?«, und macht sich dann an das Werk, das die Voraussetzungen für den Eintritt in den Jhāna-Zustand schafft: Er löst sich vom Macher und den fünf Sinnen. Und wie es so ist, wenn man die Anweisungen des Buddha getreulich befolgt, bald tritt sein Geist ins Jhāna ein und funkelt nur so. Das Ziel ist erreicht.

Was Frustrationen auslöst und die Ergebnisse mager ausfallen lässt, ist nicht die hoch hängende Latte, sondern die falsche Einstellung: zu viel sehnsüchtiges Schielen nach dem Ziel, zu wenig konkrete Arbeit, um die Voraussetzungen zu schaffen.

Anhaftungen von Grund auf lösen

Wer auf Jhāna aus ist, hat viele Hürden zu nehmen. Sie bestehen in unseren Anhaftungen. Wer von Anhaftungen frei ist, kann problemlos in jedes Jhāna eintreten, es ist für seinen Geist ein natürlicher Zustand. Das Streben nach Jhāna löst die Wurzeln unserer Anhaftungen. Wer auf weniger aus ist, begegnet diesen Grund-Anhaftungen gar nicht erst und bildet sich dann vielleicht ein, sie existierten nicht. Unser Streben nach Jhāna sorgt also auch dafür, dass wir tief genug graben und diese Grund-Anhaftungen freilegen, uns ihnen stellen und sie dann beim Eintreten in den Jhāna-Zustand transzendieren.

Nur zu leicht bilden wir uns ein, wir hätten keine Anhaftungen. Es gibt Raucher, die sich einzureden versuchen, sie könnten jederzeit damit aufhören, aber sie hätten es eben einstweilen nicht vor. Wer nie versucht hat aufzuhören, der kennt die Durchsetzungskraft dieser Sucht nicht. Und wer noch nie den Jhāna-Zustand angestrebt hat, kann unmöglich eine Vorstellung vom subtilen Beharrungsvermögen seiner Anhaftungen haben. Erst wer seine Freiheit von Anhaftungen durch Jhāna-Erfahrungen unter Beweis gestellt hat, kann sicher sein, dass keine unerkannten Anhaftungen mehr da sind.

So ist den meisten Meditierenden beispielsweise nicht klar, wie sehr sie an Lauten und Geräuschen haften. Auch wenn irgendein Gespräch im Hintergrund oder die Straßengeräusche sie überhaupt nicht betreffen, können die meisten einfach nicht vom Hinhören lassen, sie sind unfähig, die Geräusche nicht zu beachten. Sie können nicht loslassen, weil sie so stark am Hören haften. Sie sehen sich als den, der hört, das ist ihre Identität. Von Höreindrücken loszulassen und vollkommene Stille zuzulassen – das ist für sie ungefähr so, als müssten sie einen Teil ihrer Identität preisgeben. Das ist es, was wir mit *Haften* meinen. Um tiefe Meditation zu erreichen, muss man den Geist jenseits aller Schallphänomene sammeln und diesen Knoten des Haftens lösen, bis man gar nicht mehr in der Lage ist, irgendetwas zu hören. Im *Mahāparinibbāna-Sutta* wird erzählt, wie der Buddha bei der Meditation so vollkommen von Anhaftungen frei wurde, dass er selbst von einem heftigen Gewitter nichts hörte (DN 16,4,33).

Die meisten Menschen sind zutiefst ihrem Denken verhaftet. Deshalb können sie dann nicht aufhören zu denken, wenn sie beispielsweise einschlafen möchten. Sie finden die Fähigkeit zu denken großartig und erachten ihre Ideen als ganz persönliches Eigentum. Mit dem Denken halten sie ihre Welt unter Kontrolle, außen wie innen. Vom Denken abzulassen und achtsame Stille zuzulassen, das würde bedeuten, dass sie ihren Kontrollwahn aufgeben müssten, an dem sie so sehr hängen. Nichts könnte einem Kontrollbesessenen schlimmer erscheinen als das, und alle, die es trotz aller Mühen nicht bis zum Jhāna schaffen, *sind* Kontrollbesessene. Sie haften am Kontrollieren und folglich am Denken. Aber wer den Mut hat, sich von dem inneren Kommentar, aus dem die Kontrolle besteht, also vom Denken zu lösen, wird die Seligkeit des Schweigens, der Stille, erleben. Erst dann kann man das Denken als Anhaftung erkennen, die inneren Frieden unmöglich macht.

Die Wurzel-Anhaftung, die Jhāna verhindert, besteht im Festhalten an diesem Körper und seinen fünf Sinnen, am Macher und am Denker. Wer das Rauchen aufgibt, beweist damit, dass er nicht daran haftet; wer in den Jhāna-Zustand eintritt, beweist damit, dass er nicht am Körper, den fünf Sinnen und dem Denken haftet.

Geschichten vom Loslassen

Die in diesem Buch gegebenen Anleitungen führen Sie über die Wurzel-Anhaftungen hinaus. Sie gelangen in Bereiche, in denen die fünf Sinne nicht mehr stören und Gedanken sich nicht einmal mehr regen können – hier ist nur noch das beseligende Strahlen der Achtsamkeit. Dazu hier noch ein paar Geschichten vom Loslassen.

Verhandlungen mit dem eigenen Geist

Mein sechstes Regenzeit-Retreat als Mönch verbrachte ich ganz allein in einer abgelegenen Berg-Einsiedelei in Nordthailand. Nach einiger Zeit begann es mit meiner Meditation zu hapern. Je mehr ich mich anstrengte, meinen ruhelosen Geist im Zaum zu halten, desto entschlossener schweifte er. Unmönchische Gedanken von Lust und Gewalt durchbrachen die Barrieren und machten mit mir, was sie wollten. Es geriet völlig außer Kontrolle, und es war niemand da, der mir hätte helfen können. In meiner Hilflosigkeit fasste ich schließlich vor der großen Buddhastatue im Hauptraum einen feierlichen Vorsatz. Ich schloss ein Abkommen mit meinem Geist: Eine Stunde jeden Tag, von drei bis vier Uhr nachmittags, würde ich ihn einfach denken lassen, wonach er gerade Lust hatte. Sex, Gewalt, romantische Vorstellungen – jede noch so abwegige Fantasie sollte in dieser Zeit erlaubt sein. Als Gegenleistung sollte mein Geist für den Rest des Tages beim Atem bleiben.

Es lief dann aber ganz anders als geplant. Den größten Teil des ersten Tages war mein Geist so rebellisch wie immer. Er weigerte sich einfach, dem Atem zu folgen. Er bockte und keilte aus wie ein Wildpferd beim Rodeo. Ich dagegen hielt mich an meinen Teil der Abmachung und setzte um drei Uhr Nachmittags mein Ringen um Sammlung aus. Ich lehnte mich an die Wand meiner Hütte, um dem verspannten Rücken Ruhe zu gönnen und die schmerzenden Knie zu entlasten, und bekräftigte meinem Geist, dass er jetzt freihabe. Zu meinem größten Erstaunen folgte er während dieser Stunde jedem Atemzug leicht und mühelos. Er schien überhaupt nichts anderes mehr vorzuhaben, als ganz beim Atem zu sein! Aus diesem Erlebnis lernte ich, worin der Unterschied zwischen dem Loslassen und dem Loslassenwollen besteht. Es war eine Lektion in Loslassen, wie sie drastischer kaum sein kann.

Im weiteren Verlauf des Weges zum Jhāna warten noch ein paar höhere Lektionen zum Thema »Loslassen«. Sie entgehen uns, wenn wir gar nicht erst ernsthaft auf Jhāna aus sind. Man kann die fünf Sinne so vollständig loslassen, dass sie für eine Weile ganz verschwinden; das ist lernbar, wie ich sehr erleichtert bereits in meinem ersten Jahr als Mönch feststellte.

Mücken-Meister

Es war mein Kamma, dass ich mich unter den ersten sechs Mönchen befand, die Ajahn Chah mit dem Aufbau eines Schulungsklosters für seine westlichen Schüler beauftragte. Wat Pa Nanachat sollte an einem Ort entstehen, der einstweilen noch nichts weiter als ein Stück dichter Regenwald war – keine Meditationshalle, keine Hütten, keine Abtritte, nicht einmal Schlafpodeste. Wir mussten also auf dem Waldboden schlafen und hatten als Schutz vor allem, was da im Unterholz krabbelt und kriecht, nichts weiter als unsere Moskitonetze. Was aber noch schlimmer war: In der Abenddämmerung saßen wir zur abendlichen Andacht stundenlang im Freien unter den Bäumen, und das ist natürlich in der Schwüle des Dschungels die Zeit, in der sich die Mücken zum Abendessen zusammenfinden. Und was bekamen sie vorgesetzt? Uns! Räucherspiralen und Einreibemittel gegen Stechmücken hatten wir damals noch nicht. Als buddhistischer Mönch konnte ich sie auch nicht klatschen. Sie hatten leichtes Spiel mit uns. Wir mussten sie einfach ertragen, wehrlos und auch noch kahlköpfig.

Ich hatte da zusammen mit einem jungen Amerikaner ein kleines Spiel entwickelt, bei dem es um die Frage ging, wie viele Mücken sich gleichzeitig in uns verbeißen würden. Sieger war natürlich, wer mit der höchsten Zahl an gleichzeitigen Saugangriffen aufwarten konnte. Das Spiel erwies sich als unspielbar, weil ich irgendwann zwischen sechzig und siebzig nicht mehr mitzählen konnte, die Stiche lagen zu dicht beieinander. Es schien unerträglich und ich war mehrmals nahe daran, die Flucht zu ergreifen. Aber wenn ich die Augen öffnete, sah ich Ajahn Chah und die Leute vom Dorf so still dasitzen – feiger Rückzug hätte entschieden meinen Stolz verletzt. So nahm ich die nächtliche Folter einfach auf mich und lernte, mich von meinem Körper zu lösen. Das gelang mir nach einiger Zeit besser als erwartet, sodass ich meinen Körper nicht mehr spürte. Ich zog mich tief in meinen Geist zurück, wo ich heiteren Frieden fand und für die Plagegeister nicht mehr erreichbar war. So entkam ich ohne Flucht. Heute bin ich diesen Mücken dankbar, die mir beibrachten, wie man loslässt.

Irgendwann werden wir ja gänzlich von diesem Körper lassen müssen, nämlich wenn wir sterben. Wer sich lange genug vor diesem Ereignis Jhāna zum Ziel setzt und dadurch vom Körper loszulassen lernt, wird alle Furcht vor dem Sterben überwinden. Man kann sich dann jederzeit willentlich von den fünf Sinnen lösen. Ein verstörender Anblick muss Sie dann nicht mehr erschüttern, im größten Lärm können Sie ruhig bleiben, und selbst bohrender Schmerz wird Ihnen den Frieden nicht mehr rauben. Wenn Sie das Loslassen gelernt haben, das den Geist von den fünf Sinnen abkoppelt, dann wissen Sie auch, wie das Haften am Körper zu überwinden ist.

Vom Nichtstun

Loslassen, das Tempo drosseln, Halt machen – das ist nicht nur für die Erleuchtung wichtig, sondern auch für das Überleben im Alltag. Stress, der entsteht, weil man nicht weiß, wie Nichtstun geht, ist eigentlich *die* »Massenvernichtungswaffe«. So viele körperliche und seelische Krankheiten entstehen durch Stress! Das wusste schon Blaise Pascal vor über dreieinhalb Jahrhunderten, als er sagte: »Alle Nöte des Menschen kommen daher, dass er nicht still zu sitzen vermag.«

Es gibt ja Zeiten, in denen eigentlich gar nichts zu tun ist. Aber Sie sind nicht in der Lage, gar nichts zu tun. Sie haben vergessen, wie das geht. Sie plagen sich ab, doch es führt zu nichts. Wer klug ist, tut nichts, wenn nichts zu tun ist. Klingt das nicht vernünftig?

Wir müssen also lernen, nichts zu tun, sonst schaffen wir es nicht, uns zu entspannen und auszuruhen. Wer sich nicht in ein Kloster zurückziehen kann, finden in allen modernen Städten massenhaft Lehrer. Die Ampeln! Bei Rot heißt es: »Stopp!« Da kann man das Loslassen üben. Haben Sie schon gelernt, während der Rotphase gar nichts zu tun? Oder steht nur der Wagen still, während Sie weiterhetzen? Wenn das der Fall ist, vergeuden Sie eine kostbare Gelegenheit. Sie könnten Ihren Geist jetzt ganz präsent sein und ringsum Frieden und verborgene Schönheit hervortreten lassen. Ich habe gehört (aber noch nicht selbst gesehen), dass rote Ampeln in Neu-Delhi das Wort »relax« zeigen. Es sind demnach keine Stopplichter, sondern »Entspannungslichter«. Wenn das in Wirklichkeit nicht stimmt, sollte man es schnellstens erfinden – eine großartige Idee!

Nehmen Sie sich Zeit, das Nichtstun zu lernen, denn wenn Sie an den roten Ampeln des Lebens nicht Halt machen können, werden Sie bald gezwungenermaßen vor der offenen Grube zum Stillstand kommen. Lieber rechtzeitig Tempo wegnehmen. Ich empfehle die Meditation über vorzeitiges Ableben.

Den Wasserbüffel loslassen

Wer das Nichtstun nicht beherrscht und nicht weiß, wie man loslässt und sich entspannt, schafft sich unnötig viele Probleme. Die folgende Geschichte ereignete sich während meiner Mönchsjahre im nordöstlichen Thailand und macht deutlich, wie man sich durch Loslassen schmerzhafte Verletzungen ersparen kann.

Ein benachbarter Reisbauer band seinem Wasserbüffel eines Morgens einen Strick um den Hals, um ihn auf die Weide zu führen. Als er an unserem Kloster vorbeikam, erschrak der Wasserbüffel über irgendetwas und ging durch. Der Bauer hielt den Strick aber fest und versuchte das Tier irgendwie zu bändigen. Dabei legte sich eine Seilschlinge um einen seiner Finger, und beim nächsten Ruck des mächtigen Tiers büßte der arme Mann das obere Drittel dieses Fingers ein. Kurz darauf kam er Hilfe suchend ins Kloster. Die Hand war blutüberströmt, und aus dem zerfetzten Fleisch des Fingers ragte ein Knochenstumpf. Wir brachten ihn sofort ins nächste Krankenhaus, wo er versorgt wurde. Man sah ihn dann bald wieder bei der Arbeit, einen Finger etwas kürzer.

Moral: Wenn etwas so Starkes wie ein Wasserbüffel weglaufen möchte, lässt man es besser weglaufen. Wasserbüffel laufen nicht ewig. Ein paar hundert Meter, dann bleiben sie stehen. Hat sich das Tier beruhigt, kann es der Bauer leicht wieder einfangen, und es lässt sich willig führen wie sonst. Was sich da an Fingern retten ließe! Es gibt ja bekanntlich Menschen, die manchmal losgehen wie Wasserbüffel – vielleicht Ihr Partner, Ihr Sohn, Ihre Schwiegermutter. Wenn die Person sich austobt, lassen Sie sie am besten einfach toben. Sie tun sich nur weh, wenn Sie die Zügel anzuziehen versuchen. Warten Sie ab, tun Sie nichts. Bald hat sich die Person wieder beruhigt, und dann ist es vielleicht Zeit, etwas zu tun.

Eine Schülerin fragte mich unlängst, wie sie mit ihrem »Wasserbüffel-Geist« während der Meditation umgehen solle. »Lassen Sie ihn einfach«, sagte ich. »Er wird schon wieder anhalten und zu Ihnen zurückkommen.« Ich rief ihr die Geschichte von einer anderen Schülerin und ihrem sechsjährigen Sohn in Erinnerung. Einmal war dieser Sohn so aufgebracht, dass er schnaubte: »Ich gehe jetzt und komme nie, nie wieder!« Da es eine Gegend war, in der dem Jungen nichts passieren konnte, sagte die weise Mutter: »Ja, gut.« Sie half ihm beim Packen seiner kleinen Tasche und machte ihm als Proviant für seinen Weg hinaus ins Leben noch ein paar Butterbrote. Sie winkte ihm nach, als er auf der Straße war. Er ging auch ein paar Hundert Schritte, dann packte ihn das Heimweh. Er machte kehrt und war sehr schnell wieder in den Armen seiner wartenden Mama.

Meine Schülerin mit dem Wasserbüffel-Geist lachte immer wieder in sich hinein, während ich erzählte. Dann sagte sie, das Gleiche sei ihr mit sieben Jahren passiert. Sie kündigte ihrer Mutter. Die versorgte sie nicht nur mit Proviant, sondern gab ihr sogar etwas Geld mit. Sie kam keine zweihundert Meter weit, bevor es sie nach Hause zurückzog. Jetzt weiß sie, wie man mit dem Wasserbüffel-Geist umgeht.

Wenn irgendein Problem überwältigend stark zu sein scheint, lassen Sie es los. Die Dinge ändern sich, ein Feuer ist irgendwann ausgebrannt, Überflutungen verlaufen sich irgendwann wieder. Erst wenn der Wasserbüffel nicht mehr galoppiert, können Sie Nutzbringendes zur Lösung von Lebenskrisen unternehmen. Daher noch einmal: Lernen Sie loszulassen und entspannt zu bleiben, das dient nicht nur der Erleuchtung, sondern auch dem Überleben.

Nichts ist schwer, wenn man loslassen kann

Abgesehen von Krisenzeiten kann man sich auch die ganz normale Last des Alltags durch Meditation erleichtern. Nach Art meines Lehrers Ajahn Chah demonstriere ich den Sinn und Nutzen der Meditation gern an einem Glas Wasser, das ich mit ausgestrecktem Arm halte.

»Wie schwer ist das?«, frage ich meine Zuhörer und antworte gleich selbst: »Je länger ich es so halte, desto schwerer wird es. Wenn ich das Glas zehn Minuten so halte, fängt es an, sich schwer anzufühlen. Halte ich es zwanzig Minuten, tut mir der Arm allmählich weh. Und wenn ich es nach einer Stunde immer noch so halte, wird es nicht nur zur Qual, sondern ich habe auch bewiesen, dass ich ein ziemlich dummer Mönch bin. Was kann ich also tun, wenn das Glas unangenehm schwer wird?«

»Es absetzen«, höre ich dann. Natürlich. Das Problem liegt ja nicht im Gewicht des Glases. Es entsteht erst dann, wenn man das Glas zu lange hält, anstatt es abzusetzen und den Arm auszuruhen. Sie brauchen den Arm nur ein paar Minuten zu entlasten, dann können Sie das Glas wieder aufnehmen und mühelos halten.

Deshalb hat Stress nichts mit der Schwere Ihrer Pflichten zu tun. Das Problem liegt vielmehr darin, dass Sie Ihre Verantwortung zu anhaltend schultern und dann nicht mehr wissen, wie Sie sie einmal ablegen können, um sich innerlich zu regenerieren. Und Sie brauchen sich wirklich nur für ein paar Minuten von den Dingen zu lösen, um einmal wirklich aufzuatmen. Nach der Meditation, ausgeruht, können Sie all das wieder aufnehmen, und es fühlt sich jetzt tatsächlich leichter an. Sie tragen die Dinge ohne Stress ein Stück weiter, bis es wieder Zeit zum Ausruhen ist und Sie alles so lange absetzen.

Das Glas abzusetzen, also alles Beschwerliche für kurze Zeit sich selbst zu überlassen, lernt man beim Meditieren. Meditation ist *das* Training fürs Loslassen. Meditation bedeutet nicht Pflichtvergessenheit, wir geben unsere Pflichten nicht ein für allemal ab. Wir stehlen uns nicht aus der Verantwortung. Meditation trainiert Ihre Fähigkeit, Ihre Bürden immer dann, wenn es wichtig ist, vorübergehend abzusetzen, um sich auszuruhen und die Aufgaben später wieder mit neuer Kraft und daher viel besseren Ergebnissen in Angriff zu nehmen. Das Leben ist gar nicht so schwer, wenn man gelernt hat loszulassen.

Totales Zuhören

Einmal kam ich draußen am Küchenfenster meines Klosters vorbei und blickte hinein. Ich sah sechs unserer Helfer bei der Vorbereitung des Essens, und alle redeten. Sechs Leute, sechs offene Münder. Ich kam ins Grübeln: Wenn alle redeten, wer hörte dann zu? Niemand. Sie waren alle vollauf mit dem Reden beschäftigt. Was da an Atem einfach so verpufft!

Und diese Geschichte ist ja leider nur allzu bezeichnend für unsere Zeit. Zu viele beschränken sich aufs Reden, kaum einer ist da, der sich ums Zuhören kümmert. Ehen scheitern, weil keine Kommunikation stattfindet. Pubertierende geraten außer Rand und Band, weil sie sich ungehört und unverstanden fühlen. Kunden, Klienten, Mandanten wandern ab, weil ihre Bedürfnisse nicht wahrgenommen werden. Und wir alle, mit wenigen Ausnahmen, werden älter und schließlich alt und haben immer noch nicht begriffen, worum es im Leben geht. Weshalb ist das so? Weil wir nie lernen, uneingeschränkt zuzuhören.

Wer ganz und gar zuhören will, muss den Mund halten. Sie können nur zuhören *oder* reden, beides zusammen geht nicht. Und nicht nur äußerlich müssen Sie schweigen, sondern auch der innere Kommentar muss aufhören. Nur wer innerlich ganz still ist, kann wirklich zuhören. Wer zuhören will, muss mit allem, was er ist, lauschen.

Sie werden staunen, was man alles erfährt, wenn man von einem Ort der inneren Stille aus zuhört. Manch einer wird denken, Sie verfügten über paranormale Fähigkeiten und könnten Gedanken lesen. Es handelt sich aber lediglich um totales Zuhören, das eine ganz andere Reichweite hat. Wer mehr vom »Signal«, also vom Gesagten mitbekommen möchte oder muss, braucht einfach einen ausreichenden Abstand vom »Rauschen« seines inneren Dialogs. Wenn man im achtsamen Schweigen geschult ist, machen sich die üblichen Kommunikationshindernisse einfach nicht bemerkbar. Ohne sich darum eigens zu bemühen, merken Sie sehr genau, was die Menschen in Ihrer Umgebung bewegt. Sie schaffen in Ihrer Familie wohltuende Harmonie, und im Beruf ist Ihnen der Erfolg sicher.

Im totalen Zuhören erfahren Sie sogar, was Ihr eigener Körper Ihnen sagen möchte. Der Körper gibt immer Warnsignale, bevor sich eine Krankheit manifestieren kann. Meist überhören wir diese Signale jedoch, weil wir zu sehr mit unserer eigenen inneren Konversation beschäftigt sind. Sogar laute Warnrufe und vernehmliches Betteln um eine Erholungspause gehen im Rauschen unseres pausenlosen Denkens unter. Und plötzlich haben wir Krebs oder das Herz versagt. Meditierende lernen, aus dem achtsamen Schweigen heraus ihren Körper deutlich wahrzunehmen. Sie erkennen seine Bedürfnisse so feinfühlig wie die Bedürfnisse Ihrer Familie, und sie sind es schließlich, die ein langes, glückliches Leben in diesem Körper und mit ihrer Familie verbringen.

Auch Einsicht kommt aus dem totalen Zuhören, aus dem Lauschen. In der Stille erschließt sich Ihnen das Wesen der Dinge. Und die beste aller Einsichten besteht in der Erkenntnis von Sinn und Bedeutung des Lebens. Wäre es nicht herrlich, wenn wir alle einmal sämtliche religiösen und persönlichen Glaubenssätze beiseite lassen würden, um wach und still dem Puls des Lebens zu lauschen? Dann erst würden wir dem Leben wirklich zuhören. Es bietet uns seine Weisheit ständig und ebenso sanft wie geduldig dar, nur dass wir ununterbrochen Selbstgespräche führen und kaum je wirklich zuhören. Kein Wunder, dass nur wenige von uns verstehen.

Die Prüfungen des Lebens bestehen

Meine letzten Examina an der Universität von Cambridge legte ich 1972 im Fach theoretische Physik ab. Das waren harte Zeiten. Meine gesamte Hochschullaufbahn kristallisierte sich in diesen letzten Prüfungen, alles Bisherige zählte jetzt nicht mehr. Jetzt hieß es nur noch bestehen oder durchfallen. Die Prozedur bestand über etliche Tage in einer dreistündigen Klausur am Vormittag und einer weiteren am Nachmittag, kein einziger Tag Pause. Es vergeht in Cambridge, wie ich erfuhr, kein Jahr, ohne dass mindestens ein Student während dieser Abschlussexamina Selbstmord begeht. So ungeheuer war der Druck. Ich hatte allerdings einen Wettbewerbsvorteil, mit dem ich ganz gut durchkam: Ich hatte gelernt zu meditieren.

Nach der Vormittagsklausur ging ich nicht zum Essen. Ich verschwand in meinem Zimmer, setzte mich auf mein Kissen und meditierte. Da kam natürlich als Erstes die eben geschriebene Klausur hoch. Hatte ich die Fragen richtig beantwortet? Hätte ich ausführlicher erläutern sollen? Bald war ich völlig von der Vergangenheit, eben dieser Klausur, beherrscht. Man hat leicht sagen, die Vergangenheit sei vorbei, und es habe keinen Sinn, sich über Dinge den Kopf zu zerbrechen, an denen doch nichts mehr zu ändern ist. Schon richtig, aber mancher findet es schwer, sich an solch vernünftige Gedanken zu halten. Unsere Gedanken kreisen doch um das Vergangene. Genau da kam mir meine Meditationsschulung sehr zustatten: Ich stellte fest, dass ich mich vom Vergangenen lösen konnte. Die Vormittagsklausur beschäftigte mich nicht weiter. Und dann?

Dann tauchte natürlich die Nachmittagsklausur auf, die in weniger als einer Stunde folgen würde. Sollte ich nicht lieber die Augen aufmachen und noch einen Blick ins Buch werfen? Das hatte ich schon früher praktiziert, dieses panische Pauken unmittelbar vor einer Prüfung. Aber es war nie das drangekommen, was ich eben noch wiederholt hatte. Das galt sicher auch jetzt. Wiederholen war Kraftverschwendung. Auch hier kam mir die Meditation zu Hilfe, und ich konnte vom Kommenden lassen. Bei der Meditation in meinem Zimmer zwischen den Klausuren suchte und fand ich den Ruhezustand des Jetzt-Gewahrseins.

Und was mir in diesem Zustand auffiel, war zunächst erschreckend, auch weil ich es bis dahin nicht bemerkt hatte: Ich zitterte. Ich hatte mich noch nie als nervösen Menschen gesehen, aber jetzt saß ich da und schlotterte vor Angst. Nun ist ein nervöses Zittern während eines so anspruchsvollen Abschlussexamens ja völlig verständlich. Aber dass ich es bisher nicht bemerkt hatte, das schockierte mich. Ich war derart auf die Arbeit konzentriert gewesen, dass ich meinen Körper praktisch nicht mehr wahrgenommen hatte. Im Jetzt-Gewahrsein war plötzlich wieder aufmerksames Zuhören möglich, und so hörte ich, wie mein Körper um eine Ruhepause bettelte. Da ich ihm aufmerksam zuhörte, wurde er bald ruhiger. Das Zittern hörte auf. Der Körper wurde still. Aber dann kam die Stimme des Geistes durch.

Mir wurde bewusst, wie müde und ausgelaugt ich geistig war. Es war mir nicht aufgefallen, ich war zu beschäftigt gewesen. Jetzt war einfach kein Gehirnschmalz mehr da. Ich lauschte meinem Geist so vorbehaltlos wie zuvor dem Körper und bekam mit, dass er gern einen Augenblick gar nichts tun wollte. So saß ich denn einfach da. Und langsam kam die Energie zurück. Ajahn Chah bestätigte mir später, dass geistige Energie aus der Stille kommt. Am Ende meiner dreißigminütigen Meditation war ich entspannt, klar und energiegeladen. Freunde sagten mir später, ich sei der Einzige gewesen, der den Klausurraum lächelnd betreten hatte. Manche dachten, ich sei irgendwie an die Antworten gekommen und deshalb so locker. Tatsächlich hatte ich Antworten gefunden, wenn auch nicht auf die Examensfragen. Ich hatte die Antwort auf die Stressfrage gefunden. Und ich schnitt sehr gut ab bei diesem Examen.

Das Leben ist voller Prüfungen, nicht nur während der Ausbildung. Da gibt es beklemmende Tage, an denen uns gnadenlos auf den Zahn gefühlt wird. Meditation hilft uns in allen Prüfungssituationen des Lebens, sei es auf der Universität oder beim Einstellungsgespräch, in unseren Beziehungen oder während einer Krankheit – überall da, wo wir auf die Probe gestellt werden. Lernen, wie man loslässt und sich entspannt, dass ist die raffinierteste aller Techniken für die Prüfungen des Lebens. Diese Technik heißt Meditation.

Daheim einen heiligen Raum schaffen

Meditation dient nicht nur denen, die auf Erleuchtung aus sind, sondern nützt jedem, der Glück und Sinn im Leben sucht. Wenn Sie nicht in einem Kloster leben, tun Sie sich einen großen Gefallen mit einem heiligen Raum, den Sie sich in Ihrem Wohnumfeld schaffen.

Das ist nicht so schwierig, wie es Ihnen erscheinen mag. Viele moderne Häuser haben Gemeinschaftsräume, Gästezimmer, Hobby- und Spielzimmer oder mehrere Bäder. Wäre es nicht ein kluger Schachzug, auch einen heiligen Raum einzurichten? Und wenn kein ganzes Zimmer in diesem Sinne umzuwidmen ist, könnten sie doch eine wenig genutzte Ecke Ihres Schlafzimmers nehmen. Markieren Sie Ihre private Ecke mit Lieblingskissen. Gestalten Sie sie mit gerade so vielen spirituellen Symbolen und Frieden ausstrahlenden Postern aus, dass eine Atmosphäre von gelassener Ruhe entsteht. Nutzen Sie diese Ecke häufig zum Meditieren oder zur Beschäftigung mit spirituellen Texten, die Sie lesen oder hören. Gehen Sie hier keinen Alltagsbeschäftigungen nach, und sprechen Sie nicht, solange Sie in dieser Ecke sind. Im Laufe der Monate und Jahre werden Sie merken, wie dort eine sanfte »Energie der Stille« entsteht. Bald wird Ihr besonderes Eckchen sich zu einem ausgewachsenen heiligen Raum mausern. Das Meditieren wird dann viel einfacher, weil sie über einen spirituellen Kraftort verfügen.

Eine meiner Schülerinnen in Australien hat diesen Rat befolgt und sich in ihrem Schlafzimmer eine Ecke eingerichtet. Sie meditierte dort regelmäßig, oft auch mit ihrem Mann zur Seite. Einmal kam es direkt vor dem Haus zu einem hitzigen Streit zwischen ihren beiden Kindern. Die siebenjährige Tochter rannte weinend ins Haus und schnurstracks zum Elternschlafzimmer. Sie setzte sich auf Mamas Kissen in der Meditationsecke, bis die Tränen versiegten. Das hatte sie vorher noch nie getan. Instinktiv fand sie den Ort des Friedens im Haus, jenen heilenden Freiraum, der ihr den schlimmen Schmerz in ihrem kleinen Herzen abnahm. So war dieser heilige Ort für die ganze Familie wertvoll geworden.

Sogar im Büro kann man sich einen heiligen Ort schaffen. So weiß ich von einem Anwalt, der in der Mittagszeit unbedingt Meditation brauchte, um dem Stress in seiner Kanzlei standhalten zu können. Aber wo sollte er einen Platz finden, wo kein Mandant ihn sah und kein Telefon ständig dazwischenschnarrte? Es gab in seinem Büro einen Schrank voller Papiere und Akten. Den räumte er einfach leer und machte ihn zu seinem heiligen Raum. Mittags schloss ihn seine Sekretärin immer für dreißig Minuten Meditation in diesen Schrank ein. Wenn ein Mandant vorbeikam oder das Telefon klingelte, sagte sie fröhlich: »Tut mir leid, ich kann ihn nicht erreichen, er ist im Schrank.« Und sie schließt ihn gern dort ein; sie weiß, dass er dann den ganzen Nachmittag ein viel umgänglicherer Chef ist. Sie weiß auch, dass man die »verlorene« halbe Stunde schnell wieder herein hat, weil anschließend effektiver und mit mehr Augenmaß gearbeitet wird. Meditation ist eine Investition von Minuten, die sich als viele Stunden bezahlt macht.

Maßlos loslassen

Der britische Physiker Lord Kelvin hat einmal gesagt: »Was sich nicht messen lässt, kann man nicht beherrschen.« Anders gesagt: Wenn die Wissenschaft uns zur Beherrschung der Welt verhelfen soll, müssen wir erst einmal lernen, die Naturphänomene genau zu messen. Kelvins Erkenntnis und die daraus abgeleitete Forderung nach Messgenauigkeit war entscheidend für die Entwicklung der Technik und folglich für die Beherrschung mancher der weniger erfreulichen Naturerscheinungen.

Dieses Wahrheitsjuwel funktioniert zum Glück auch andersherum: »Hör auf zu messen, und mit der Kontrolle ist es ebenfalls vorbei.« Nicht mehr messen heißt loslassen.

Messen Sie beim Meditieren Ihre Fortschritte? Denken Sie: »Diese Meditation taugt nichts« oder »Das ist eine gute Meditation«? Die Erfahrung wird Ihnen zeigen, dass solche Einstufungen nur den Kontrollwahn schüren und den Macher in den Vordergrund rücken. Wenn Ihre Meditation nach Ihrem Maßstab schlecht ist, werden Sie sie besser machen wollen. Und fällt Sie nach diesem Maßstab gut aus, werden Sie sie noch besser machen wollen. Wo gemessen wird, folgt immer mehr Tun. Das Loslassen gerät in Vergessenheit, und schon sind Sie vom Pfad des Friedens abgekommen.

Überlegen Sie einmal, wie es wäre, wenn bei Ihrer Meditation keinerlei Messen stattfände. Wenn Sie alle Einschätzungen und Einstufungen wegließen, wie wäre das? Nun, Sie würden die Kontrolle abgeben. Ihr Geist wird wieder Anfängergeist, der nicht einmal die Maßeinheiten kennt, geschweige denn weiß, wie man misst. Solch ein Geist lässt leicht los und wird zutiefst friedvoll. Lassen Sie Ihre Meditation ganz unbewertet, und alles »Machen« hört auf. Der Friede nimmt zu, das Glück blüht auf, die Weisheit reift heran. Und die Frucht der Erleuchtung fällt Ihnen schließlich in den Schoß.

Nehmen Sie sich keine Zeit zum Messen, und Sie kommen ganz von selbst in der Zeitlosigkeit des gegenwärtigen Augenblicks zur Ruhe. Bewerten Sie nicht, vergeben Sie keine Namen, und das Denken wird ohne Anstrengung Ihrerseits versiegen, während Sie in die achtsame Stille eingehen. Überlassen Sie den Atem sich selbst, bis Sie nicht einmal mehr verzeichnen, ob er gerade ein- oder ausströmt, lang oder kurz, glatt oder holprig ist, und der Atem wird schließlich ganz verschwinden und den Blick auf das leuchtende Nimitta freigeben. Dann entlassen Sie auch das Nimitta aus jeglicher Einschätzung als hell oder trüb, klar oder stumpf und werden erleben, dass Sie ganz leicht in den Jhāna-Zustand kommen. Verzichten Sie darauf, den Geist an Wahrnehmungen zu messen, und er wird ganz von selbst mühelos durch die nicht stofflichen Bereiche aufsteigen. Schließlich messen Sie überhaupt keine Bewusstseinsphänomene mehr, und die gesamte Saṃsāra-Welt einschließlich des Geistes wird ihr endgültiges Ende finden. Nichts bleibt übrig, nicht einmal nichts.

Wenn Sie dem Pfad der Meditation folgen, steigt Ihr Glück wie eine Flut, die keine Ebbe kennt. Sie ringen immer weniger mit Ihrem Innenleben, und die eingesparte Energie kommt der Achtsamkeit zugute. Einsichten tun sich auf wie köstliche Früchte an einem schwer tragenden Baum, Sie können sie gar nicht alle zugleich pflücken und essen. Es ist so vollkommen klar geworden, dass der Weg zum Frieden in eben diesem Loslassen besteht, das Sie durch die Meditation gelernt haben. Sie können auch vom Weg der bedingungslosen liebevollen Freundlichkeit sprechen. Diese Güte, Mettā, lässt Ihre Urteile über sich selbst und andere milder werden. Alles Bewerten und Messen verblasst und verschwindet, weil es ohnehin nur Hirngespinst war – und damit werden Ihnen auch die Worte genommen, denn Sprache ist wirklich nicht mehr als die Messlatte des Lebens. Auf dem Gipfel des Friedens, wo das Glück zu einem strahlenden Juwel kristallisiert und alles Messen endgültig in sich zusammenfällt, verschwindet auch der Geist. Da zeigt sich, dass alles Messen sein Werk war.

Das ist das Erlöschen, das restlose Aufhören von allem. Im Nibbāna hat kein Wort mehr Bedeutung, weil alles Messen zu Ende ist. Das ist es, worauf die großen Weisen zu deuten versuchen, wenn sie sagen, dass es dort kein Lang und Kurz mehr gibt, keine Vergangenheit, keine Gegenwart und keine Zukunft, kein Hier und kein Dort, keine Geburt und keinen Tod: Dort ist alles zu Ende. Das letzte Geist-Objekt, das nämlich, was den endgültigen Ausstieg aus dem Saṃsāra besiegelt und alles, was Name-und-Form ist, ein für allemal hinter sich lässt, ist das absolute Erlöschen. Parinibbāna *ist* das letzte Wort.

DANK

Mein Dank geht zuerst an Cūlaka Bhikkhu (Dr. Jacob Meddin), der seine winzige Mönchshütte in so etwas wie einen Sweatshop der Dritten Welt verwandelte und trotz schwacher Gesundheit über Monate viele Stunden arbeitete, um für die hauseigene Dhamma-Zeitschrift der Buddhist Society of Western Australia eine erste Fassung dieser Unterweisungen zu erstellen. Danken möchte ich auch Ron Storey, der das Buch vermutlich auswendig kennt, so oft hat er das Manuskript abgetippt, sowie Nissarano Bhikkhu, der sich um den Index kümmerte. Längst fälligen Dank möchte ich Nai Boonman von der britischen Samatha Society aussprechen, meinem ersten Meditationslehrer, der mir 1970 die Schönheit und Bedeutung des Jhāna nahebrachte, als ich noch ein langhaariger Student der Universität von Cambridge war. Vor allem jedoch gilt meine grenzenlose Dankbarkeit Ajahn Chah, dem Lehrer, unter dessen Anleitung ich glückliche neun Jahre in Thailand verbrachte. Er legte den Weg der Befreiung nicht nur mit großer Klarheit dar, sondern lebte ihn auch rückhaltlos bis zu seinem letzten Atemzug.

Nicht zuletzt gilt mein Dank auch all denen im Verlag Wisdom Publications, die keine Mühe scheuten, um dieses Werk zu einem guten Abschluss zu bringen. Möge ihr Karma Gesundheit für sie vorsehen, damit sie sich meinem nächsten Buch wieder mit vollem Einsatz widmen können.

ANMERKUNGEN

1. Wo nichts anderes vermerkt ist, stammen Übersetzungen aus dem Pāli von mir und können deshalb hier und da von anderen Übersetzungen abweichen.
2. Dieses Büchlein ist in der englischen Originalausgabe achtmal nachgedruckt worden und existiert auch in deutscher, singhalesischer, tschechischer und russischer Übersetzung.
3. Hier verwende ich *The Middle Length Discourses of the Buddha*, die von den Bhikkhus Ñānamoli und Bodhi erstellte Übersetzung des Dīgha-Nikāya (siehe Literaturverzeichnis), S. 340.
4. *The Complete Illustrated Works of Lewis Carroll.* London: Chancellor Press, 1982, S. 65.
5. Jacobo Timerman, siehe Literaturverzeichnis.
6. Vergleiche »Upādāna« in Nyanatiloka: *Buddhistisches Wörterbuch* (siehe Literaturverzeichnis).
7. Über die Beziehung zwischen Pīti-Sukha und dem Atem habe ich in Kapitel 7 über Ānāpānasati gesprochen.
8. Ich verwende hier *The Numerical Discourses of the Buddha* in der Übersetzung von Nyanaponika Thera und Bhikkhu Bodhi (siehe Literaturverzeichnis), S. 36.
9. Geräusche können das erste Jhāna noch stören, aber sobald man das Geräusch wahrnimmt, ist man schon nicht mehr im Jhāna.
10. Ich folge hier der Übersetzung von Bhikkhu Bodhi, *The Connected Discourses of the Buddha* (siehe Literaturverzeichnis), S. 1252 ff.
11. Ñānamoli und Bodhi, *The Middle Length Discourses*, S. 508.

12. Siehe Parnia und Feinwick, »Near Death Experiences in Cardiac Arrest«, S. 5.
13. Siehe van Lommel et al., »Near-Death Experience in Survivors of Cardiac Arrest«, S. 2044.
14. Ebenda, S. 2043.
15. Siehe Parnia et al., »A Qualitative and Quantitative Study ...«, S. 154.
16. Libet (siehe Literaturverzeichnis).
17. »Das« steht auch im Pāli-Original *yam* im Singular, woraus zu entnehmen ist, dass zwar unterschiedliche Namen verwendet werden, aber immer ein und dieselbe Sache gemeint ist.
18. Bodhi, *Connected Discourses*, S. 595.
19. So schrieb zum Beispiel Mrs. Rhys Davids, die frühere Präsidentin der Pali Text Society, in ihrer Einleitung zur ersten englischen Übersetzung des Aṅguttara Nikāya, Anattā und die Ablehnung des Begehrens seien lediglich »mönchische« Auslegungen dessen, was der Buddha lehrte (S. XIV–XV). Ein Beispiel aus unserer Zeit ist Thich Nhat Hanh. In seinem Buch *The Sutra on the Full Awareness of Breathing* (*Das Wunder des bewussten Atmens*) schreibt er auf S. 20 über die Jhānas: »Wir können demnach sagen, dass die vier meditativen Zustände ... nach dem Tod des Buddha eingeführt wurden.«
20. Ñānamoli und Bodhi, *Middle Length Discourses*, S. 454–58.
21. Norman, *Sutta Nipāta* (1995), S. 26.
22. Ñānamoli und Bodhi, *Middle Length Discourses*, S. 260.
23. Ebenda, S. 1083.
24. Ebenda, S. 557.
25. Siehe Goleman, *Destructive Emotions*, S. 338–39.
26. Carroll, *Complete Illustrated Works*, S. 193–94.
27. Ñānamoli und Bodhi, *Middle Length Discourses*, S. 283.
28. Bei diesen sieben Leben wird das gegenwärtige mitgezählt. Ein in den Strom Eingetretener hat höchstens noch sechs weitere Leben vor sich.

29. *Manorathapūranī* (Kommentar zum Aṅguttara-Nikāya), 3,374; der Textbezug ist AN 6,44.
30. Siehe auch Nyanaponika und Bodhi, *Numerical Discourses of the Buddha*, S. 71.
31. Ebenda, S. 205–6.
32. Bodhi, *Connected Discourses*, S. 1329.
33. Ñānamoli und Bodhi, *Middle Length Discourses*, S. 674.
34. Siehe auch Nyanaponika und Bodhi, *Numerical Discourses*, S. 231.
35. Siehe auch Bodhi, *Connected Discourses*, S. 1433 (Anm. 236).
36. Ebenda, S. 230.
37. Ebenda, S. 544.
38. Siehe auch Nyanaponika und Bodhi, *Numerical Discourses*, S. 162.
39. Ebenda, S. 231.
40. Siehe auch Bodhi, *Connected Discourses*, S. 1167.
41. Ñānamoli und Bodhi, *Middle Length Discourses*, S. 422.
42. Ebenda, S. 423.
43. Nyanaponika und Bodhi, *Numerical Discourses*, S. 159 ff.
44. Ebenda, S. 171.
45. Ebenda, S. 231.
46. Ñānamoli und Bodhi, *Middle Length Discourses*, S. 861.
47. Bodhi, *Connected Discourses*, S. 1859.

LITERATUR

Buddhistische Texte im Pāli-Original

The Aṅguttara Nikāya, 5 Bde. London: Pali Text Society, 1888–1961.
Buddhaghosa, Ācariya: *The Commentary on the Dhammapada (Dhammapada-atthakathā)*, 4 Bde., herausgegeben von H. C. Norman. London: Pali Text Society, 1906.
–: *Manoratha Pūranī: Buddhaghosa's Commentary on the Aṅguttara Nikāya*, 5 Bde. London: Pali Text Society, 1940–73.
–: *The Visuddhi Magga of Buddhaghosa*, herausgegeben von C. A. F. Rhys Davids. London: Pali Text Society, 1975 (Erstausgabe 1920–21).
Dhammapada, herausgegeben von O. von Hinüber und K. R. Norman. Oxford: Pali Text Society, 1994.
Dhammapāla, Ācariya: *Paramattha-dīpanī, Theragāthā-aṭṭhakathā: The Commentary of Dhammapālācariya*, 3 Bde., herausgegeben von F. L. Woodward. London: Pali Text Society, 1940–59.
The Dīgha Nikāya, herausgegeben von T.W. Rhys Davids und J. Estlin Carpenter, 3 Bde. London: Pali Text Society, 1890–1911.
The Jātaka, herausgegeben von V. Fausboll, 6 Bde. London: Pali Text Society, 1963.
The Majjhima Nikāya, 3. Bde. Herausgegeben von V. Trenckner (Bd. 1) und Robert Chalmers. London: Pali Text Society, 1888–99.
Milindapañho, herausgegeben von V. Trenckner. London: Pali Text Society, 1880.
The Saṃyutta Nikāya, 5 Bde., herausgegeben von M. Leon Feer. London: Pali Text Society, 1884–1998. (Von G. A. Somaratne überarbeitete Neuausgabe des ersten Bandes 1998.)

Sutta Nipāta, herausgegeben von Dines Andersen und Helmer Smith. Neuausgabe London: Pali Text Society, 1913.
The Thera- and Therī-gāthā: Stanzas Ascribed to Elders of the Buddhist Order of Recluses, herausgegeben von Hermann Oldenberg und Richard Pischel, 2. Auflage von K. R. Norman und L. Alsdorf. Oxford: Pali Text Society, 1966.
Udāna, herausgegeben von Paul Steinthal. London: Pali Text Society, 1885.
The Vinaya Pitakam, herausgegeben von Hermann Oldenberg. London: Pali Text Society, 1929–64. (Erstausgabe 1879–83.)

Buddhistische Texte in Übersetzungen

Große Teile des Pali-Kanons sind im Internet unter www.palikanon.com in deutscher Übersetzung verfügbar. Dort finden sich auch ausführliche Hinweise auf Buchveröffentlichungen. Eine Neuübersetzung von Teragatha und Terigatha außerdem unter www.ub.uni-konstanz.de/kops/volltexte/2000/571/.

Bodhi, Bhikkhu: *The Connected Discourses of the Buddha: A New Translation of the Saṃyutta Nikāya*, 2 Bde. Boston: Wisdom Publications, 2000. Eine deutsche Fassung: *Die Reden des Buddha: Gruppierte Sammlung*, aus dem Palikanon übersetzt von Wilhelm Geiger, Nyanaponika Mahathera und Hellmuth Hecker. Stammbach: Beyerlein & Steinschulte, 1997.
– (Hg.): *In the Words of the Buddha: An Anthology of Discourses from the Pāli Canon*. Boston: Wisdom Publications, 2005. Eine deutschsprachige Anthologie: *Der Weg zur Erlösung in den Worten der buddhistischen Urschriften*, ausgewählt, übersetzt und erläutert von Nyanatiloka, herausgegeben von Nyanaponika. Stammbach: Beyerlein & Steinschulte, 1981.
Buddhaghosa, Ācariya: *The Path of Purification (Visuddhimagga)*, übersetzt von Bhikkhu Ñāṇamoli. 5. Auflage. Kandy: Buddhist

Publication Society, 1991. Deutsche Fassung: *Der Weg zur Reinheit: Visuddhi-Magga*, übersetzt von Nyanatiloka Mahathera. Oy-Mittelberg: Jhana Verlag, 2002.
Ñānamoli, Bhikkhu, und Bhikkhu Bodhi: *The Middle Length Discourses of the Buddha: A New Translation of the Majjhima Nikāya.* Boston: Wisdom Publications, 1995; überarbeitete Neuausgabe 2001. Deutsche Fassung: *Die Lehrreden des Buddha aus der Mittleren Sammlung: Majjhima Nikaya*, Neuübersetzung von Kay Zumwinkel, 3 Bde. Oy-Mittelberg: Jhana Verlag, 2001.
Norman, K. R.: *The Group of Discourses (Sutta-Nipāta).* Oxford: Pali Text Society, 1992. Deutsche Fassung: *Sutta-Nipata: Frühbuddhistische Lehrdichtungen*, übersetzt von Nyanaponika Mahathera. Stammbach: Beyerlein & Steinschulte, 1996.
Nyanaponika Thera und Bhikkhu Bodhi: *Numerical Discourses of the Buddha: An Anthology of Suttas from the Anguttara Nikaya*, selected and translated by Nyanaponika Thera und Bikkhu Bodhi. Walnut Creek, California: Altamira Press, 1999. Deutsche Gesamtausgabe: *Die Lehrreden des Buddha aus der Angereihten Sammlung: Anguttara-Nikaya*, übersetzt von Nyanaponika Thera. Bielefeld: Kamphausen, 1993.
Walshe, Maurice: *Thus Have I Heard: The Long Discourses of the Buddha, Digha Nikaya.* London: Wisdom Publications, 1987. Neuausgabe: *The Long Discourses of the Buddha: A Translation of the Digha Nikaya.* Boston: Wisdom Publications, 1995. Deutsche Fassung: *Die Reden des Buddha: Längere Sammlung*, übersetzt von K. E. Neumann. Stammbach: Beyerlein & Steinschulte, 1996.

Sonstige buddhistische Literatur

Ajahn Brahm: *Die Kuh, die weinte: Buddhistische Geschichten über den Weg zum Glück.* München: Lotos, 2006.
Nyanatiloka: *Buddhistisches Wörterbuch*, herausgegeben von Nyanaponika. Stammbach: Beyerlein & Steinschulte, 1999.

Weitere Quellen

Carroll, Lewis: *The Complete Illustrated Works of Lewis Carroll.* London: Chancellor Press, 1982. Deutsch: *Alices Abenteuer*, 2 Bde. Frankfurt am Main: Insel, 1998.

Goleman, Daniel: *Destructive Emotions: How Can We Overcome Them? A Scientific Dialogue with the Dalai Lama.* New York: Bantam Books, 2003. Deutsche Ausgabe: *Dialog mit dem Dalai Lama: Wie wir destruktive Emotionen überwinden können.* München: dtv, 2005.

Libet, Benjamin: »Unconscious Cerebral Initiative and the Role of Conscious Will in Voluntary Action«, in *Behavioral and Brain Sciences* 8, 1985, S. 529–39; Kommentare S. 539–66; und Nr. 10, 1987, S. 318–21.

Parnia, Sam, und Peter Fenwick: »Near Deat Experiences in Cardiac Arrest: Visions of a Dying Brain or Visions of a New Science of Consciousness«, in *Resuscitation* 52, 2002, S. 5–11.

Parnia, Sam, D. G. Waller, R. Yeates und P. Fenwick: »A Qualitative and Quantitative Study of the Incidence, Features and Aetiology of Near Death Experiences in Cardiac Arrest Survivors«, in *Resuscitation* 48, 2001, S. 149–56.

Timerman, Jacobo: *Wir brüllten nach innen: Folter in der Diktatur heute.* Frankfurt am Main: S. Fischer, 1982.

Lommel, Pim van, Ruud van Wees, Vincent Meyers und Ingrid Elfferich: »Near-Death Experience in Survivors of Cardiac Arrest: A Prospective Study in the Netherlands«, in *Lancet* 358, 2001, S. 2039–45.

REGISTER

Abneigungen 295 f.
Abscheu (Nibbidā) 308 f., 322, 333
Achtsamkeit 24, 75, 78, 80–94, 111, 118, 120, 123, 125, 128, 135, 144 f., 147 f., 152, 154, 156, 160 ff., 167 f., 184, 187 f., 194 f., 198, 204 f., 207, 209, 212, 215, 217, 223, 228, 230, 232 f., 239, 244, 251, 260, 264, 283, 295, 305, 313, 315, 319, 322, 324
–, anhaltende 149
–, bedingungslose 75
–, geläuterte 225
–, gesteigerte 148
–, gewöhnliche 173
–, Grade der 92 ff.
– herstellen 118 f.
–, Kraft der 148 f.
–, schwache 87, 147, 149
–, ununterbrochene 319
–, vier Blickfelder der 144–173, 283
–, vollkommene 170
Ajahn Chah 44, 50, 89, 129, 130, 154, 206, 218, 259, 284, 325, 357, 362
Alleinsein 309
Alltag 199 ff., 354, 357
Anattā (Nicht-Ich) 94, 141, 152 f., 155 f., 163, 165 f., 169, 171 f., 203, 266 f., 283, 297 ff., 303 f., 308, 310, 322
Angst 26, 41 f., 52, 66 f., 129, 137, 158, 168, 171, 181, 197, 202 ff., 295, 326
Anhaftungen 54, 155, 171, 185, 214, 219, 230, 263, 298, 349 ff.
Anicca (Vergänglichkeit) 94, 140 f., 143, 262, 265 f., 298 f., 303 f., 308, 310
Anschauung 311, 315, 319, 321, 336
–, falsche 275, 318, 336
Arahat 279, 324 ff.
Ärger 169
Askese 180
Asubha (Widerwärtiges) 187
Atem 28–32, 35 f., 39, 53 f., 58 ff., 68 ff., 74, 85 ff., 92 f., 102 f., 118, 120 f., 123–126, 128 f., 154 f., 187 f., 192–195, 197, 204, 273
– -betrachtung 119 f.
–, Genügen im schönen 40
– -gewahrsein 88, 102, 184, 186
–, Gewahrsein des schönen 126
– -kontrolle 31
– -meditation 29 f., 102, 105, 107, 117, 119, 187, 191, 194, 201

–, Rückkehr zum schönen 135
–, schöner 32–36, 39, 103, 116–143, 183 ff., 188, 191 ff., 196 ff., 201, 204 f., 273
–, volle anhaltende Aufmerksamkeit auf den 31 ff.
–, volle anhaltende Aufmerksamkeit auf den schönen 35 ff.
Aufhören 141 ff.
–, abhängiges 308
Aufmerksamkeit 28 ff., 53, 71, 75, 78, 81 f., 102, 109, 111, 123 f., 184, 188, 191, 195, 197, 202, 211, 220
– auf den Atem, volle anhaltende 31 ff.
– auf den schönen Atem, volle anhaltende 35 ff.
Aufregung 129, 137
Augenblick 24, 27, 32 f., 40, 60, 70, 75
–, gegenwärtiger 83 f., 87, 102, 110, 156, 195, 216
–, stilles Gehen im gegenwärtigen 110
–, stilles Gewahrsein des gegenwärtigen 105 ff.
Avicāra 219
Avijjā (Verblendung) 151, 244, 251, 262, 266, 284, 292 f., 297, 307, 309, 318, 321 f.
Avitakka 219

Befreiung (Vimokkha) 138
Begehren 160, 162, 168 f., 171, 186, 258, 274, 280 f., 307, 309
–, sinnliches (Kāma-cchanda) 50 ff., 187 f., 241, 292 f., 309, 311, 314, 319 f., 325, 336 f.
Begeisterung 205, 209
Bewusstsein 29, 32, 171 f., 185, 197 f., 208, 212, 216, 235, 240, 242, 264, 275, 294, 335
–, Natur des 164 f.
–, nonduales 216
Bhāvanā 44
Buddha
–, Entdeckung des 177 ff.
–, Gleichnisse des 226 ff.
Buddhalehre s. Dhamma

Carroll, Lewis 37, 299
Cetanā (Willen) 169, 173, 260
Citta s. Geist
–, befreites 282
–, reines 280 ff.
Citta-Paṭisaṁvedī (den Geist erfahren) 131 ff.
Citta-Sankhāra s. Geist-Objekt

Daseins-Begehren 276
Dauerhaftigkeit 317
Davids, Rhys 146
Demut 321
Denken 28, 46, 52, 103, 177, 215, 260, 267, 271, 273, 276, 315 f., 318 f., 321
–, Betrachtung des 168 f.
–, Läuterung des 314 ff.
–, rechtes 320
Depressionen 26, 168
Dhamma (Lehre des Buddha) 30, 42, 65, 134, 181 f., 240, 243,

245, 282, 303, 311, 319, 324, 335
Dukkha (Leiden) 94, 142 f., 150 f., 168, 180 ff., 257–262, 266 f., 290, 297 ff., 303 f., 308 ff., 322, 331 ff.
Dukkha-Vedanā 160 f.

Eifer 315, 323 f.
Einheit 29
Einmal-Wiederkehr 182, 311, 336
Einsicht (Vipassanā) 43, 45 ff., 52, 90 ff., 108, 116, 143, 146, 150, 158 f., 162, 237 ff., 271, 302 f., 322
–, die befreit, tiefe 253–285
– für das Glück im Alltag 44 f.
– in das Leiden, tiefe 257 ff.
– in den Geist, tiefe 277 ff.
– in den Pfad der Meditation 45
– in die Ichlosigkeit, tiefe 266 ff.
– in die Natur des Ich 46 f.
– in die Vergänglichkeit, tiefe 262 ff.
–, tiefe 92, 94, 237–252, 271, 280, 294, 296
–, tiefe und Satipaṭṭhāna 283 ff.
Einspitzigkeit 215 f.
–, räumliche 216
–, zeitliche 216
Ekaggatā 215 ff.
Ekstase 38, 52, 189, 199
Emotionen 171 ff.
–, Betrachtung der 171 ff.
Energie 64, 91, 125, 149, 155, 194 f., 204, 208, 305, 313
–, geistige 89, 134
– mobilisieren 89 f.
Entschlossenheit 73
Entspannung 137
Ergebung 43
Erinnerungsvermögen 81, 167
Erkenntnis 199
Erleuchtung 49, 57, 79, 92, 94, 108, 116 f., 139, 144 ff., 149, 152, 163, 166, 169, 177–183, 212, 238, 280, 286–342
–, Glückseligkeit der 291
–, Sprung in die 322 ff.
Erlöschen s. Nibbāna
–, allmähliches 235 f.
–, vollkommenes 281
–, vollständiges 276, 332 f.
Erlösung (Vimutti) 310
Erregung 41, 197, 202

Flecken, blinde 239 f., 262
Freiheit 33, 52, 54, 56 f. 143, 158, 162, 186, 202, 258 f., 293, 309
Freude (Pīti) 31, 54, 56, 68, 102 f., 124 ff., 128 f., 131, 133, 184 ff., 194 f., 199, 201, 204, 217 f., 222 ff., 230
Freundlichkeit 98 ff., 102 f., 186
Frieden 20, 29, 31, 33, 55 f., 75, 77, 108, 111, 129, 186, 193, 224, 232 f., 251, 279, 294
Frustration 169
Fühlen (Vedanā) 159–162, 167
–, Betrachtung des 159 f.

Garten-Gleichnis 106 f.
Gedächtnis 82

Geduld 29 f., 34, 47, 195, 207
Gehen, im gegenwärtigen Augenblick, stilles 110
Gehirn 269 ff.
Geist (Citta) 21 ff., 25, 32 f., 35, 38–41, 43, 46 f., 49, 52 ff., 63, 72–75, 78, 81, 83 f., 86, 90 ff., 107, 113 f., 127, 130–135, 139, 148 ff., 152 f., 159 f., 180, 183 ff., 188, 190–193, 195, 197–200, 206, 208, 212–215, 219 f., 225, 230, 232–235, 242–245, 248, 251, 260, 264, 267, 269 ff., 275, 277 f., 280 ff., 295 f., 298 f., 308, 319, 322, 325
- befreien 138 f.
-, Betrachtung des 162 f.
-, Entfaltung des 208
- erfahren (Citta-Paṭisaṁvedī) 131 ff.
-, Erlöschen von 293 f.
-, Spiegelbild des 131, 133, 135 f., 197, 205
-, vollkommen unerschütterliche Ausrichtung des 220
Geist-Basis 232 ff.
- des grenzenlosen Bewusstseins 233 f.
- des grenzenlosen Raums 233
- des Nichts 234
- des weder Wahrnehmens noch Nicht-Wahrnehmens 234 f.
Geist-Bewusstsein 162, 166 f., 266, 277, 279
Geist-Objekt (Citta-Sankhāra) 127 f., 152 f., 168 f., 171 f., 196, 224, 232
-, Betrachtung von 166
Geist-Sinn 196
Gelassenheit 43, 109, 169, 223, 233
Gemüt 102
Genügen 40, 195
Gewahrsein 35, 64 f., 75, 81 f., 87, 90, 102, 120, 184, 191, 202, 212, 225
- Atem- 88, 102, 184, 186
- des Atems, stilles Jetzt- 28, 85 f.
- des gegenwärtigen Augenblicks, stilles 105 ff..
- des Gehens 111
- des schönen Atems 126
- im Augenblick 19
- im Augenblick, stilles 25 ff.
- Jetzt- 26 f., 29, 52 f., 69, 84 f., 110, 118, 135, 195
- Jetzt, stilles 85, 118
-, passives 204 f.
Gewohnheiten 319
Glauben 52, 305, 313, 324
Gleichmut 94, 108, 223, 232, 330
Glück (Sukha) 29, 33, 41 f., 55 f., 72, 90, 101, 104, 124 ff., 128 f., 131, 139, 141 f., 162, 177–189, 196 f., 199, 201 f., 208 f., 211 f., 214–225, 229, 232, 259 ff., 290, 293, 295
Grausamkeit 315, 320
Großzügigkeit 134
Güte (Mettā) 28, 75, 77 f., 95–105, 186 f., 330
-, körperlose 103
- -Meditation 56, 95–105, 107, 134, 187

Haften 51, 181 f., 258, 276, 280, 298
Heilung 57
Hindernisse 49–79, 187, 230
–, Beseitigung der fünf 147
–, Betrachtung der fünf 167 f.
–, fünf 147, 149 f., 160, 166, 172, 208, 241 ff., 280, 283, 319
–, Wirkungsfeld der 74 f.
Hiri (Scham) 313

Ich 46 f., 140 f., 152 f., 156, 166, 181, 202 f., 214, 217, 241, 264, 267, 271 ff., 275 f., 278, 283, 296, 298, 307, 310, 317 ff., 324, 326, 330, 335
– -Illusion 169, 271 ff., 297, 307
Illusion 170, 172, 186, 221, 271, 275, 277
Imagination 119 f.
Inspiration 96

Jetzt-Augenblick 24, 195, 216, 272 f.
Jetzt-Gewahrsein 26 f., 29, 52 f., 69, 84 f., 110, 118, 135, 195
– des Atems, stilles 28, 85 f.
–, stilles 85, 118
Jhāna 33, 40–46, 48 f., 52, 54–57, 70–73, 75, 79, 94, 103 f., 116 f., 130 f., 133, 135, 138–143, 145 ff., 154 f., 160, 162 f., 170, 173, 177–183, 189–210, 228 ff., 244 f., 251, 257–261, 264–267, 271, 273, 277 f., 280, 283, 291, 295 f., 301–304, 306, 318–322, 337 f.
–, Eigenschaften des 42 f.
–, Eintritt ins 206 ff.
– Jo-Jo- 208 ff.
–, Kennzeichen des 211–236
–, Rückkehr aus dem 140 f.
–, Stille des 46

Kāma-cchanda (sinnliches Begehren) 50 ff., 187 f., 241, 292 f., 309, 311, 314, 319 f., 325, 336 f.
Kāmaloka 218, 265
Kāma-Sukha 180
Kāmataṇhā 333
Karma 253, 336
Kelvin, Lord 365
Klarheit 72, 82, 92, 104, 121
Kontrollabgabe 137, 203 f.
Konzentration 323 f.
Körper 38, 51 ff., 138 f., 149 f., 152 f., 187, 216, 226, 232, 242, 260, 273, 298 f., 308, 325, 335
–, Betrachtung des 154 ff.
–, Erlöschen von 293 f.
–, Haltungen des 155 ff.
–, Zusammensetzung des 157 f.
Körper-Geist 150
Kraft 29, 42, 91 f., 104, 125, 197 ff., 202 f.

Laotse 53
Lebenswandel, sittlicher 200, 286, 319 f.
Leere 141, 152, 178 f., 193, 203, 233, 264, 284, 294, 296 f.
Leichenmeditation 158 f.
Leiden (Dukkha) 94, 142 f., 150 f., 168, 180 ff., 257–262, 266 f.,

290, 297 ff., 303 f., 309 f., 322, 331 ff.
Libet, Benjamin 272
Licht 33, 38, 41, 90 f., 104, 190 f., 193, 196 ff.
Liebe 98–101, 103
Loslassen 19 f., 32, 38, 40, 46 ff., 51, 54, 68, 77 f., 123, 140, 142 f., 146, 182 f., 185–188, 197, 214, 219, 229 f., 235, 343–367
Lotos, tausendblättriger 47, 100 f., 149 ff., 171, 173, 192, 230, 302
Lust 161 f., 180, 239, 241, 307, 317, 319, 333

Meditation
- -abwechslung 95–115
- Atem- 29 f., 102, 105, 107, 117, 119, 187, 191, 194, 201
- des ruhigen Verweilens (Samatha) 43 f., 302
- des Sein-Lassens 105 ff.
- Einsichts- s. Vipassanā
- Güte- 56, 95–105, 107, 134, 187
- im Gehen 108 ff.
- im Liegen 118
- im Stehen 118
- Leichen- 158 f.
-, Methoden der 113 ff.
- -objekt 58–61, 74, 88, 93, 103
Mettā s. Güte
-, körperlose 103
-, schöne 187
Mitgefühl 60, 102, 200, 330
Mittlerer Weg 145, 179 f.
Müdigkeit 245
Mut 107, 240
Nahtoderfahrung 269 f., 316
Nālāgiri-Strategie 77 f.
Nāma-Rūpa 164
Nibbāna (Erlöschen) 103, 163, 178 f., 235, 280, 286–310, 320, 324
Nibbidā (Abscheu) 308 f., 322, 333
Nicca 141
Nicht-Ich (Anattā) 94, 141, 155 f., 163, 165 f., 169, 171 f., 203, 266 f., 283, 297 f., 303 f., 308, 310, 322
Nicht-Mögen 242
Nicht-Raum 233
Nichtstun 35 f., 68, 71, 354 f.
Nicht-Wahrnehmung 178
Nicht-Wiederkehr 182, 311, 319 f., 337
Nimitta 37, 39 ff., 43, 54, 71, 93, 104, 130–137, 183, 190–210, 273
-, Eigenschaften des 39
-, Erfahrung des schönen 38 ff.
- Feuerwerk- 197
-, geeignetes 196 ff.
- Gefühls- 196
- halten 136 ff.
- Konzentration auf das Zentrum 134 f.
-, Lächeln für das 135
- Punkt- 198
-, schmutziges 133
- stabilisieren 202 ff.
-, trübes 133, 135, 199 ff., 302
-, unbrauchbares 196 ff.
-, verschmutztes 199 ff.
-, visuelles 196
Nirodha 143

Orientierung 45

Parinibbāna 281, 333 f.
Pascal, Blaise 354
Paṭinissagga (Preisgeben) 142 f.
Pfad, achtfacher 44, 81, 144, 177, 179 f., 238, 286 f., 291, 295, 314, 320
Pfad, zehnfacher 237 ff.
Pīti s. Freude
Pīti-Sukha 125, 185 ff., 194 f., 197 f., 201 ff., 207 f., 216 ff., 222
Power-Achtsamkeit 148 ff.
Power-Güte 104 f.
Preisgeben (Paṭinissagga) 142 f.

Rastlosigkeit 322
Raumerfahrung 138
Raumwahrnehmung 233
Reinheit 143
Reinkarnationslehre 253 ff.
Reue 67 f., 168, 241 f.
Ruhe 36, 38, 43, 46, 71, 108, 128 ff., 177
Ruhelosigkeit 67 ff., 295
Rūpaloka 218, 265

Samādhi (aufmerksame Stille) 88 f., 104 f., 111 f., 133, 156, 160, 220, 238, 245, 251, 262, 305, 313, 315, 320, 323
- beim Gehen 111 f.
-, Glück des 220 f.
-, tiefer 223 f.
Samatha 43 f., 302
Samma-Samādhi 301
Sammlung, punktförmige 215 ff.
Sampajañña (klares Erkennen) 223
Saṃsāra 173, 182, 309
Sangha 134
Sartre, Jean-Paul 221
Sāti 156, 223, 324
Satipaṭṭhāna 140, 144–173
-, Vorbereitung auf das 145 ff.
Scham (Hiri) 313
Schlangengleichnis 76
Schlegel-Übung 248
Schmerzen 56, 70, 107, 161 f., 332
Schönheit 33, 35 ff., 41, 68, 102, 111, 194, 199 f., 202 f., 243, 317, 319
Schritt, schöner 111
Schuldgefühle 26, 55 ff.
Schwanken 214 ff., 218, 220 f.
-, Nachlassen des 219 ff.
Schweigen 70, 85, 169
Schwinden 143, 309 f.
Sehbewusstsein 38, 190
Selbstachtung 101
Selbstgefälligkeit 325, 337
Selbstmord 168
Selbstvertrauen 73, 204
Selbstzweifel 72
Sexualität 52, 75, 79, 81, 318, 321, 325, 337
Sichanvertrauen 204
Sīla (Sittlichkeit) 133 f., 302
Sinn, sechster 190, 196
Sinne, fünf 50–54, 128, 138, 159, 162 f., 177, 180 f., 212 f., 216, 218 f., 221, 223, 226, 232, 235, 259 ff., 265, 277, 309, 321
Sinne, sechs 127, 166, 180
Sinne, vier 127

Sinnesbewusstsein 279
Sittlichkeit (Sīla) 133 f., 302
Sorgfalt 29 f., 34
Spiegelbild des Geistes 131, 133, 135 f., 197, 205
Sprechen, inneres 25–29, 33, 39, 70, 85, 87, 98, 107, 110, 168, 185
Stille 25, 28, 40, 47, 60, 70–73, 87, 91, 111, 121, 126, 128 ff., 188, 219, 222, 224 f., 228, 232
–, aufmerksame s. Samādhi
–, innere 25 ff., 206
–, Weg in die 188 f.
Stolz, falscher 240
Strafe 56 f.
Stress 354, 358
Stromeintritt 141, 182, 295 ff., 307 ff., 311, 315, 319, 322, 336
Stumpfheit 62 ff., 167, 241 f., 295
Sukha s. Glück
Sukha-Vedanā 160
Superpower-Achtsamkeit 149, 153, 156, 158, 163–168, 170–173, 212, 295

Tan Ajahn Juan 340
Teilnahmslosigkeit 65
Thīna-middha s. Trägheit und Stumpfheit
Tod 158 f., 263, 337
Trägheit 62 ff., 167, 241 f., 295
Tugend 303
Tun 235, 259 f., 264, 273

Übelwollen (Vyāpāda) 55 ff., 135, 160, 168, 187 f., 241 f., 292 f., 309, 311, 314, 319 f., 336 f.
– gegenüber dem Meditationsobjekt 58 ff.
–, Trägheit und Stumpfheit durch 65 f.
Uddhacca (Unrast) 168 f., 195, 241 f., 322
Uddhacca-kukkucca (Ruhelosigkeit und Reue) 67
Unbehagen 161, 225
Unendlichkeit 233
Ungeduld 125
Ungenügen 220, 322
Unrast 168 f., 195, 241 f., 322
Unstoffliche Stufen 231 ff., 265, 279, 322
Unvergänglichkeit 319
Unzufriedenheit 69, 195, 245
Upacāra-Samādhi 244 f.
Upekkhā (Gleichmut) 94, 108, 223, 232, 330

Vedanā (Fühlen) 159–162, 167
Vedanā-Nullsumme 160 f.
Verblassen (Virāga) 141, 143, 309
Verblendung (Avijjā) 150, 244, 251, 262, 266, 284, 292 f., 297, 307, 309, 318, 321 f.
–, vierfache 317 ff.
Verdrehungen 315 ff., 321
Verfolgungswahn 168
Vergangenheit 19 ff., 23 f., 29, 52, 68, 110, 118, 185, 216
Vergänglichkeit (Anicca) 94, 140 f., 143, 262 ff., 265 f., 298 f., 303 f., 308, 310
Verständnis 43 f.

Vertrauen 40, 42, 72, 137, 204, 219, 306
Verzeihen 57, 60, 67 f., 100
Verzicht 309
Vicāra 214 ff., 219
Vicikicchā (Zweifel) 72 ff., 168, 241, 243
Vielheit 29
Vimokkha (Befreiung) 138
Vimutti (Erlösung) 310
Vipallāsa 314 ff., 321
Vipassanā s. Einsicht
Virāga (Verblassen) 141, 143, 309
Visionen 196
Vitakka 214 ff., 219
Vitakka-Vicāra 218
Vollkommenheit 225
Voltaire 297
Vyāpāda s. Übelwollen

Wahrheit 151, 182, 258
–, vier edle 166, 257, 290
Wahrnehmung 178, 190 f., 196, 204, 315–319, 321, 335
Weisheit 28, 79, 92, 169, 209, 230, 238, 240, 305 f., 313, 324, 330
Widerwärtiges (Asubha) 187
Widerwille 322, 333
Wiedergeburt 253, 258, 307, 333, 336
Wilde, Oscar 347
Willen (Cetanā) 169 ff., 188, 221, 260, 262 ff., 272, 294
–, Betrachtung des 169 ff.
Wirklichkeit 168
–, konventionelle 248
Wohlwollen 56 ff., 95
Wünsche 295 f.

Zeichen s. Nimitta
Zeit 272
– -losigkeit 24, 216, 219, 232
– -wahrnehmung 232
Ziele 345 f.
–, ichlose 347 f.
Zoneneintritt 155 f.
Zorn 81, 239 f.
Zufriedenheit 35, 40, 68–71, 184, 188, 293
Zuhören 359 f.
Zukunft 19, 21–25, 29, 52, 85, 110, 118, 185, 216
Zuneigung 103
Zutrauen 220
Zweifel (Vicikicchā) 72 ff., 168, 241, 243